心理呵护200招

XINLI HEHU 200 ZHAO

（第5版）

罗四维
蒋光清　编著

河南科学技术出版社

· 郑州 ·

内容提要

本书在前 4 版的基础上修订而成,以心理学基本理论为指导,紧密结合现代社会生活实际,从人的自身修养、人际交往、意志品质、求职应聘和事业成功、家庭和睦等方面入手,列举各种案例,介绍了各种心理状态、情绪情感及其调节方法和心理呵护技巧,指导读者怎样为人处世、怎样励志、怎样认识和完善自我。阅读本书,可为处在情绪低谷的朋友带来曙光,为立志成才的朋友提供精神食粮,对人生的成熟和发展具有积极的指导作用。本书内容涉猎面广,阐述深入浅出,适合大中专学生及社会各界人士阅读参考。

图书在版编目(CIP)数据

心理呵护 200 招/罗四维,蒋光清编著. —5 版. —郑州:河南科学技术出版社,2017.1

ISBN 978-7-5349-8418-1

Ⅰ.①心… Ⅱ.①罗… ②蒋… Ⅲ.①心理保健—通俗读物 Ⅳ.①R161.1-49

中国版本图书馆 CIP 数据核字(2016)267947 号

出版发行：河南科学技术出版社
　　　　　北京名医世纪文化传媒有限公司
　　　　　地址：北京市丰台区丰台北路 18 号院 3 号楼 511 室　邮编：100073
　　　　　电话：010－53556511　010－53556508
责任编辑：杨磊石　黄维佳
责任校对：龚利霞
封面设计：龙　岩
版式设计：王新红
责任印制：姚　军
印　　刷：三河市春园印刷有限公司
经　　销：全国新华书店、医学书店、网店
幅面尺寸：140 mm×203 mm　印张：10.375　字数：260 千字
版　　次：2017 年 1 月第 5 版　2017 年 1 月第 1 次印刷
定　　价：28.00 元

如发现印、装质量问题,影响阅读,请与出版社联系并调换

第5版前言

　　《心理呵护200招》自2005年10月出版以来，已经3次修订再版，因内容贴近社会生活，指导性、实用性强而受到广大读者的青睐，已多次印刷，累计发行25 000余册。为与时俱进，根据一些读者的建议和笔者的体会，在河南科学技术出版社的支持下，我们对本书进行了再次修订。

　　本次修订，增补了"从书中寻找快乐与健康""不避平庸""提升能力、丰富人生""'异想'才会有'天开'"等新内容，删除了原版中针对性不够强的部分内容，同时修正了原版中的错漏，在编排上亦做了一些改进。通过此次整稿修改，本书的内容更加贴近实际。修订后的本书可能仍有疏漏之处，继续欢迎读者批评指正。

作　者

2016年7月于湖南永州

第1版序

　　蒋光清女士的新著《心理呵护200招》，将由人民军医出版社出版之际，嘱我作序，这真使我产生了需要进行心理呵护的恐惧感。我从事心理学工作以来最怕做的事情之一就是写序言。其原因有三：一是自己的水平和名气远没有达到能给人写序的程度；二是来托写序言的作者研究的课题并不一定是我的专长，因此我也没有特别的感想要发表，更主要的是怕不能对作品做出恰如其分的评价，说些无关痛痒的话于人于己都无益处；三是我没有很多时间去阅读原作，又缺少与作者深度交流，所以很难把握作者的真实期待。

　　但是，我又感觉到，作为一名心理学工作者，看到同行能够写出多多少少对社会、对青少年有点帮助的作品，自己在旁边说几句呐喊助威的话总不会损坏到自己的人格吧！正是基于这样的想法，我接受了蒋老师的信任。

　　蒋女士是一位有着高级职称的医学教育工作者，多年的职业要求和训练使她形成了严谨、科学的风格，这种风格在本书中得到了充分的体现。首先，体现在本书的结构安排方面，从自身修养篇开始，依次是人际交往篇、励志篇、求职篇、成功篇、家庭篇等，基本上按照身心发展的顺序和个体心理问题出现的顺序撰写，思路清晰，结构合理。同样，每一篇的具体内容也大致是依据个体心理问题出现的顺序进行写作。其次，作者严谨科学的风格还体现在具体的行文中，对于每一个概念，每一个命题，每一条原理的阐述，都力求准确无误，符合科学表述的基本原则。总之，作者求真、务实的科学态度在本书中得到了较充分的体现。

本书写作中的另一种风格就是本书的内容具有很强的可操作性。这种可操作性主要体现在两个方面：一是对理论叙述的可操作性。从行文中可以看出，作者没有旁征博引各种心理咨询或临床心理学的观点和流派，更没有纠缠于对各种理论或流派是非优劣的评价之中，而是从现实出发，从当前人们普遍遇到的心理问题出发，每一节都是从提出问题开始，到解决问题结束。换句话说，作者是有意选择那些能够解决现实问题的理论观点来阐述的，从而使本书内容具有很强的可操作性。二是作者在行文中没有列举更多的历史掌故、名人逸事，而是根据内容需要选择大量来自现实生活的典型事例，特别是一些作者亲身经历的心理咨询案例，这不仅增加了本书内容的可操作性和生动性，而且增加了现实的针对性。

再有，作者虽然是一位严谨的科学工作者、一丝不苟的学者，但却并不缺少人文情怀。这从作者的行文中可略见一斑。在本书中，作者并不是以高高在上的医学心理专家来为人们的心理生活指点迷津，向来访者高谈阔论，而是心平气和地、促膝谈心式地、设身处地地站在来访者的立场上看问题、思考问题，与来访者通过对话来解决问题。这种叙述方式和行文特点，缺少人文情怀的作者是很难做到的。科学态度与人文情怀相得益彰、和谐互动是本书的最大亮点之一，也是作者的成功之所在。

总之，在阅读本书时，能使人的心灵达到一个新的境界，获得一缕清新的空气，愿那些希望自己、家人或朋友心理健康的人都来阅读这本书。是为序。

湖南师范大学教育科学学院　燕良轶

2005 年 8 月 14 日于岳麓山下听雨轩

第1版前言

21 世纪重要的是知识,比知识更重要的是能力,比能力更重要的是心理素质。随着社会的进步,科技的发展,人们面临的竞争愈来愈激烈,对每个人的心理素质要求也愈来愈高。不论是在校的大、中、小学生,还是即将或正在求职的大、中专毕业生和各类研究生,不论是男是女,是老是少,不论在家庭、学校,还是在社会,只要是社会的人,就都有七情六欲,喜怒哀乐,都有思维等心理状态。人的心理状态如何,对于改变客观世界,改变历史乃至于改变人生命运,具有决定性作用。有道是"谋职靠智商,升迁靠情商",一个人成功与否,心理素质是关键。它包括了兴趣爱好、情绪情感、意志品质、人格力量、人际交往能力、为人处世能力。一个人不仅要拥有健康的体魄,更要具备良好的心理状态,才算得上真正的健康,凡事讲究适中、平和,不能"过极",即要有"度",所谓"乐极生悲""忧劳成疾"就是这个道理。自古有"笑死牛皋,气死兀术"之说,可见控制自己的情绪多么重要。有了良好的心态,无论挫折多大,压力多高,环境多么恶劣,都能应对自如,迎难而上,百折不回,最终获取成功。本书正是为了增强现代人的社会适应能力,促使人们更好地把握自己的人生命脉,走向成功,以提高我国人口心理素质,增进人们身心健康而写的。全书共设 6 个篇章,200 个条目,从自身修养、人际交往、心理励志、人生奋斗、职场心理、爱情家庭、育儿教子等几方面入手,结合生活实际,针对不同人物、不同年龄、不同职业、不同环境,向读者提供了心理调适的思路和方法。

力求融可读性、知识性、服务性与实用性于一体，为处在情绪低谷的朋友带来曙光，为正在奋斗的青年朋友助劲加油，为处于多事之秋的中年朋友调节情绪，减负减压指明方向，为家庭爱情调温保鲜，为中老年朋友永葆青春出招开方；力求贴近心理、贴近生活、贴近社会，通俗易懂，以便于各年龄层次和奋斗在各行各业的朋友阅读。希望读者在书中找到开心的乐园，努力的方向，摆脱困境的妙招，使你心理健康，心情开朗，人格健全，为确立你的人生奋斗目标，不断进取。本书助你成功，帮你了解心理知识，游览心理世界，拨开心理迷雾，疏通心理淤积，提高心理素质，促进身心健康。

在本书的编写过程中，我们广泛借鉴和吸收了国内外众多学者的研究成果，并得到许多热心的同行帮助，王士才教授、李晶晶副研究员、刘航潮副教授和周秦、罗四维讲师提供大量信息资料，蒋跃云、乐凤荣负责打印，廖昌运同志负责校稿，湖南师大心理学教授燕良轼提出宝贵意见，指导本书编写并写序，在此，一并表示真挚的感谢！

书中不当之处，欢迎读者批评指正。

作　者

2005 年 7 月于湖南永州

目 录

自身修养篇

励 志 篇

求　职　篇

成 功 篇

家 庭 篇

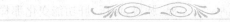

自身修养篇

在人生漫长的岁月里,成长过程中,自身性格和气质的形成在很大程度上受所处社会和教育环境的影响。随着社会的发展,科学技术的进步,生活节奏的加快,竞争越来越激烈,人们的心理压力也逐步增加,遇到的烦恼事不可避免。由于人们各自的人生观、价值观、个性修养和能力等不同,处理问题、解决问题的方法也不同。要想具有较理想的为人处事能力与方法,做到心情舒畅,办事收效好,这就要求我们不断提高自己的修养,能处处、事事做到自尊、自爱、自主、自强,去主动适应不断变化的环境,为此,调整好自己的心态,保持心理健康是至关重要的。

1 心理健康的标准

世界卫生组织(WHO)对健康的定义是:"健康不仅仅是身体没有残疾,还要有完整的生理、心理状态和社会适应力,具体说应包括躯体、器官等生理方面的正常发育,也应包括认知、情感、意志与人格特征及社会适应等心理方面的正常发展。躯体健康与心理健康统一起来,才是完整的健康。"还指出心理健康的标志是:①身体、智力、情绪十分调和;②适应环境,人际关系中彼此能谦让;③有幸福感;④在工作和职业中,能充分发挥自己的能力,过有效率的生活。由此可知,健康与心理健康密不可分。

目前国内外尚没有一个公认的心理健康的定义。这是一个非常复杂的问题,因为心理健康与不健康之间并没有一个绝对的界限,不像躯体的生理活动如体温、脉搏、血压、肝功能变化那样明显和量化,通过各种检查结果就可以知道。要看心理健康还是不健康,正常还是异常是相当困难的,因为并没有一个统一的能够量化的标准。不过已有许多心理学家从不同的角度对此进行了积极的探索,提出了各种观点。下面介绍几种有代表性的观点。

(1)美国学者的标准:美国著名心理学家马斯洛(A.Maslow)和密特尔曼(Mittelman)提出了心理健康10条标准。①充分的安全感;②充分了解自己,并对自己的能力作适当的估价;③生活的目标能够切合实际;④与现实环境能够保持接触;⑤能够保持人格的完整与和谐;⑥具有从经验中学习的通用能力;⑦保持良好的人际关系;⑧适度的情绪表达及控制;⑨在不违背团体要求的情况下,能够做有限制的个体发挥;⑩在不违背社会成规的情况下,对个人的基本要求能够做恰如其分的满足。

(2)我国学者的标准:我国学者对心理健康提出了自己的看法,归纳为以下8条标准。①智力正常,智商在80以上。智力正常是保证一个人正常地工作、生活、学习的最必需、最基本的条件,是心理健康的重要标准,是人们与周围环境达到心理平衡的心理基础。智商低于70者都属于智力落后,即心理不健康。②了解自我,悦纳自我。生活在社会中的个体,只有了解自己才能适应环境。心理学把对自己印象的了解称之为"我观"。正确的我观,是心理健康的重要条件。心理健康者能体验到自己存在的价值,既能了解自己,又能接受自己,有自知之明。即对自己的能力、性格和优点、长处感到欣慰,并产生相应自尊,但不狂妄。对自己的缺点和不足既不回避,也不自暴自弃,而是持积极态度,想办法克服缺点,超越自我。即使是对自己无法补救的缺陷,也泰然处之。③热爱生活,乐于工作。心理健康者热爱生活、热爱工作。一方面他们积极投身于生活,并在生活中尽情享受人生乐趣;另一方面他们在工作中充分发挥自己的个性和聪明才智,并从工作中获得成就感和满足感。因而,他们从不把学习和工作看成是负担和痛苦。心理不健康的人常有不必要的怀疑和恐惧感,因而不能把全部精力放在工作上,其效率自然会降低,原有的才能无法运用到工作中去,因此,个体身心功能也不能发挥。④正视现实,接受现实。心理健康的人能和现实保持良好的接触,对周围事物和环境做出客观的认识和评价,能正视现实,接受现实,进一步改造现实。心理不健康的人往往以幻想代替现实,而不敢面对现实,接受现实的挑战,总是怨天尤人,叹自己"生不逢时""怀才不遇",因而无法适应现实环境。⑤接受他人,善与人处。心理健康的人乐于并善于与人交往,能与多数人建立良好的和谐的人际关系,他们能够接受别人,善于容忍别人的不足和缺陷,尊重别人的人格、成果和意见;同时,他们待人真诚,宽容公正,从不掩饰伪装自己,因而也能为他人所理解和接受。与人相处,积极的态度总是多于消极的态度,因而在社会生活中有较强的适应能力和充足的安全感。一个心理不健康的人,总是游离于集体之外,与周围的人格格不入。⑥调控情绪,乐观开朗。心理健康的人能妥善地调节和控制自己的情绪,活泼开朗,乐观向上,遇到烦恼也很快摆脱。在生活中既不妄自尊大,也不退缩畏惧,对无法得到的东西,不过于贪求,争取在社会允许范围内满足自己各种需要;对于自己能得到的一切感到满意,心情总是开朗乐观的。⑦人格完整和谐。心理健康者具有稳定的人生观和信仰,并能形成高尚的理想和远大抱负,他们站得高,看得远,不太计较眼前的恩怨得失。他们能使自己的认知和行为相一致,不会因为私欲而放弃追求,背离信仰,他们能使自己的需要、目标、理想受完整人格的制约,能与社会的步调合拍,也能和集体融为一体。⑧心理行为符合年龄特征。在人生的不同年龄阶段,都有相对应的心理行为表现,从而形成不同年龄阶段独特的心理行为模式。心理健康的人应具有与同年龄多数人相符合的心理行为特征。如果一个人的心理行为经常严重偏离自己的年龄特征,一般都是心理不健康的表现。

2 怎样认识心理健康

每一个人在不同时期、不同场合都会或多或少地产生心理障碍。当然,有的人在短时间内通过调整认知达到自我校正,有的人向亲友倾诉一番,便可获得心理平衡。然而,有的心理障碍超过一定限度,便形成心理疾病,影响人的社会功能。所以大力普及心理学知识,为广大群众提供更多更好的心理营养"食谱"或心理治疗处方,提高全民族的心理健康水平,对于提高我们民族的整体素质,振兴中华,有不可估量的作用。

一个人仅有躯体健康是不够的,还必须有心理健康。在实际生活中,心理健康往往比躯体健康更重要。1976年奥林匹克运动会10项全能金牌得主詹纳说过:"奥林匹克水平的比赛,对运动员来说,20%是身体方面的竞技,80%是心理上的挑战。"当然,这只是个约数,但心理因素对一个人的成功,比起生理因素要大得多,这一点是肯定的。

过去,由于社会习俗对人们心理健康的漠视,习惯于把心理问题当作思想问题来对待,或者把心理失衡引发的情绪波动一概误认为是品行问题。心理问题与思想问题有相通的一面,在心理失衡状态下,一念之差,常会诱发做出有悖常理的举动。心理问题不能及时被发现或不及时解决会引发思想甚至政治问题。20世纪80年代震惊世界的最大国际间谍案的制造者维特罗夫,就是因为严重的心理矛盾引发这一事件的。维特罗夫是苏联克格勃一局"T"处的主任工程师,上校军衔,负责收集西方尖端技术情报,在克格勃的要害部门工作。当他看到克格勃一些少壮派一个个都超过自己爬上国家级领导岗位,再想想自己的前途仍是吉凶未卜,内心承受力越发差了。又由于第三者插足,其夫妻关系开始恶化。1980年12月,情感的纠葛使维特罗夫精神崩溃了,他想从克格勃内部搞垮克格勃,泄露克格勃掌握的内部机密。于是,他通过法国朋友雅克与法国反间谍机构取得了联系。他先后向法国提供了近3000页苏联克格勃保存的绝密档案材料。其中包括:分布在世界各地的250名克格勃人员名单;有关法国在北约地位的秘密报告;美国星球大战计划和M4多弹头热核战略导弹的性能和研制情况;"阿丽亚娜"火箭导航系统绝密资料及西方各国最新武器的技术资料等,给克格勃造成严重损失。可见,对人的心理障碍切不可视而不见,也不能靠单纯的灌输说教来解决。俗话说:"以心疗心"。对心理疾患必须从情绪调节入手,通过有的放矢的心理疏导、心理咨询,循循善诱,从而求得心理的理解和沟通,达到相应层次的心理平衡。特别是一些在单位或家庭处于主导地位的人,应该避免用简单生硬的方法解决心理矛盾引发的各种问题,而要善于运用心理学知识这把钥匙解决来源于心理上的疙瘩。在进行思想、政治教育时要注意对方的承受能力,选择恰当的方式有步骤地进行。还要引导人们学习心理卫生知识,熟悉参与心理咨询工作,使大家在做好心理保健的同时,主动做好他人的心理疏导工作。心理健康的关键还在于自我心理锻炼。一个要想获得幸福生活的人,首先要学会自我心理调适。一个有志于为祖国和人民做出成就和贡献的人更需要加强心理锻炼,具备较高的心理素质。否则,尽管你有一颗赤子之心和经天纬地之才,也难以实现夙愿。汉文帝时的贾谊,可谓才华横溢,他的一篇《过秦论》,曾使多少政治家为之倾倒,然而,他在先遭贬,后又在梁怀王坠马而死的连续打击下,精神极度苦闷,终于郁郁而亡,年仅三十二岁。

影响心理健康的因素是多方面的。主要有自然、社会、生理及心理和文化因素。心理因素本身就包括理想、信仰、人生观、价值观、抱负、道德、法纪观念和个性等要素。要保持心理健康,没有高尚的道德情操是不行的。一个情操低下、道德堕落的人，必然会陷入重重心理矛盾和冲突之中，甚至会发展到心理变态，表现出贪婪、残忍、放纵、绝望等。相反的，"一个人只要有纯洁的心灵，无怨无恨，他的青春时期定会因此而延长"（司汤达《红与黑》）。所以要保持心理健康，必须首先加强个人修养。但是"在我们这个时代，没有良好的教养，没有牢固的知识，没有较高的智力素养和多方面的智力兴趣，要把一个人提高到道德尊严感的高度是不可思议的"。我们要有清醒的头脑和坚忍的毅力，从一点一滴的平凡小事做起。伟大的科学家爱因斯坦生前说过这样几句话，今天仍能给我们以教益。他说："现在，大家都为了电冰箱、汽车、房子而奔波、追逐、竞争。这是我们这个时代的特征了。但是也有不少人，他们不追求这种物质的东西，他们追求理想和真理，得到了内心的自由和安宁。"我们该怎样做，可从爱因斯坦朴素的话语中寻求启迪。

3 怎样创建良好心境

神志清爽、精神愉快有益健康。在日益纷繁复杂的大千世界里，任何人都免不了遇上令人沮丧的事情，有一句话是这样说的："生活中只有风浪，没有恶意。"意思是说，生活中遇到的挫折是客观存在的，挫折本身并非有意伤害人，人的一切体验都是主观的，外界的一切必须经由人进行认知评价之后才能产生种种感觉。在日常生活中常常看到有人被不良情绪所困扰，遇到一点不如意的事情，就感到做什么都没劲，看什么都不顺眼，明明知道这是坏心情带来的一系列连锁反应却又无可奈何。于是发出感叹："人要是同草木一样，没有感情该多好啊！"也许，很多人都知道心情是可以改变的，只是不知从何下手，下面几点建议也许对你有用。

（1）大度处世法：宽容大度的胸襟，可以永远使你快乐。在生活中，即使最亲密的朋友也有激怒你的时候，别人埋怨、误解了你，你也要放宽责备的尺度。这样，"路遥知马力，日久见人心"，时间一长,你不但会巩固老朋友之间的友谊,而且还会结识更多的新朋友,你也一定会从中体会到生活的乐趣。

(2)色彩调节法:色彩可以影响人的情绪,你应学会用不同的颜色来调节自己的情绪,当你烦躁、愤懑时,最好不要接触红色,因为红色为暖色,会更激发情绪,君不见斗牛士手舞红布的激烈场面吗?当人遇到不快,情绪低落时,要尽量远离黑色、深蓝色,因为它们能使人产生郁闷沉重感;天蓝色、湖绿色、乳白色、淡蓝色给人以温馨、明快、活跃之感,会使你感到头脑清醒,心情轻松愉快。

(3)聆听音乐法:根据不同心境,有选择地听听音乐,可使你快乐永存。当烦躁不安时,可选听圣桑的交响诗《死亡舞蹈》;当忧郁苦闷时,可选听莫扎特的《G小调40交响曲》、贝多芬的《悲怆奏鸣曲》等。

(4)怡情悦性法:经常养花弄草,能观赏到那红花绿叶五彩纷呈的色彩,使人心旷神怡,处于一个美好的心理状态,而将世事烦恼丢弃在九霄云外;常去河畔湖滨垂钓,一则享受大自然的美好风景,二则坐待鱼儿上钩,更会使人心平气和,任何烦恼将烟消云散。

(5)迁境调适法:发生不愉快事情之后,应立即转移、改变环境,会取得立竿见影的效果,如可到户外活动、散步、赏花,或找朋友聊聊,都会使心情有所改善。

(6)挖掘不如意事情中的闪光点:同样的事情发生在不同人的身上会有不同的情绪反应,那是因为经过了认知评价这一环节。传说中有一个瞎子性格特别开朗,别人问他,你为什么不为自己眼瞎而难过?瞎子回答说:"我痛苦什么呢?与聋子比我能听见声音,与哑巴相比,我能说话;与下肢瘫痪的人相比,我能行走。我干吗要痛苦呢?"从这则故事可以看到乐观的人可以化解忧愁,即使在命运对自己不公时也释然。

(7)注意仪表,保持天天光鲜漂亮:人们常说,观衣如人,即由一个人的打扮可以知道他当时的心情。试一试吧，每天不管自己心情怎样，都要从头到脚扮靓自己。在生活中，我们常常可以发现或者体验到，一套笔挺的西装会使得一个男子举止庄重起来，一袭长裙会使得一个姑娘举手投足更加有女人味。人在梳妆打扮自己的过程中，也在收拾着自己的心情。当听到别人夸自己很精神、很漂亮时，好心情便会油然而生。

（8）知足常乐，笑对人生：人生不如意事十常八九，有备则无患，有的人无论何时何地都保持一脸笑容，有的人喜欢哼哼歌，有的人喜欢讲幽默、笑话。这些做法既可调适自己的心境，无形中也陶冶了情操。

4 怎样培养健康的竞争心理

"物竞天择、适者生存。"达尔文在深入研究物种的进化过程后得出了如此经典的结论。人类和动植物一样，从古到今，总是生活在各种各样的竞争之中，竞争促进了社会生产力的发展，竞争也促成了社会的不断进步、天下的不断合分。现实中的我们每一个人都时时面临竞争，工作学习生活中处处有竞争，能否有个健康的竞争心理，对一个人有着极其重要的影响，健康的竞争心理应该包括以下几个方面。

（1）竞争中不能有妒忌：在竞争的赛跑途中，妒忌表现为使绊子摔倒实力比自己强的人，不让对手超过自己，这种犯规动作既妨碍了强者取胜，对自己也绝无好处。妒忌在竞争中是无能和卑鄙的代名词。当然有时我们会遇到一些较为复杂的情况，比如明明某人条件比自己差，却先于自己受到领导重用，升迁得比自己快，这究竟是怎么回事呢？不必烦恼。可能某人在一定阶段先于自己升迁，说明他在某些方面优于自己，必须正视这种客观事实。至于对他所采取的手段做何评价，你是否采纳他的做法，又涉及人生观、价值观等做人准则的问题，不管怎样，他的官升了，管着你了，你只生气也不起作用。不如这样:这一次这方面竞争不过对手,可以在下一次其他方面竞争。

(2)竞争中应保持心理稳定,避免情绪大起大落:有竞争就有强弱区分,弱者必须承受失败的打击。你在这次竞争中失败了,并不说明你在将来的竞争中注定也要失败;你在这方面的竞争失败了,并不说明你事事不如人。你要克服自卑心理,选好努力方向,下决心追赶上去才对,切记不能自暴自弃。还有一类失败者由于失败而产生嫉恨和报复心理,这是狭隘和自私的,应及时悬崖勒马,否则将把自己推向绝境。

(3)人人皆有成功的机会:人类社会毕竟不同于动物世界,人类的竞争应是公平的竞争,并体现社会公正。人的一生中充满了各种竞赛和竞争,成功有先后,胜利有迟早,社会总是前进的,所以每个人都应以乐观向上的态度投入竞争中去,并在竞争之中保持良好的合作和友善,取胜之后不忘提携幼弱。切不可因小失大,图一时利益而背弃了远大目标。为争一日之长短而做有悖于自己社会道德的事。

5 面对挫折时

挫折是个体在满足需求的活动过程中遇到阻碍和干扰,使个体动机不能实现,个人需求不能满足。现实生活中,每个人都可能遭受挫折,许多人常常会因此而痛苦、自卑、怨恨,失去希望和信心。受挫后的心理失衡,不仅影响人的工作、生活,还严重影响人的健康,产生各种疾病,甚至丧生。为避免上述消极现象,我们应积极应对。

(1)倾诉法:也叫发泄法,即将自己的心理痛苦向他人倾诉。倾诉法是近年来心理学比较提倡的一种治疗心理失衡的方法。受挫后,如果将失望焦虑的情绪封锁在心里,会转化成一种失控力,也可能摧毁机体的正常功能。适度倾诉,可以将失控力随着语言的倾诉逐步转化出去。倾诉作为一种健康行为效果较好,如果倾听者具有较高的学识修养和实践经验,将会给失衡者的心理以适当抚慰,受挫人在一番倾谈之后会收到意想不到的效果。

(2)优势比较法:受挫后有时难于找到适当的倾诉对象以诉衷肠,便需要自己设法平衡心理。此法要求受挫者去想那些比自己受挫更大,困难更多,处境更差的人。通过挫折情境比较,将自己的失控情绪逐步转化为平心静气。也可寻找分析自己没有受挫感的方面,即找出自己的优势点,强化优势感,从而扩张挫折承受力。挫折同样蕴涵力量,积极转化挫折的刺激,处理好也能激发斗志,挖掘自身潜力。

(3)目标法:挫折干扰了自己原有的生活,毁灭了自己原有的目标,重新寻找自己新的方向,确立新的目标,这就是目标法(也叫转弯)。目标的确立需要分析思考,这是一个将消极心理转向理智思索的过程。目标一旦确立,犹如心中点亮了一盏明灯。目标的确立是人内部意识向外部动作转化的中介,是主观见之于客观认识并向实践飞跃的起始阶段。目标的确立标志着受挫者已经从心理上走出了挫折,开始了下一步争取新的成功的历程。目标法既可以抑制和阻止人们不符合目标的心理与行动,又可以激发和推动人们去从事达到目标所必需的行动,从而鼓起人们战胜困难的勇气。

6 虚荣心理克服法

虚荣心理,就是虚构的掺水分的荣誉感。俗话说:"死要面子活受罪""打肿脸充胖子"即指爱慕虚荣的人。不难看出人们对虚荣心的否定。可是人都是有感情的高级动物,谁都有自尊心,都希望在社会中受到别人的尊重,在这层意义上讲,人需要荣誉感,合情合理,无可厚非,甚至在某些特殊场合来装点虚荣心,也是可以理解的。但如果欺世盗名骗取荣誉而混世的话,这种虚荣心理无论对社会、对自己、对别人都是有害无益的。那么,怎样才能克服虚荣心呢?

(1)要正确看待荣誉:有远大理想的人志向崇高,从不对低级庸俗的事物感兴趣。只有投机取巧的人,才抓住一切机会吹牛、撒谎,骗取他人对自己的称赞和尊重,虽一时满足了自己的虚荣心但时间一长露了馅,失去的会更多。

(2)争取别人真正尊重你:只要自己埋头苦干,长些真本事,少练嘴上功,定会被人承认并受尊重的。你自己也会在工作上、学习中取得成绩,感到充实、感到欣慰。

(3)人贵有自知之明:自己的长处是什么,短处在哪里,应该心中有数,或者请教别人告诉你。过高地估计自己的长处,在实际生活中又达不到;过低地估计自己的短处,实际情况又是障碍重重。总之过高或过低地估计自己反而使自己在心理上不能平衡,虚荣心这个怪胎便会冒出来,这样不可能有真正的进步。必须全面客观地剖析自己所有的长处和所有短处,实事求是地对待自己,少些主观主义,多些客观实际,就会大大地削弱虚荣心产生的条件,也免得招惹来许多麻烦的事情。

7 怎样克服嫉妒

嫉妒是一种不良的心理情绪,是一种比恨、比仇还恶劣的心态。《韦氏新世界辞典》将嫉妒定义为:"过分警惕和谨慎地戒备别人和保护自己,怀着怨恨情绪猜疑自己的竞争对手或竞争对手的作用;怀着怨恨情绪的羡慕;要求别人只对自己一个人忠诚。"嫉妒不是无缘无故地产生的,也不是漫无目标的,其对象大多为与自己年龄、文化程度、地位、境遇相类似而在某些方面优于自己的人。在一般人的生活中或多或少由于某种原因的刺激,都会自觉或不自觉地产生某种嫉妒情绪,但是这种情绪是在心灵深处并不愿向别人承认,而且比较轻微,通过理性的调节可以使之得到克服。那些因条件激烈的刺激,就会妒火中烧,产生不可估量的后果,给他人或社会带来严重伤害,甚至是残酷的。大家知道汉高祖刘邦的皇后吕雉就是一个妒性极强的人。刘邦死后,吕后一度篡夺了朝廷大权,为了发泄妒火,她命人将戚夫人挖去双眼,砍去双手双脚,放到厕所,并谴嘲为"人彘",真可谓残酷至极。

一般性嫉妒行为给嫉妒对象造成的伤害比较轻微,例如散布些不满言论,讲别人的坏话等。尽管如此,嫉妒行为还是危害社会,造成社会组织的内耗,导致群体内部强烈的摩擦,使得每个人在社会上处世立身都要瞻前顾后,左右照应。人的精力被大量消耗,棱角也被磨平。当然妒火得不到发泄,也将影响身体健康,他会有压抑感、焦虑感甚至痛苦至极,如何才能消除嫉妒呢,应从下面几个方面入手。

(1)淡泊名利。凡事看淡些,以淡为贵,不去羡慕别人、不去攀比,不去关心,不去想自己没得到的,这样能防止压抑情绪的产生,也不会引起不必要的冲突。

(2)相信别人有资格获得属于他们的东西。在大千世界里,每一个人都有其特有的条件和机遇,别人超过自己实属正常,大可不必因此而愤恨不已。由此,你的精神境界也会得到升华。

(3)看重自己的力量,相信自己的力量。当你发现或者认为不如你自己的人在某些方面超过了自己时,你也不要气馁,不要生妒火,此时,最重要的是尊重自己,看到自己的长处,重新发现和肯定自己的价值、相信自己有力量在生活中获得主动权,甚至激励自己光明正大地在其他方面努力地超越别人。

(4)冷静分析嫉妒的事物。嫉妒生于自己认为某种东西的丧失,或需求得不到满足,主要是:①面子、地位、自尊等的丧失;②性、知识、情感或其他东西得不到满足;③失去对别人的控制;④特权的丧失;⑤与某人在一起的时间的丧失;⑥失意。情场、官场、商场等的失意。对于上述所说的"丧失",我们应该在思想上停止对它的偏爱,防止产生仇视或挑衅性情绪,设想别人并不喜欢我所喜欢的东西。同时,对丧失的东西,应更多地想想它的"弊"和"短"。

(5)理性的反思与情绪的放松。理性反思即对嫉妒产生的原因、后果和价值进行理智分析,认清其危害,自觉控制。或者在比上不足时,想一想比下还有余,人要抱有知足的心态,知足者常乐也。知足是压抑、扑灭嫉妒之火的重要武器,而情绪放松的方法是多种多样的。①倾诉发泄法:当你感到痛苦时,可向你的亲友、同事坦率谈谈自己的嫉妒情况,"一吐为快"以寻求理解,但切不可到处肆意发泄,以免加强嫉妒情绪。②幽默法:开开玩笑、讲个幽默的故事等,也是治理嫉妒情绪的有效方法,幽默可以产生超然心态,使原有的不快情绪得以解脱,变得轻松。

8 遭遇别人嫉妒怎么办

当你取得成绩,有了进步或得到领导重用时,有人嫉妒你,攻击你时,你该怎么办?可采取下列方法。

(1)不屑一顾,即采取不理睬、不解释、不表白的态度,集中精力做好自己该做的事情。因为过分注意或害怕别人嫉妒,会分散自己的精力,影响工作甚至误事。有的东西越解释越不清,甚至适得其反,加重别人的误解,倒不如放在一边,不当作一回事。

(2)学会保护自己,如果是过分的人身攻击,你可以通过正当渠道,在一定的时机或场合拿起法律武器澄清事实,保护自己。通过上述方法使你获得支持,你可有更多精力和时间投入到你的事业上,大胆走你自己的路,你会越干越起劲,你出色的成绩、既成的事实会使嫉妒你的人折服和认可,而时间老人会让嫉妒者妒火自然熄灭。

9 培养积极心态

心理学专家认为,成功人士之所以成功最大优势就是擅长培养自己的积极心态。人是一种有理想、有目标、有追求的高级动物。日常繁杂的生活,会这样或那样地给人以重压,使之消极。在这种情况下,培养积极的心态是非常重要的。生活的态度是善待自己的第一步,是人格的温度控制器,生活的态度也是迈向美满成功的跳板。人生的方向是由"态度"来决定的,"态度"足以左右我们构筑人生的优劣。积极的心态是成功的催化剂,它使人格变得温暖活泼,富有弹性;使人充满进取精神,充满冲劲和抱负,即使遭遇困难,也可以获得帮助,使人事事顺心,做一个快乐的"王子"。相反,消极、冷漠的人生态度则会使人变得萎靡、阴郁、懒惰,使人觉得处处都是障碍,都是不友好的眼光,最终使自己遭遇失败。积极的心态包括以下方面。

(1)正确对待生活中的事情。决心愉快地过好今天,不为琐事烦心,必须提醒自己,记住情绪的力量非常之大。如果每天早晨是在愉快、积极的气氛中醒来,加上潜意识的作用,一天的心情都会感到舒畅,不会因无所谓的事情而烦恼,情绪高昂,办事效果好。

(2)注意自己的仪表形象。哪怕走路时,都应抬头挺胸,昂首阔步,给人以非常精神的感觉,自然自我感觉就良好。

(3)要与外界打成一片。要祛除孤立的心态,毅然走出象牙塔,置身于周围环境中,这样就会看到充满幸福、亲切、爱情、希望的美好事物。这时你会发现,在污秽的地方居然还长着苍劲的树木、美丽的花草。街角的擦鞋大嫂,正雄心勃勃、快快乐乐地帮过路行人擦亮了一双双皮鞋,内心充满喜悦和希望,即使老找你麻烦的上司也有他好的一面,万事都显得那么美好。

(4)振作精神,不要做"没办法"的人。无论怎么困难的工作,都要认真思考解决的办法,不可推托敷衍,不应怕麻烦,不把时间浪费在无谓的担忧上,不要替自己找寻借口。要知道,成功的哲学在于"天下无难事"。

(5)要与人为善。要学会宽厚待人,不要故意给人难堪,不可对人吹毛求疵,要多发现他人的闪光点,多替别人着想,相信他人、他人也会相信你,你处处与人为善,人家也会给你好脸色看。

(6)学会交友。要交友,首先要择友,交友可广交,人往往在不知不觉中受到他人的影响。最应该交的朋友是有干劲、乐观爽朗、处事练达的人。

按上述方法去做,相信你的人生一定会出现一种全新的境界。你的生活会充满阳光、鲜花、友好和谐,会令你赏心悦目,使自己活得更潇洒,走上成功之路。

10 当受到背后议论时

初入社会的年轻人,由于感情比较脆弱,思想不成熟,一旦受到恶语的攻击,遇到别人的背后议论,就不知所措,缩手缩脚,这也验证了自古以来那"人言可畏""众口铄金"的说法了。背后议论不外乎讥讽、奚落、非难、恶语中伤、谗言诬陷,也被称为人间"寒流"甚至是"恶流"。多少青春的花朵、多少理想的幼芽、多少事业的嫩叶,被其摧残和毁灭。它造成同志间的不团结,引起朋友间的反目,在人与人之间,同事之间挑起是非,造成隔阂与分歧,甚至使美满家庭破裂。它还会使有进取心的人受冷遇,主持正义的人遭侮辱,努力好学的人失去勇气,使人群中的佼佼者受孤立。由此可见,它的危害不小。如何对待背后议论,我们应从下列几个方面做起。

(1)理智地对待:一旦发生伤害自己自尊心的事、嫉妒中伤的事,要注意克制自己,不因一时冲动影响自己的形象和前途。只要不是故意陷害,没有人身攻击,区区的小议论,我们还是应进行冷处理,把它搁置一旁。

（2）要有宽宏大量的气度：抱着"有则改之，无则加勉"的胸怀，对别人的议论也不要一概厌恶，盲目排斥。人活在世上，"毁誉参半"的情况是常有的。要正确分析哪些议论确实是自己的毛病和缺点，哪些是需要澄清的，注意谦虚谨慎，戒骄戒躁。要遇事与人商量，听得不同意见，处以"宽大为怀"的姿态，努力达到"容天下难容之事，和天下难和之人"的境界，做到严格要求自己，不断提高思想修养水平，就能避免因自身缺陷而引发的背后议论。

（3）坚定地走自己的路：即根据社会需要、外界环境和自身条件，确定自己的奋斗目标，并沿着这条路坚定不移、始终不渝地走下去，使自身得到发展。这样就会为社会做出应有贡献。如果不是这样，人云亦云。让自己的命运追随缺乏客观、公正与全面的舆论，尽管也可能锦衣美食，但从一个人的人格尊严角度看，仍然是可悲的，因为这样做会自行泯灭自己的才智。一个人在社会中应当有所作为，起码应尽到自己的社会责任，这就需要发挥自己的才能。而"坐在便利和幸福的安乐椅上的人，是会昏昏入睡的。"当然，说走自己的路，并不是说，对别人的批评一概充耳不闻，这固然不可取。但如果过分注意别人的反应，屈从于世俗的偏见，必然会扼杀自己的才干。我们应看到凡在某一方面做出成就的人，他们大多是朝着自己预定的目标，全力以赴，而不是左顾右盼别人的目光，结果，他们就成功了。摘取数学王冠的著名数学家陈景润就是一个"大智若愚"的学者，如果让他去专门适应别人的眼色，别人的议论，哪怕使出浑身解数，也恐怕会得到一些人的白眼，那么哥德巴赫猜想，只能是个梦。

（4）勇于排除非议的干扰：一个人平庸无为之时，很少引人注意，各种议论自然就少。可当他取得一些成就或一定职位时，非议就会接踵而来。随着其职位名声的提高，非议也会愈多。这说明他已经被人"羡慕"了，或者被人嫉妒了。在这种情况下，要"躬身自厚而薄责于人"，切可不能悲观消沉，一蹶不振，而应该"卒然临之而不惊,无故加之而不怒"。自觉排除非议的干扰,把没有意义的批评置之度外,一切由自己决断,自己行动,轻松自如地在良知的引导下去做想做的事情,这样生活才会有充实感,才能取得工作成就。

11 苦闷的解除

由于困难、挫折、失败引起的失望、沮丧情绪如不及时清理,往往会形成一种沉重的压抑感,也就是平常所说的苦闷。如何消除苦闷,心理学告诉我们应从以下几个方面做起。

(1)树立克服苦闷的新意识。每当你陷入苦闷时,用这些新的意识提醒自己。①根据自己的愿望去生活,生活是属于我的,对于这短暂的人生,应愉快地度过。②生活最重要的是生活本身,而不是生活的结果。③衡量快乐的标准更切实际的在于是否每天,甚至每时每刻都真正地幸福地生活着。④聪明的人,应重视现实,"随遇而安"。⑤你要想到,苦闷丝毫不能解决问题,只会把事情弄得更糟。⑥做情绪的主人,进行自我暗示,我完全可以摆脱苦闷,有什么值得我苦闷的?

(2)改掉不良的思维习惯,相当一部分人考虑问题时,评价事物时喜欢"求全责备",总是"不知足",或"杞人忧天",自寻烦恼。如果长此下去,就会形成一种习惯性反应。对那些本属于比较正常的事情,甚至鸡毛蒜皮的小矛盾,都会形成不满、懊悔、不安的反应,引发苦闷。我们要通过改变,通过选择以新的习惯替代旧的习惯,从搞好每一天的选择做起,有意识地这样暗示:我要尽量精神愉快,多想高兴的事,不想不高兴的事;对别人的态度要尽可能友善一些,尽可能表现得对成功有把握,要练习在"行动"和"感觉"上都像个成功者;不让消极的观念给事实蒙上一层悲观的色彩;练习微笑至少每天三次;对于已经发生或将要发生的无力改变的事实,不予理睬。如果坚持练习4周以上,让积极的选择成为你的习惯,苦闷将与你无缘。

（3）营造快乐情绪。快乐使人兴奋，使人开朗，它是通过心理调适而达到的一种心境。艾匹特培斯指出："只有一条路可以通往快乐，那就是停止担心超乎我的意志之外的事。"也就是说要振奋精神，不为自己办不到的事而苦思冥想。要做到这一点，道德修养是很重要的，否则一天到晚忧心忡忡，顾虑重重。我们要为自己的所有而高兴，不为自己的所无而忧虑，从中自得其乐。

对于需要自己做的事情和需要解决的问题，要循序渐进，而不要求自己把所有事情都一次做完或解决完。一个真正快乐的人，不仅有自己的奋斗目标和具体的行动计划，更会有效地利用宝贵的时间进行工作和休息。这种快乐的境界，不是那种寻欢作乐，而是发觉每天过得很充实时的一种感觉。每当一件事情已成定局，无法改变时，他就会理智地刹住思想之车，甚至开怀大笑，将忧虑与苦闷消除得无影无踪。

（4）创设安全情境。苦闷是一种抑郁心情，来自方方面面，可以是家庭的、社会的或自身的。如感到一种不安全的因素存在，预感到某种不利情况的出现，对自己的未来感到茫然无措等。对于因此而产生的苦闷，最好消除法是要多想有利于自己的种种因素，确认损害不可能出现，即使出现较大的损害，自己也有办法消除或弥补它，树立安全感。

（5）转移苦闷。要知道"苦闷情绪人皆有之"，家家都有一本难念的经，人人都有难言之苦，苦闷心情人皆有之，如你有这种意识，就会发现自身存在的价值，会起到"众人壮胆"的作用，使苦闷从心中发散出去，转移开来。

12　忧虑的清除

忧虑是一种不良情绪，其突出表现是什么事情总往坏处想，往难处想。有一种前怕狼后怕虎的感觉，如孩子出去玩，总是担心摔着;丈夫出差怕发生意外事故;做生意投资又担心亏本;工作干坏了怕领导批评,干好了又怕同事嫉妒,怕受到责难和打击报复等等。

有时候自己也觉得这个念头荒谬可笑,立即否定了它,但这种忧虑会固执地再次出现,反复多次。如不加克制,就会影响生活,折磨自己,出现"强迫症"。内心充满矛盾、抱怨,不能自拔,常常抑郁、焦虑、吃不香、睡不甜,使人陷入痛苦之中,造成恶劣的心境,并诱发多种疾病影响身心健康,如消化性溃疡、高血压、甲亢、糖尿病等。由此可见,消除忧虑,是心理保健的重要课题,应从下列几个方面去努力。

(1)忘却:给人们造成精神压力的,并不是今天的现实,而是对昨天所发生事情的悔恨,以及对明天将发生事情的忧虑。但昨天发生的事情只存在于我们的记忆中,明天的事情只活跃在我们的思维中,不应让它们干扰我们的今天,特别不应老是追忆痛苦的往事,回忆痛苦往事如同自己拿着匕首去刺自己的伤口,使人痛上加痛,愁上加愁,等于慢性自杀;或者等同于用一支支毒箭去射自己的心脏,使人失去信心。所以为了事业,为了健康,为了长寿,我们必须命令忧虑滚开。而检验的方法就是看你是否忘掉了它。

(2)用概率战胜忧虑:事实上,如果我们用概率认真分析,就会发现绝大多数事情发生的结果并不像忧虑时所想象的那种情况,许多忧虑,完全是多余的。如孩子出去玩被摔坏的,每万名小孩,每天平均不超过一个;出差人员中,出意外事故的,每万人平均每天也不会超过一个,即不到万分之一,这样量化后,用概率来分析,所担心会发生的事情,可能性是非常小的。这种概率分析后,可使心情平静下来,忧虑就会自然消除。

(3)从最坏的角度做打算:就是对于所忧虑的事情,你要冷静地分析情况,设想万一发生最坏的情况是什么。比如,你担心干不好某项工作,你思考一下,由此引出的最坏结果是什么?大不了调离工作,开除。然后,对这种最坏的情况,你就准备接受它,你可以对自己说,我有一定工作经验和业务专长,即使离开这个岗位,也会凭自己能力做出成绩。在此基础上,你的心情就会平静得多了。因为顾虑的最大坏处,就是使人的精神无法集中,思想到处乱转,而丧失决断能力。精神上接受最坏的情况以后,就能够面对所有可能的情形,而集中精力,镇定地想办法改善最坏的情况,减少所受的损失。

(4)轻快地承受不可避免的事实:在日常生活中,并不都是玫瑰花盛开的时刻,困难、挫折、失意等总是在所难免。如何对待这些不可避免的情况呢?从对待困难的角度上讲,应树立信心,勇敢面对,并奋斗到底。但对于棘手的问题,能设法解决的就去做。要是解决不了的,就干脆把它忘却,不要为未来担心。

(5)自觉理清思路,保持乐观的心境:心境是一种较弱但持久的情绪状态。还可以在很长一段时间内影响人的情绪和言行。要想保持乐观的心境,必须发挥主观能动性,清除消极思想,要像砍伐杂草木丛一样将那些引起忧虑的各种因素彻底清除,只保留对身心有利的健康因素使之像大树一样得以挺拔,我们是否有这样的体验,当你心情好时,万物都在对你露出灿烂笑容,即"青山在点头,河水在微笑,万物百花在开放。"你会精神倍增。

(6)宽恕自己:宽恕并不是软弱,是堵住痛苦回忆激流的主要方法,宽恕是坚韧的特征。当自己做错了某件事,或说错了话,不要总是抓住自己不放,应该自己告诉自己,下次注意就是了。

13 当要发怒时

当人受到不如意事情所带来的较强刺激时,往往会发怒。怒,它会损害人的正常心理状态,引起各种不良的情绪反应,人有七情六欲,发怒在生活中几乎人人都难以避免。倘若没有相互的谅解和豁达大度,生活中令你生气的事将会俯首拾来,如在公共汽车上,别人无意中踩痛了你的脚,常激起你的火气,评理失败就会对骂,甚至大打出手;受到领导的批评,本是合情合理,如不能正确对待,难免会怒气丛生;不是自己的过错,却受到不公正的对待,也会令你勃然变色。

发怒是一种表示不满的反应,它会升腾起无名的旺火,如果以这样或那样的理由、放纵自己的感情,动不动就发火,有百害而无一利。怒火不仅会灼伤别人也会烧痛自己,影响你的身心健康。很多人在盛怒之际当场卒中,诱发高血压、心脏病,给生命带来危险。另一方面还会损伤与他人与家庭的关系,是培植友谊之花的蛀虫。可见学会制怒是非常重要的。

(1)认识发怒的危害:当你要发怒时,冷静下来仔细想一想,发怒对身体、心理和人际关系的危害。并牢记这些恶果,发怒的概率就可大大减少。

(2)解除易怒的诱因:令人发怒的原因,因事而异,诸如失败、妒忌、报复、遭辱、失恋,有人常说:"做了好事遭雷打"这就是不满的言论了,也就是在一定的心理作用下产生了愤怒,要善于寻找导致这些问题的原因,然后采取措施,有针对性地解决。

(3)学会息怒的技巧:可采用"心理解怒法"转移控制愤怒情绪。如意志控制法、转移刺激法、躲避刺激法、自我释放法等。当暴躁情绪即将产生时,要及时进行心理上的自我放松,鼓励自己"不要急",使冲动和急躁的心情平静下来。

(4)"冷处理":任何一个正常人当受到非礼时都会愤怒。问题在于愤怒后怎么办。应积极表现自己,不管面临何种情况,都不要消极地放肆发泄怒气。对于冒犯你的人,如不需立即接触,应敬而远之,为双方提供一个思考和转变行为的机会。如非接触不可,也应尽量心平气和相处,以避免相互受到不必要的伤害,加剧矛盾。

(5)适当发泄:愤怒的情绪不能长期的压抑,否则也会危害身心健康。当心绪平定以后,可以找信得过的亲属、知心朋友,把怒气痛痛快快，淋漓尽致地发泄出来。也可以选择别的宣泄法，如在被窝里蒙头睡一觉，或用哭的方式发泄，还有的人运用手中的笔来泄怒，这些方法对制止不合适的发怒都能起到良好的作用与效果。

因此，保持良好的心理状态，提高人生的起点和质量，掌握一些"制怒"艺术是十分必要的。

14 烦恼的摆脱

在人生的旅途上，有时不免要遇到一些烦恼，诸如高考落榜、工作困难、面临下岗、子女读书就业、家庭矛盾，以及被人压制、受了冤屈，甚至对人生失去信心等，能否从烦恼中走出来，忘掉烦恼，投入到学习和工作中去，这确实是我们应该思考的问题。

人是有感情的，烦恼是由不顺心引起的，因此，在工作和生活中，有烦恼是很自然的现象，并不可怕，关键在于如何对待。正确的态度是摆脱烦恼，做一个达观者。历史上不少名人志士，生活中都曾遭受过磨难和打击，但他们并没有因此而陷于苦恼之中。相反，他们积极地生活，与命运抗争，在逆境中奋发，充分展示了一种事业至上和积极进取的精神。摆脱烦恼，做个达观者，应从下面几个方面入手。

（1）要从思想上认识到被烦恼缠住的危害：一个人如常被烦恼纠缠，不仅在工作上难迈步，还会干扰自己的生活，影响自己的健康。烦恼会使人变得颓废、沮丧和消沉。过度的痛苦和伤悲无异于慢性自杀。所以，当你因生活事件产生烦恼时，要想得开要乐观；一时无法想开就暂且搁置一下，去干些别的事情；与其陷在痛苦中，不如洒脱些去做该做的事情，这是一种超脱。

（2）心中要有精神支柱：这个支柱可以是你的计划、你的目标。当你在失恋、失学，以及被人中伤后，都会感到绝望，甚至轻生。而心中有目标的人，就有了精神支柱，他会想到事业，想到自己还要奋斗,还要为社会做贡献,为此就会淡化那些引起烦恼的区区小事,烦恼就会离你而去。

(3)提高认知水平:热爱生活,正确对待生活。有的人是由于不能正确对待生活中的波折而引起的烦恼,是他们对生活的本质,缺乏透彻的了解和真正的认识,不懂得有些不顺心、不如意的事,是人生不可避免的。他们总是幻想生活能够一帆风顺、事事如意,一旦遇到烦恼,就自我折磨,悲观失望。如何对待生活,是一个人的人生观和认知水平问题,要热爱生活,对生活充满信心,要相信,生活总是美好的。

(4)学会调节个体感受与环境变化的不平衡:当外界环境发生变化时,应动员自我心理的能量,改造客观环境,使其适应自己的需要;或改造个体系统,使之适应变化了的环境。两方面的改造应同时进行。由此心理达到平衡后,烦恼也就消失了。

15 怎样才能笑口常开

笑能松弛肌肉扩张血管,使心情开朗,能扩张肺活量,促进血液循环,造成横膈膜、胸部与腹部三者之间的肌肉整体连带运动,增加血氧含量。笑过之后,脉搏低于正常速率,骨骼肌松弛,通体舒泰。笑的好处远胜于同等时间的慢跑、打拳、跳舞等运动。"笑一笑、十年少",笑对于人的身心健康有着其他活动不可替代的作用。人生在世,实在有太多令人哭笑不得的事,如果让我们选择,我们应该毫不犹豫地舍哭取笑! 笑可以显示你的信心,笑也可以证明你的实力。

我们要有一个笑的人生,对面临的困难和胸中的不满可以一笑了之。笑有不同形式,有开怀大笑,嫣然一笑,面带微笑,纵情狂笑,笑不只是脸上好看,同时也可松解神经、振作精神、驱散愁云、缓解紧张。对人对事,都能一笑了之的人,永远不会患得患失,神经过敏。笑是一种锐不可当的武器,没有其他粗言秽语比嫣然一笑更能使你的冤家对头心如刀割了。对付侮辱的最有效方法就是淡然一笑。如果你的人生中能充满微笑,就是充满阳光,那么还有什么困难不能克服呢?高兴的时候请微笑;不知所措的时候记住微笑;面对挫折的时候,也不要忘了微笑。

16 凡事不要记恨

憎恨之情来得容易,它对人是一种痛苦的煎熬,使你备受折磨,终至耗损了健康与快乐。生活有曲折,社会有竞争,竞争有胜负。胜者骄傲欣喜,败者沮丧羞愧。当一个人失败时他的情绪有可能是内转的(恨自己不成器,怀疑自己),也可能是外转的(憎恨仇视那个胜利者,或将失败归咎于一些自己无法掌握的因素,诸如外貌、年龄、你的上级、父母及家庭),这些想法会让你更痛苦也更懒散。

别让憎恨耗损了你的精力,只有摆脱它,你才能向自己的目标迈进,才能更接近自己的理想,生活也会更快乐。真正伟大的人往往能主宰自己的性情,统治自己的心灵,能消灭憎恨,解除烦闷。正如化学家用碱性来中和酸性一样,他能运用快乐的解毒药来消除憎恨的情绪,用友爱来淘汰憎恨,用善良来驱赶憎恨。人应该像调节水温一样调整自己的思想,在水太热的时候就把冷水管的龙头打开,水太冷时就把热水水龙头打开,使沸水降温,使冷水升温,使水温保持在常温状态,情绪的调节也更应如此,当人将要产生憎恨时,应立即调整自己,把恨转到友爱和平上来,这样憎恨就会自然消除。

有了友爱,憎恨便不会存在,有相当一部分的人,不知道用善美去驱逐恶念,最后招致内心生恨,如一位爱发牢骚的姑娘在写给她的朋友的信中说:"我永远记得,我新婚的嫂嫂和哥哥在我的生日那天一同外出旅行,在临走时连一句祝福的话都没有。"得啦,毛病就在这里——"我永远记得"。不管你有何种理由,憎恨总是不值得的。潜在我们内心里的侮辱,永难平复创伤,它可损坏我们生活中许多可爱的事物。憎恨这东西就像毒害我们血液的细菌毒素一样,影响甚至侵蚀我们的生命。

有试验研究表明,患心脏病的人常常不是工作辛劳的人,而是抱怨工作辛劳的人。常常埋怨人家,就是一种憎恨,常常心生不满也是一种憎恨,你是否生活在憎恨当中,如憎恨自己生不逢时,憎恨自己怀才不遇,憎恨自己为什么得不到别人的青睐?憎恨自己为什么不腰缠万贯;憎恨别人不理解自己……如何与憎恨作战,使自己生活在愉快当中。

第一,就是要确定憎恨情绪的来源。而要坦白地检讨自己,十有八九,我们会发现其来源就是自己。发现了憎恨的根由之后,就要设法祛除它。最有效的便是忘记它,用理智去填平生活中的洼地。

第二,是理解别人。我们最常听到的一句话即"理解万岁",有了理解,一切问题与怨恨都会迎刃而解。

第三,是忘记自己。大部分怨恨都是以自我为中心的,要排除怨恨,就要忘记自己,最好的方法便是帮助别人。在助人中自己会得到快乐,与人为善,怨恨就无法立足,记住,不要让憎恨耗尽自己的精力,爱生爱,恨生恨,这是永远不会错的。

17 学会摆脱内疚

内疚是当人们做错事后的一种悔恨心理,超限的悔恨,会对人们的正常生活产生极大的危害。产生内疚的途径有两条,一条是残留下来的,另一条是强加给自己的。

残留下来的内疚,是在人们非常小的时候经常感受到的,然后便被作为一种残留的孩子气式的反应而一直被保留到他成人以后。残留的句子包括"你再不听话,妈妈是不会喜欢你的","你这样做是羞羞脸",如果一个人使得他的上司或他的衣食父母失望的话,那这些背后的含义仍然会导致伤感。人们一直不懈地努力寻求他人的支持。因此,如果这种努力不曾成功,那么就会产生内疚感。

自我强加的内疚包括自我责备和自我憎恨。或者说,也包括由于过去的一些行为违背了做人原则,而弄得自己无精打采。一个人如果一味地内疚下去,并没有真心努力地去遵守这些原则的话,在任何情况下,内疚都是一种愚蠢的,是毫无益处的行为。对既成的事实,你只是叹息、自责,那一丝一毫也不会改变。内疚于事无补,要学会摆脱内疚,只有对自己过去不喜欢的事发誓绝不允许再发生类似事件。从现在开始,将过去的事视为无法挽回的结局,要有另一种思维,那就是努力解决你要回避的问题,便可消除自己内疚悔恨的心理。还有就是无意中做了错事傻事,也没有必要捶胸顿足,不要气馁,不要找借口,这样并不能改变既成事实,而应汲取教训,力求下次做好。

18 保持良好的感觉

说来也怪,假如你始终保持"我是最好的"感觉,你会觉得自己就是快乐的,保持良好的感觉,就是保持自信心。高尔基说:"只要有生活的愿望和对自身力量的自信,那么整个一生将会是一座美丽的时钟,一座洋溢着精神力量,并以其崇高的业绩使人震惊的、伟大的时钟。"的确,保持自我良好感觉,保持自信,对于每一个人都非常重要。

时间一年年地过去,衰老的恐惧让我们又陷入另一个困境。男人开始恐惧日渐后退的额头发线,圆鼓鼓的肚皮。女人最感受到威胁的似乎是皱纹、毛孔、白发。在岁月中不断变化的面貌没有人去尊重,人们都活在不切实际的"非此即彼"的价值标准中。只要我们一直持有先入为主的成见,不能接受自己身体的某些部分,即使我们和世俗标准下所谓美丽、所谓年轻的典型是多么接近,我们还是不会对自己满意的。

其实,从你周身散发出的种种气息,其重要性远甚于你实际的面貌特征、年龄特征。不是吗,潘长江丑,赵本山土,但他们成了著名的表演艺术家;从年龄来说,一个人随着年龄的增长,其知识经验不断积累丰富,这就是你的内在气质,这就是你的长项所在,所以不要以貌取人,以年龄定高低,你永远可以保持"我是最棒的"这样的状态,不必显出任何羞愧、尴尬或压抑的样子,正如罗斯福夫人所说:"没有你的同意,谁也不能让你觉得自己差人一等。"如果你能培养出一种珍惜羽翼、自爱自重的态度,你就能将你的魅力传达给别人。不管别人如何评判你,关键人物却是你自己。

19 忍者无敌

忍是水,可以稀释痛苦的"盐";忍是火,可以焚毁误解的伤;忍是光,可以消融仇恨的"冰";忍是电,可以连通隔绝的缘;忍是药,可以治愈心灵的创伤。我国古代两大禅师寒山和拾得有这样一段对话。寒山问拾得:"世间有人欺我辱我笑我轻我贱我,如何处置?"拾得曰:"只要忍他让他避他由他耐他,不要理他,再过几年你且看他!"这句话,在马国福先生所著《忍者无敌》中说他喜爱极了,的确,当痛苦、误解、仇恨、冷漠人生的不幸包围我们时,我们不妨选择容忍。常言告诉我们"忍一时之气,免百日之忧",风浪过后必是碧波荡漾的妩媚风光。容忍不是懦弱,不是退让,不是逃避,而是一种隐形的坚强,一种无声的进取,一种平静的突破!海纳百川,有容乃大;壁立千仞,无欲则刚。忍让呈现了我们灵魂极为广阔的一面,也展示了我们人格高尚的一面,更张扬了一种无声的风度,一种修养境界。我们要高喊:忍者无敌。

"忍"是悬挂在心头上的一把锋利大刀,刀与心的位置摆好了,世界就变得美好了,天地就更宽了。心多了一分广度,刀刃就少了一分亮度,心多了一层厚度,刀刃就少了一层利度。由于忍让,我们可暂时失去一些,但今后会得到更多。不是吗?树木因失去了花瓣,而后得到果实,季节失去了严寒,而迎来了温暖,人们遭遇失败,就可得到教训。花开花落,冬去春来,在人生的竞技场上,忍者无敌。

20 战胜抑郁

前面我们讲到忍让,似乎忍让过度会造成抑郁,凡事都有度,在适度的忍让中是不会有抑郁的,但如果无度忍让,终必导致抑郁。如果命运注定一生一世有抑郁的话,也绝不能向命运低头,因为命运本身就是一个虚无缥缈的东西。

有一位曾患上"心理障碍"长达20年的患者,在这20年漫长的日子,不是住院,就是休息在家,几乎与世隔绝,抑郁像一张无形的大网罩在他的心上,他时感孤独、寂寞,甚至绝望。

然而,峰回路转,一天晚上,他看到电视上刊登一则"征文启事",由于有一定的文学功底,他寄去了处女作《悟》,诗中这样写道:"在经过了多年创伤之后,我终于清醒了,原来我是一只空壳,漂、漂、漂、却怎么也冲不出这浩瀚的海洋,但我相信,终究会有一天,我会漂浮在沙滩,让天真的人们捡起,去装饰最美丽的彩图。"事隔不久,他收到了大赛组委会的来信,该作品获得了大赛的三等奖。并在信中建议他诗体再长些,情感再浓点,效果就会更好,并鼓励他多看些书,多动笔,正是这封信,成了他以后成功的动力。也正如一位哲人所说:"善于捕捉和利用孤独的人,将来定是一个战胜孤独的高手。"在家里他备受孤独和抑郁的煎熬时,便拿起笔,运用以前学过的知识,在不到半年的时间里,先后发表了一些作品,从中尝到了写作的乐趣和惬意,又因写作的成功,增加了他与人打交道的信心,并从要人陪同上街开始,采取"心理循序渐进法"慢慢与不同人群接触,聊天,谈写作,论生活,直到心理障碍彻底消除。最后他在成功中感触道:要我选择孤独与合群的话,两者都要,该孤独的时候孤独——如写作,该合群的时候合群——如工作,从而走出抑郁。

21 清除情绪"垃圾",学会"心静"

垃圾的含义是广泛的。很多人都忽视了一种在我们内心潜藏着的、看不见的垃圾,那就是情绪垃圾。由于竞争的激烈,利益的驱动,欲望的无法满足,我们的心里便充满了各种情绪的垃圾。比如不少人莫名其妙地背痛、头痛、气短、胸闷、全身都不舒服。许多病痛不完全是器官上的变化,而是心理上、精神上的。而精神又是受了消极情绪的影响,比如焦虑、担心、失望、恐惧、愤恨、不满和嫉妒等。这些都是属于灰色的情绪,即情绪的垃圾。日积月累,这些积怨填满了我们的内心,便开始在我们的心里发作。这种情绪压得愈深,我们的身体就愈加感到不适,甚至还会闹出大病来。你大概会不相信这种说法,但你会有这种体验,在心情愉快的时候,心胸开阔,感觉良好,病痛便会减轻。

我们说,做人要心胸开阔,不嫉妒、不愤恨、不争不抢。不只是讲的一个简单的道德品质,而是强调对人生的态度。如果让那些灰色的情绪长期地占据自己的心灵,那么就会觉得人生充满煎熬与不幸。人生想要快乐起来,让阳光充满心田,就需要把那些灰色情绪统统去掉。就像阳光往往无法穿透过厚的乌云一样,我们总要先清理一下内心的乌云。

为此,我们要学会清除情绪垃圾,随时随地把焦虑、担心、失望、恐惧、紧张、不满和嫉妒统统地丢掉。只有这样,明媚的阳光,美好的感觉才能发挥它的作用,让我们的内心干净起来,快乐起来。

心静是一个人的世界。一旦进入心静境界;安闲自得便取代忧悒愁烦,心灵的空间,四壁清净,无人打扰,自由自在,且绝对不计较繁杂的心境。人要真心无私无欲,心底才会有真正的澄澈。这样说来,躲避纷争不属心静,清贫寂寞也非心静。古有为求清静而隐居深山的许由、务光、伯阳，他们不是心静；还有解印去职，归隐田园，至死不仕的陶渊明以及闲居山林，壮志未酬，悲愤而终的辛弃疾等，他们均不是真正意义上的心静。因为他们与人世间均有太多的纠葛，太多的芥蒂，太多的妒忌，太多的嫉恨，走得再远，藏得再深，都注定了他们不可能心静。可见想要心静并不是一件容易的事。心静如水也并非静如死水，有道是哀莫大于心死，只要心存希望，心灵思索就不会停歇。

人性本善，每个人都是赤裸裸地来到人世，但当懂得了名和利的概念后，便有了欢喜和忧愁。古往今来的帝王将相、才子佳人抑或黎民百姓无不如此，概莫能外。刻意追名逐利者，苦痛总比快乐多，因为欲望永无止境，心想事成不过是一厢情愿的梦呓罢了。不同的人生观决定了迥异的生活态度，利欲熏心注定了人生的可悲可叹，有的人为攫取一己私利，而挖空心思专行坑蒙拐骗之事，且不择手段；有的人为求得一时的功名利禄，而心甘情愿用一生时光削足适履，委曲求全。未遂心愿便郁闷不已，怨命运不公，恨世事不平，叹人生凄苦。现实生活中我们往往会忽略思维的辩证法，对已拥有的不足以惜，视而不见；对失去的却耿耿于怀，喋喋不休。

我们要学会心静，不去追名逐利、不去叹息人生，要用一种平和的心态，淡雅的气度对待周围的一切，心静的结果使人心胸豁然，饮也特香特醇，眠也极甜极酣。圣者所言极是，"宠辱不惊，看庭前花开花谢；去留无意，随天外云卷云舒"。这是平和心志的真实写照。心静可以治疗苦闷、疲惫和创伤。心静乃是一种向往，一种追求，让灵魂清静，就是让自己的人生更美好、更幸福、更有意义。

22 人生忠告，教你懂得生活

我们在生活中，常会遇到各种各样的事，或碰到各种各样的人，不如意事十常八九，因此可能会恨从中生，悲从中来。这里在

《启迪与智慧》一书中有一位父亲给女儿的九条人生忠告,值得我们深思。

(1)对你不好的人,你不要太介怀,在你一生中,没有人有义务要对你好,除了我和你妈妈。对你好的人,你一定要珍惜、感恩。

(2)没有人是不可代替的,没有东西是必须拥有的。看透了这一点,将来就算你丢去了世间最爱的一切时,也应该明白这并不是什么大不了的事。

(3)生命是短暂的,今天或许还在浪费生命,明日会发觉生命已远离你了。因此,愈早珍惜生命,你享受生命的日子也愈多,与其盼望长寿,倒不如早点享受。

(4)爱情只是一种感觉,而这种感觉会随时日、心境而改变。如果你的所谓最爱离开你,请你耐心等候一下,让时日慢慢冲洗,让心灵慢慢沉淀,你的苦痛就会慢慢淡化。不要过分憧憬爱情的美,不要过分夸大失恋的悲。

(5)虽然,很多有成就的人士或许没有受过很多的教育,但并不等于不用功读书,就一定可以成功。你学到的知识就是你拥有的武器。人可以白手起家,但不可以手无寸铁。

(6)我不会要求你供养我下半辈子,同样的,我也不会供养你的下半辈子,当你长大到可以独立的时候,我的责任已经完结。以后,你要坐巴士还是奔驰,吃鱼翅还是粉丝,都要自己负责。

(7)你可以要求自己守信,但不能要求别人守信,你可以要求自己对人好,但不能期待人家对你好。你怎样对人,并不代表人家就会怎样对你,如果看不透这一点,你只会徒添不必要的烦恼。

(8)人要发达,还是要努力工作才可以,世界上并没有免费的午餐。

(9)亲人只有一次的缘分,无论这辈子我和你会相处多久,也请好好珍惜共聚的时光。下辈子,无论爱与不爱,都不会再见。

23　克服急躁，持有耐心

耐心需要特别的勇气，需要对一个理想或目标全身心地投入，而且要不屈不挠，坚持到底。

富兰克林说："有耐心的人无往而不胜。"

耐心需要特别的勇气，需要对一个理想或目标忘我地投入，而且要不屈不挠，坚持到底。追求人生目标的决心愈坚定，你就愈有耐心克服阻碍。所谓的耐心，是指动态而非静态，主动而不是被动，是一种主导命运的积极力量，而不是向环境屈服。这种力量在我们的内心源源不尽，但必须严密地控制及引导，以一种几乎是不可思议的执着，投入既定的目标。

有了坚定的人生方向，可以提高你对于挫折的忍受力。如果你积极地面对困难，问题就能迎刃而解。耐心等待机会，你就能在意想不到中获得成功。

耐心等待是一个很不错的方法，但耐心等待绝不是什么也不做。在美国，许多企业家都深深地懂得它的重要性，他们都极富耐心。如何培养耐心？很简单，只要你确定人生的目标，专注于你的目标，那么你所有的思想、行动及意念都会朝着那个方向前进。具体可按下面5项指导原则去做。

（1）不要沉湎于会降低你身体和精神效率的活动。比如说吸烟过多，饮酒过量和吸毒等，都会影响身体健康，降低你的忍耐力，从而失去奋斗目标。

（2）培养体育锻炼的习惯有助于增强你的体质。不管是什么类型的体育锻炼，只要你能持之以恒，都会增强你的体质，而且运用超负荷的原则还可以增加你的忍耐力。

超负荷的原则早已被实践所证明，肌肉的发达与改善是根据你增加给肌肉的压力需要而定的，如果你期望不断地改善，随着能力的不断增加，给肌肉的这种压力也必须不断地增加。

（3）学会一种你自己一个人能玩,到了年老时也能享受其乐趣的运动项目。高尔夫球、保龄球、打猎、钓鱼等项目既能与其他人共同享受,又能自己单独享受,健康的体魄是你幸福生活的第一个物质基础。

（4）通过不断地强迫自己去做一些紧张的脑力劳动来考验你的精神忍耐力。有时,当你疲劳至极,或者你已感到精力殆尽时,你还应强迫自己工作,这是唯一学会在极大压力下还能继续进行工作的方法。使用这个方法也得运用超负荷的原则。

（5）以你最佳的体力和智力状态完成各项工作。这通常是对你的忍耐力的最好考验,这也是保持勇气、保持耐力的一种方法。

24 如何缓解心理压力

无论人的一生多么一帆风顺,总会有令人紧张,感到压力的时刻降临;尤其那些事业成功人士。误会、争执以及竞争都可以增加心理负担。只有适当减压,才能保持良好的心境。

在这方面,美国专家提供了下列几点减压建议。

（1）必须思考清楚,对于你和家人来说,最重要的是什么,并尽一切努力实现它。哪怕在这方面所取得的是微不足道的成绩,也会令你心情舒畅。

（2）如果面对困难,你感到孤立无援时,那你应该寻求朋友和亲人的安慰。与朋友的一次很短的电话交谈,远胜于服用一包镇静剂。

（3）清除压力产生的根源。如果你意识到与同事的冲突和工作的难题令你沮丧万分,不妨努力与大家搞好关系,真诚合作。

（4）有时我们会碰上无所事事的时候,如排队、坐车或是等人。一旦面临心理压力,上述情况都会加重紧张情绪。此时,一定要从烦恼中抽身而出,想点别的事情。

（5）审视自己的居住环境,在装修时尽量避免红色和黄色。红色易使人兴奋,刺激使人紧张的激素分泌。孩子则喜欢在黄色基调的房间里吵闹。颜色柔和的卧具(如淡蓝色)最易稳定情绪。

(6)同好友讨论自己遇到的难题。不要吝惜与知心朋友促膝长谈的时间。倾诉苦恼后,问题就解决了一大半。

(7)给自己在时间上留有余地。如果心生烦恼是因为时间不够造成的,不妨放下手头的事情,合理安排一下工作计划,每天早晨早起,哪怕是15分钟也行。另外还要学会忙里偷闲。

(8)丰富业余生活。有点闲情逸致,下棋、钓鱼、养花等。另外试着为自己的生活添加一些笑声幽默,看看喜剧电视。

(9)多听音乐。音乐是非常有效的心理疗法。多听音乐有助于培养开朗的性格。哼哼小调,可驱散紧张情绪。

(10)定期进行体育锻炼。有规律的体育锻炼,除健身外,还可养性。良好的身体素质,是战胜压力的基础。

25 学会摆脱压力

在我们每个人的生活中,总会有不同程度的压力伴随着我们。尤其是在竞争如此激烈的现代社会,许多人身上仿佛时时笼罩着一层压力,以至于喘不过气来。从某种意义上讲,压力并不是一件坏事。相反,一定程度的压力对我们是有利的,因为它可以促使我们"内部机制"加速运转。但是,一旦你将压力转化为苦恼,变成紧张和焦虑,它就会成为成功的敌人了。

压力可能来自于我们自身(自身压力),也可能来自外部(外界压力)。当压力(紧张和焦虑)支配你时,你应该认识到,问题的关键在于自我控制情绪和反应。其实,你可以做一下深呼吸和放松练习,这种练习会把你所担心发生什么的怪念头清除出去。当你完全放松后,就可以估量这种压力了,这时你应该从以下几个方面分析一下这个问题:①什么情形使你感到困扰? ②从你的整个一生来看,这种情形具有多大的重要性? ③你的优势是什么?

让我们看看下面两个例子吧，看其中的两位主人公是如何应对压力的。

劳拉是一位家庭主妇，她还是一名非全日制工作的秘书。她常处在自我产生的压力之下。她具有一种洁癖，是一个至善论者，可以说，"清洁简直是她的上帝。"由于她每天都在做一些无休止的杂务，生活就显得平淡枯燥：起床、准备早餐、洗盘子、整理房间、更衣、送孩子上学、上址（打字、归档、接电话、整理记录）、接孩子回家、准备晚餐、洗衣服，然后又是洗盘子、晚上看电视时要熨衣服和缝纫，直到最后瘫倒在床上。比起丈夫和孩子，劳拉的负担要重得多，她要把这种紧张的节奏一直保持到周末。而到了周末，她则更加忙碌。为了使亲人们度过愉快的周末，她要去超市和商店采购，还要自己做一些可口的食物，然后又是清洗、整理。周末的晚上又是在忙忙碌碌中度过。到了星期日，全家人又坐上汽车去游览，例如博物馆、展览会、历史名胜等。几年以后，劳拉住进了医院。医生诊断她是由于劳累过度而导致身体失调。丈夫和孩子也从紧张中得以暂时解脱，她本人则可以利用这段时间对以往的生活做一番总结。经过思考，劳拉得出下列结论：①使她感到烦恼的是，她从来没有足够的时间去干她应该干的事情。②把这种压力（没有足够的时间去干应该干的事）和她以后的生活（幸福的家庭生活，抚养孩子，满意的事业前途）联系起来，劳拉得出了符合逻辑又非常简单的结论；房间只需要一般的清洁；裙子不用自己熨，也不必亲自做蛋糕和面包，因为这些旨在尽善尽美的事同人生的主要目标比起来，没有多少意义。认识到将一些工作交给他人去干，以及降低她对自己和家人提出的要求的重要意义，对于劳拉来讲，只有一步之遥。

如果说上例中的劳拉因为自我压力导致身体失调，那么，下例中的马科斯先生则属于另一种情形了。

马科斯不得不承受一种外界压力。当他获得会计学学位后，便从纽约搬到了一个偏僻的小城居住,并在当地的银行里找到了一份工作。马科斯喜欢小城的生活,但同事们对他的敌意却使他感到烦恼。干了几个星期后,马科斯就发现,当银行经理用幽默而又狡诈的口气谈论这个"纽约人"时,已经暗中破坏了他和其他同事之间的关系。马科斯,这个既有头脑又有自信心的年轻人,决心不理睬他们的奚落。后来,由于这种情况更为糟糕,他试图和同事们把话谈开,最终要求经理终止他那没完没了的奚落和非难。然而,事情进一步恶化,并引起了争吵。

马科斯针对这种形势,得出了下列结论:①最使他感到烦恼的是,他必须时刻防备他人的暗算。②他在银行的工作不是永久性的职业,而是他不断发展的事业的第一级台阶。目前的状况对他的事业发展是有害的。所以,马科斯辞掉了这份工作,并在另一家银行找到了工作。

可以说,上面两个例子很具有代表性,我们很多人平时在生活和工作中都会感受到这种压力。当你遇到类似情形时,是否也能思考一下,并得出自己的结论,然后做出打算,也像他们一样,把自己从生活的压力中拯救出来呢?我们总是抱怨那些使我们处于某种压力下的人和事,如我们的老板、我们所处的环境等,而从不去检查一下压力的承受者——我们本人。确实,压力不是我们造成的,但大多数情况下,恰恰是我们自己招来的压力。所以,我们还应自己想办法,消除这种压力,把自己从压力中拯救出来。下面的做法是卓有成效的。

(1)改掉拖延的恶习,并将问题一个个地解决。不要把今天能做的事拖到明天,尤其是棘手的事。你应该及时处理令人不愉快的工作,并设法去解决它。然而,不要试图立刻完成一切,而要一步步前进、一点点排除,这样你的计划将会完成,而且比你料想的要快。一位演员曾向斯坦尼斯拉夫斯基抱怨说,他不能背出一句莎士比亚话剧的独白,而对现代话剧中的每一句对话却应付自如。

斯坦尼斯拉夫斯基问道:"这是为什么呢?"这个演员说:"在现代话剧中,我一次只需要说短短的几行。""是这样吗?"斯坦尼斯拉夫斯基说:"一段莎士比亚话剧中的独白,只不过是最短短的几行的组合。"这一精彩的见解,对于你必须克服的困难和必须完成的烦人工作来讲也同样适用:把难分解成易,一点一点地解决就是了。

(2)要做计划。时间支配专家阿伦·莱克恩说过:"不做计划就意味着计划去失败。"你努力去干的每一件事情都要有一个计划,你要完成的大多数任务都必须制定出切实有效的计划,每一个星期的事情都应提前做出计划,但要注意,不要使自己负荷太重。如果到了周末仍有些剩余工作未完成,应把它们列入下一个星期的计划。你应该列一张表,以便随时检查进度。所有的时间支配专家都同意,成功在很大程度上取决于行之有效的计划。一天之中,有一段时间是你的精力高峰期,而其余时间你则处于不振状态。要尽可能找出这段高峰期,将重要任务放到这段时间去完成。

过于关注他人的需求,也是形成紧张感的主要原因。只有你自己才能够让其他人占用你的时间,正是你本人造成了有压力的紧张局面。大多数成功人士都牢牢把握自己的时间。他们清楚,时间属于自己,可以同其他人共同支配时间,但决不浪费一寸光阴。他们知道,时间是自己最有价值,也是最有限的财富,不论自己活多久,都只有一定量的时间是由自己支配的。

(3)减少和消除那些消费时间的事情。现实中有许多会谈、会见、交谈、电话等毫无意义的事情,将它们列成表,尽量少花费在每一件事情上的时间总和。你会愉快地发现,这样你每个星期又获得了很多额外的时间。

(4)规定界限。在工作时间内,要力求避免任何非正式的会见。不要让电话打扰你。如果没有秘书替你接电话,就买一个自动答话装置。许多人都发现,自动答话装置是监听电话的最理想的设备,重要的电话可以及时答复,其余的可以稍缓。如果你在家里工作就要让你的家人、邻居、朋友尊重你的工作时间,要让他们明白,你在家里的时间,同你在办公室里度过的任何一天都同样重要。有一位著名的作家,每当她在家里写作时就在屋顶上升起一面旗子。当旗子升起时,就没有人敢来打扰她。

(5)无论何时,只要可能,就要把一些任务委托给他人完成。要让其他任何人去干所有你可干可不干的工作,以使自己腾出精力来关注你的整体计划。如果你将自己拴在许多细小的工作上,就会迷失方向。

(6)为了使你赢得时间去干重要的工作,可以花钱雇人帮忙。在这一方面,最想不开的也许就是妇女了。大多数妇女认为,家务是一种高贵的工作,是她们对丈夫和家庭忠诚的标志。如果雇人来干这些家务,她们会感内疚。正是因为许多妇女把她们祖母时代的信条错误地搬到了今天,所以才失去了自己事业的目标,同时也失去了自我。

(7)要善于利用一些新的做法,如分担工作。这种具有创造性的做法意味着你要和另一个人共同承担你的工作。它比保守性的兼职具有更多的优越性。当然,你不能再把你的办公桌和文件柜看成你的私有财产了,你必须同另一个人共同使用它们。你们两人一前一后干同样的工作,就必须使用同样的文件,如果某份文件丢失,则是你们两个人的责任。但是,你每天都可以获得宝贵的四小时供你本人支配。

(8)运用经济学家提出的"效益比较法则"。这项法则认为,一个人在某一特殊领域内有其特殊的经济效益,他应该明智地发挥这一效益。例如,一个医学院的学生,同时又具有熟练的打字技术,他应该全神贯注地攻读医学课程,因为学医有极大的经济效益,而他的论文打印工作完全可以让其他人去做。很明显,一位医生的收入远远高于一名打字员的收入,可以认为,让其他人打印论文的费用,是对增加研究时间的必要投资。如果为了省钱而自己亲自打印论文,这位学生就会浪费掉自己宝贵的时间,对于重要的考试就不能做好充分的准备。再比如,一位家庭主妇是熟练的裁缝,效益比较法则要求,她应该用大部分时间来为家人和顾客缝制服装,家务活则雇人去做。

26　适应压力

在加拿大魁北克山麓,有一条南北走向的山谷。山谷有一个独特的景观:西坡长满了松柏、杉树等大大小小的树,东坡却像被精心选过一般——只有雪松。这一奇异景观曾经吸引不少人前去探究其中的奥秘,但却一直无人能够揭开谜底。

1983 年冬,一对婚姻濒临破裂而又不乏浪漫的加拿大夫妇,准备作一次长途旅行,以期重新找回昔日的爱情。两人约定:如能找回就继续生活,否则就分手。当他们来到那个山谷的时候,下起了大雪。他们只好躲在帐篷里,看着漫天的大雪飞舞。不经意间,他们发现,由于特殊的风向,东坡的雪总比西坡的雪下得大而密。不一会儿,雪松上就落了厚厚的一层雪。然而,每当雪落到一定程度时,雪松那富有弹性的枝丫就会弯曲,使雪滑落下来。就这样,反复地积雪,反复地弯曲,反复地滑落,无论雪下得多大,雪松始终完好无损。其他的树则由于不能弯曲,很快就被压断了。西坡的雪下得很小,不少树都没有受到损害。妻子若有所悟,对丈夫说:"东坡肯定也长过其他的树,只不过由于不会弯曲而被大雪摧毁了。"丈夫点头之际,两人似乎同时恍然大悟,旋即忘情地紧拥热吻起来。丈夫兴奋地说:"我们揭开了一个谜——对于外界的压力,要尽可能去随;在随不了的时候,要像雪松一样弯曲一下,这样就不会被压垮。"一对浪漫的夫妇,通过一次特殊的旅行,不仅揭开了一个自然之谜,而且找到了一个人生真谛。

就像我们不能逃避生活一样,我们无法逃避压力。有压力并非坏事。铁人王进喜说过:"井无压力不出油,人无压力轻飘飘。"

人有一定的耐压能力是很有必要的,可以锻炼意志,使人不致过于脆弱。但是,压力过大也则绝非好事,你会吃不消的,你会陷入紧张、焦躁、疲劳中。这时我们要学会缓解压力,释放压力,保持心态的平衡。

27 学会低头

一位先生所供职的小城,地处四季如春的云南西部。即便是在最寒冷的冬季,也难以遇上下雪的光景。但有一年的气候与往年有些不同,眼看着春天都快要跨进门槛了,天空中却意外地飘起了纷纷扬扬的雪花,雪花中还夹杂着米粒般大小的冰雹。

从老城通往郊区的道路两边,铺排着两行已经上了年岁的行道树,东面的一排是银槐树,西边的一排是圣诞树。一夜的飞雪,已经把两排行道树全都装扮成了银装素裹的玉树琼枝。为了拍几张雪景的照片,他一大早便赶到了郊外。就在他选择最佳拍摄角度时,却惊奇地发现:道路西边的圣诞树,由于承受不了厚厚的积雪,昔日绿意婆娑的树冠,竟然被压折了许多枝丫,弄得满地都是零落的断枝残叶。而靠东面一排的银槐树,却依旧生机盎然,毫发无损。这一景观令他百思不得其解,为什么面对一样的风雪,东边的银槐树毫无损伤,而西边的圣诞树却满目断枝呢?为了弄清其中的缘由,他在风雪中徘徊良久,终于发现:当银槐树上的积雪堆积到一定重量的时候,它柔韧的枝叶便会往下弯曲,卸下多余的积雪。而圣诞树呢,即便积雪堆得再厚,也不会向下弯曲,结果是树枝不堪重负,最终被积雪坠压断折。他突然明白,原来因为圣诞树的枝丫过于刚直,过于酥脆,缺少柔韧性,不懂得"低头",结果在不堪重负的情况下,自然被纷纷折断。而银槐树的枝丫是刚中带柔,刚柔并济。最要紧的是在不堪重负的时候,懂得"低头",结果自然是既经受了风雪,又保护了自己。眼前的景象,让人由此而领悟到了一个处世做人的道理:一味地刚强,一味地硬撑,只会给自己带来不必要的伤害甚至牺牲。只有做到刚柔并济,懂得"低头",才能保护自己,立于不败。

记得曾有人问大哲学家苏格拉底:"据说你是天底下最有学问的人,那我想请教一个问题:请你告诉我,天与地之间的高度到底是多少?"苏格拉底微笑着。答道:"三尺!""胡说,我们每个人都有四五尺高,天与地的高度只有三尺,那人还不把天给戳出许多窟窿?"苏格拉底微笑着说:"所以,凡是高度超过三尺的人,要能够长久地立足于天地之间,就要懂得低头呀!"苏格拉底可谓是懂得人生的真谛:懂得低头。生命的重荷负载过多,就低一低头,卸去那份多余的沉重。面对自己的错误和不足,也要学会"低头"。只有学会低头,才能正视自己的错误。我们每个人不管什么身份,什么地位,在一生之中,都不可能不说错话,不办错事,因为谁也不是完人,不是"足赤的金子",不是"无瑕的白玉"。既然谁也无法避免犯错,那错误就不是什么大不了的事情。犯错并不可怕,只要学会低头而后知道自省,就能避免铸成大错以至抱憾终身。

眼睛朝上,目空一切而从不懂得"低头"看路的人,终有一天难免要摔跟头,甚至要落入陷阱或误入歧途。总是头颅高昂,逞强好胜而不懂得弯腰的人,总会撞上挫折的"门框"碰得个头破血流。只有学会低头,懂得低头并且敢于低头的人,才会平安无事,一路走好。

28 做人不要强出头

生活在世间之人、奋斗在社会之人、在茫茫人海中碌碌奔走之人,都希望自己有出头之日,希望自己成为人上之人。我国古代有句俗语"烦恼皆因强出头"。这句话可以说是世间生存的经验之谈。

首先,人想出头,这是天经地义之事,只有那些白痴、傻子,或者那些身躯存在,但实质生命已去之人才不想出头。在现代社会,人们每天都面临无数的压力与竞争环境,要想摆脱出人头地的欲望是很难做到的。

人想出头既然没错,但为何要说"烦恼皆因强出头"呢?让我们从"强"字说起,这里的"强"有两个意思。

第一个意思是"勉强",也就是说,自己的能力还不够,却勉强去做某些事情。固然勉强去做也有可能获得意外的成功,但这种成功的可能性并不高,通常的结果是失败,折损了自己的斗志,也惹来一些嘲笑。当然,我们并不是嘲笑正常情况下的失败。失败是成功之母,可是在别人眼里,你的失败却是能力不足、自不量力的同义词,这种失败是一种致命伤,而且还会成为一个人生烙印,跟着你一辈子。这就是你强出头的烦恼。

第二个意思是强力,也就是说,自己虽然有足够的能力,可是客观环境却还不成熟。所谓客观环境是指天时和人势,天时是大环境的条件,人势是周围人对你的支持程度,也就是一种人缘、人气。大势如果不利,以本身的能力强出头,虽然不是毫无成功机会,但会花很多力气;如果缺少人气、人缘(人势),而你偏要出头,必会遭到别人的打击和排挤,也会伤害多人,埋下仇恨的种子,冤冤相报,没完没了。这也是强出头的烦恼。

所以,我们奉劝想要出头的人一句:人要出头,但不要强出头。而且你还应当谨记两点:一是本身能力不足时,就不要出头;二是天时不利、人势不足时,就不要出头。

不强出头,自然可以减少自己的损伤,可以和他人保持一种和谐共处的关系,也可以透过冷静的观察,掌握大环境的趋势,等到各方面条件皆已成熟时,自然而然脱颖而出!

其实,人只要有能力,又能维持良好的人际关系,别人自然乐意抬他出头,因为这样一可做人情投资,享受他出头后的人情回报,二可使自己的生存因而变得单纯,免得长期感受到他的压力。所以,只要你是强者,用不着你去强出风头,这是做人要懂得的哲理,也是自身修养之道。

29 积极暗示

谁都难免会遇到各种各样的问题,诸多的压力和不愉快的人际关系,会让人猝不及防地受到不良情绪的困扰。严重时,可能使人觉得很无助,误以为自己无法应对和改变目前的状况,沮丧、伤心、愤怒、彷徨,甚至想逃避现实中的困难,希望这不过是一个短暂的噩梦。

一切待改变,而最先发生的改变,或者说最有意义的改变应该是在我们的头脑中。头脑中的风暴是什么"风向",能不能多给自己一点下面的暗示,对于改变情绪至关重要。

(1)事情已经到此为止,人们需对头脑中的胡思乱想"叫停",否则负面情绪就会随着内心的联想不断恶化下去。

(2)意识到情绪不佳,你敢于正视、接受它吗?有能力承受会较快地"消化"掉,让自己释怀。反之,持否认、拒绝态度的人,将承受更长久的不快。

(3)设法让自己冷静下来,合理地宣泄自己的情绪,选择适当的办法倾诉自己的感觉,给不良情绪一个"发泄口"。同时,这也是一个通过陈述越来越清晰地认识问题的过程。

(4)分析、研究所发生的事情,寻找下一步行动的策略,怎样可行?什么才是理性的选择?所谓理性的决策一定是在不良情绪消退后,而不是一时盲动。

30 别跟自己过不去

"别跟自己过不去",这是一句普通得再普通不过的话,也是一句使用频率颇高的话。别跟自己过不去,说说容易,做起来却并不容易。跟自己过不去,往往表现为心态和行为的异常。心态异常通常反映在情绪上,比如消沉、颓丧、抑郁、愤怒、哀伤、悲痛、躁动、空虚、忧虑、孤独、恐惧、忧愁、烦恼……行为异常则表现为难以自持、訾骂呵斥、酗酒不止、步履蹒跚……以至严重到自毁、自戕,以非正常的手段结束自己的生命。

跟自己过不去,究其原因不外是事业受挫、婚恋不顺、子女不孝、经济拮据、遭人诽谤、受人歧视、朋友背叛、灾害侵凌、亲属谢世等等,其中除了亲属谢世、灾害侵凌等自然规律难以掌握之外,多数原因乃是欲望的未能满足,目标之未能达到。先贤云:"饥寒愁怨、饮食男女,常情隐曲之感,则名之曰'人欲'。"而细加考察,人欲又绝不止于食欲、睡欲、色欲三类。当今社会,科技发达,物质丰饶,诱发人之欲望的因素多得难以计数,耳濡目染、所见所闻,随时都有可能使人产生某种欲望。而当因种种条件之限制,欲望难以实现之时,有些人便产生心理失衡,跟自己过不去,于是,某种或某几种情绪乃至行为便接踵而至。

跟自己过不去,实际上乃是人格之缺陷,人生之误区,上至圣贤,下至庶民,几乎人皆有之,这不值得大惊小怪,却也不可等闲视之。轻者,或唉声叹气,或愤世嫉俗,或一蹶不振;重者,或消沉厌世,或铤而走险,或自虐自毁。而轻者则往往会衍化为重者,这么说,无论轻者、重者,都马虎不得,都需要重视。话既如此,那么,怎样才能别跟自己过不去呢?

(1)要注重持身涉世之人格修养。诚如古人所言:"气度要高旷而不可疏狂;心思要缜细而不可琐屑,趣味要冲淡而不可偏枯,操守要严明而不要激烈。"这样,便可做到"持身如泰山九鼎,凝然不动,则愆尤自少;应事若流水落花,悠然而逝,则趣味常多"。此种人格之修养,需下真功夫,来不得半点假,境界之高,并非人人都能达到,但却不能因其高而避让、而放弃,理应不懈地追求。倘若我们真有此境界,或接近此境界,那么,跟自己过不去的事则会减少许多。

(2)要客观地估价自己在生活中的位置,凡事不可抱有奢望。奢望,源于私心,而私心之恶,前人已多有论述,明代洪应明便说过:"人只一念贪私,便削刚为柔,塞智为昏,变恩为惨,染洁为污,坏了一生人品。故古人以不贪为宝,所以度得一世。"私为万恶之源,一个私字搅得人心神不宁,杂念丛生。

31 心理健康十要

(1)注意同志间的友情。哲学家培根说,"友谊使欢乐倍增,使痛苦减半""没有真挚朋友的人,是真正孤独的人"。与朋友在一起,使人欢乐快活,无拘无束无戒备,从而减轻心理压力。同志、朋友间的深情厚谊,比任何金银财宝都更贵重,更美好。

(2)善恶分明。生活中美好的事情,能做的要积极参与,不能做的要尽力支持;而面对邪恶,则要挺起胸膛,敢于正视和斗争。

(3)相信人的善良本质。不要总是从坏处推测别人,没有一生下来就坏的人。

(4)说真话、办实事。说真话、办实事会使人心里踏实而轻松愉快;而弄虚作假会失信于人,影响关系,妨碍健康。

(5)慎"独"。单独一人时做错事,往往要比在公开场合做错事所承受的压力要小得多,所以,独自一人时行为要慎重,不要行为不端。

(6)莫嫉妒。嫉妒很容易使你疏远周围的人,心理上失去平衡。实际上,与其羡慕别人的成就,不如自己去努力争取。

(7)少发脾气。常发脾气不仅会使矛盾激化,影响人际关系,也会因情绪不稳而对自己的健康贻害无穷。

(8)莫论人非。闲论人非,轻者朋友、同事翻脸,重则闹出人命,对人、对己都会增添无谓的痛苦。

(9)敞开心扉。开诚布公、以诚相见的人,才能得到别人的信任和理解,才能受到别人的欢迎,轻松愉快地生活。

(10)远近兼顾。想问题办事情,切不可只顾了眼前误了长远,急于求成、急功近利的人,收拾残局时心理压力更大。

32 活着快乐为先

世上没有什么比快乐更可贵的了。有的人一切都不缺乏,但是他活得并不快乐;而有的人虽然什么都不比别人好,但是他感受到了快乐。原因就在于他善于寻找快乐,那么,我们应当怎样去感受和寻找快乐呢?以下建议不敢说是"指点迷津",但肯定是行之有效的。

(1)要平实,对别人不要期望过高。妻子盼望丈夫飞黄腾达,父母希冀儿女成龙成凤,向亲友所求时希望能得到帮助,一切皆遂愿,心想事成。其实,每个人都有他不能之时,何必强求别人一定要完美呢?

(2)要宽容,对别人不要过分苛求。每个人都有自己的弱点和不足,难道我们"眼里不揉沙子",就能换得快乐吗?不要让别人在你面前为说错一句话而担惊受怕,也不必为做错一件事而惴惴不安。要知道,我们若能适时地表现自己的善意,体现自己宽大的胸怀,关怀和体贴别人,为他人排忧解难,我们就与快乐不远了。

(3)要坦荡,对过错不要过分自责。有些人做事要求十全十美,对自己严于自律得近乎吹毛求疵。常为自己小小的过失而自责不已,结果受伤害的还是我们自己。只有能够正确认识、把握自己的人,理解、接受自己的人,内心才会有长久的快乐。因失败而磨炼意志,因失误而变得聪明,我们坦然地生活,快乐便会如期而至。

(4)要客观,对功名不要过分贪求。当人们尚与功名无缘时,容易相形见绌,悲观失望,这无疑是自寻烦恼。我们对人生旅途的坎坷和曲折,应该有足够的准备,不要指望所有希望都能变为现实。是否获得功名不在于结果,而在于是否做出过努力。成功只是人生道路上的一个小站,我们的快乐并非只在到站的"那一刻"。若能以淡泊的心态对待生活中的奢华和诱惑,心灵就会宁静许多。

(5)要开朗,对烦恼不要过分看重。人来到这个世界上,其烦恼就如同自身的影子一样相伴左右。有的人一生都不快乐,总感觉烦恼挥之不去。而只有接受烦恼的存在,不逃避现实,减少无谓的烦恼,并及时把烦恼抛给昨天,才是拥有力量的表现,也是它们生存的智慧所在。

(6)要坚忍,面对厄运不低头。坚忍不是逆来顺受,它是意志的磨炼,是爆发力的积蓄。坚忍,是构成生命结构的重要基石,有时坚忍甚至是一份美好的无奈。坚忍的人,能从容地经受生命旅程的风风雨雨,永远含着微笑。而有的人心灵很脆弱,经不起打击,创伤之后一蹶不振。学着体会一下坚忍吧!坚忍中的快乐别有一番滋味。

生活告诉我们:快乐并不是一个固定的值数,而是一个可变的量;快乐的获得,关键在于我们怎样去感觉它,在于我们如何去把握它,在于我们是否善于发现和挖掘它。愿你的生活中快乐为先,与快乐长相伴。

33 做自己命运的主人

下面是一位 20 世纪 80 年代的女大学生患精神病后,如何做自己命运主人的案例。

许久以来,我一直打算写篇文章给那些刚刚摆脱病魔或正在走向社会、走向生活的曾经患有精神疾患的朋友们。希望他们能从我的经历中看到一点希望,获得一分力量,从而更坚定地走向明天,走向美好的未来。

我曾经是个人人羡慕的天之骄子——一名 20 世纪 80 年代末的大学生。大学毕业之际,正当锦绣般的前程即将向我展开时,我却因为恋爱受挫及毕业分配不理想等多种恶性刺激而患上了精神疾病。在北京某医院治疗了近半年之久才得以痊愈，终于摆脱了疾病带给我的痛苦，我感到很轻松。刚刚出院没多久，我就上了班。可很快我却发现自己的精神状态与患病前截然不同，许多从前干起来得心应手的工作，现在完成起来却很吃力。更重要的是，我常常感到自己脑子不好用，从前伶牙俐齿，如今却不善言辞，见了人不知所云，而且总感觉时间过得慢；种种苦恼使我这个要强好胜的人觉得生不如死，所以常常想自杀。但一想到亲人、朋友及丈夫，我又下不了决心。就在这种状态下，我度过了整整一年时间。这期间，我的家人，尤其是深爱我的丈夫在精神上给了我很大的帮助。他经常带我去公园散步；陪我聊天，让我多尝试开口和别人交谈，以此来锻炼我的语言能力。渐渐地，我发现自己的思维活跃起来，头脑灵活了，言语也多了，又恢复了从前活泼开朗、爱结交朋友的性格。

我在感觉到了自己的这些变化后，就开始自觉地进行自我心理调整。我让自己静下心来读书、看报，每天至少两个小时；并且多看心理学方面的书籍，来弥补自己心理上的缺陷。同时，我有意识地开始广泛地结交朋友。因为我曾经看到过这样一句话："如果你把快乐与人分享，你就会获得双倍的快乐；如果你把痛苦与人分担，你的痛苦就会减半。"由于我以一颗坦诚的心来对待朋友，很快我就结交了几个能谈得来的好友。每当我心情苦闷的时候，我就向朋友一吐为快，我发现这对于我来说不啻于一剂良药。从此，我的生活变得多姿多彩起来，心情也渐渐地好起来了。

当精神状态恢复得很好之后，我又为自己定下了更高的目标，那就是做一个对社会有用的人，以此回报社会所给予我的关爱。由于从前在学校里英语基础比较好，我就开始自学英语，期待进一步的提高。三年过去了，我的英语水平有了长足的进步，为了学有所用，我决定小试牛刀。了解到北京有许多家翻译公司之后，我就搜集这方面的信息，想做一名翻译。被一家公司考试认可后，我更坚定了自己的信念,同时也悟出了一个道理:有时命运会同我们开玩笑,在你春风得意之时浇一瓢冷水。这时需要我们面对挫折不气馁,在最困难的时候看到光明,只要挺过去,未来会非常美好。不是说"冬天来了,春天还会远吗"? 如果我们始终抱着这样一种信念,不断地在逆境中激励自己,只要不懈地去努力,就一定会有一个美好的未来。最后,我想对病友们说:"不要听从命运的摆布,振奋起来,扼住命运的喉咙,勇敢地做它的主人!"

34 做自己情绪的主人

自有人类以来,用得最多、最久的词,大概就是"祝你身体健康"了。但与身体健康同样重要,甚至比身体健康更为重要的,还有另一种健康,即心理健康。

现在,许多人都在寻求成功之路,社会上各种学习班、培训班比比皆是,似乎拿个什么证懂了电脑、会了英语就打开了成功之门。美国著名心理学家特尔曼对 800 名男性进行了 30 年的追踪研究,发现成就较大的 20% 与成绩较小的 20% 之间,最明显的差别并不在于智力水平,而在于是否具有良好的心理素质。1914 年12 月,大发明家托马斯·爱迪生的实验室在一场大火中化为灰烬。那天晚上,爱迪生一生的心血成果,在熊熊的大火中付之一炬了。大火最凶的时候,爱迪生的儿子查里斯在浓烟和废墟中发疯似的寻找父亲。他最终找到了:67 岁的爱迪生平静地看着火势,他的脸在火光摇曳中闪亮,他的白发在寒风中飘动。他对儿子说:"快去叫你的母亲,她恐怕一辈子也见不到这样的场面。"爱迪生的智商是高还是低至今仍有争议,因为他小时候曾因考试不及格被老师骂作笨蛋。但是有一点是可以肯定的,爱迪生的情商绝对高于常人:面对毁灭性的打击还能做到桃花依旧笑迎春风的,世界上能有几人呢?

中国科学院心理所王极盛教授从心理学的角度出发,对 1999

年全国各地考入北京大学的高考状元中的 32 人进行了调查,总结他们高考夺魁的经验。被访的高考状元们非常强调心理素质的重要性,认为高考就是两种检查:一是基础知识的掌握及其应用能力;二是心理素质。据此,王教授认为,心理素质提高了,学习成绩也会提高。据说古罗马有个皇帝,常派人观察那些第二天就要被送上竞技场与猛兽空手搏斗的死刑犯,看他们在等死的前一夜是怎样的表现。结果发现在惶惶凄凄的犯人中,居然有人呼呼大睡面不改色。第二天早晨,皇帝将他释放,训练成带军的猛将。据说中国有个皇帝,在召见新来的臣子时,总是故意叫他们在外面等待,迟迟不予理睬,再偷偷看这些人的表现,并对那些悠然自得、毫无焦躁之容的臣子刮目相看。甚至那些养鸟的行家,在选鸟的时候,都要故意去惊吓它们,但绝不取那稍受点儿惊吓,就扑扑拍翅、乱成一团的鸟。

所以,良好的心理素质,是人生走向成功的必备条件。纵观古今中外的成功者,无不展示出他们执着的人生追求、高度的乐观精神和宽大的心理容量。居里夫人在挫折面前不折不挠的精神令人折服;又聋又哑又瞎的海伦·凯勒与命运抗争,一生中留下了许多不朽的名著。正如一位哲学家所述:人的生命似洪水奔流,不遇上岛屿和暗礁,难以激起美丽的浪花。而心灵浪花,是在人生激流中搏击而成,如同良好心态,是在遭受并战胜挫折中磨炼出来的一样,挫折或困难是人生的一块垫脚石,对于强者是一笔财富,对于弱者却是一大痛苦。如果没遭受过挫折,就品尝不到成功的喜悦;没有经历过困难,也就感受不到胜利的欢乐。对挫折的承受力和对困难的耐受力是检测人们心理健康的重要标志。那些在挫折、失败或不幸面前,缺少自我控制和自我调节的人,不可能在竞争激烈的大千世界中创造辉煌,也不可能揭开人生的成功奥秘。

现在社会人口增多、环境恶化、竞争激烈,人们感到现代社会的各种应激压力,如升学、就业求职、下岗……人人都可能面临痛苦。社会医学家甚至认为:90％的就医者可能没病,或是无病呻吟,或以病人的角色换取他人的同情与关注;而90％的正常人也许有病,患的是心理病。有了心理病并不可怕,关键在于要善于自我心理调适。其实,我们每个人都可以做自己的心理医生,只要善于学习心理健康所需要的思维方式,并将之运用于自己的生活实践中,我们便能正确地看待世事人情,减少情感困扰。我们可能做不了专业的心理学者,但我们至少可以做自己的心理治疗者。有副对联说得好:您无法改变天气,却可以改变心情;您无法控制别人,但可以掌握自己。横批是:操之在我。有句话也说得好:21世纪重要的是知识,比知识更重要的是能力,比能力更重要的是心理素质!

我们前进的道路是坎坷曲折的,但是道路两旁盛开着五彩芳香的花,在我们头顶上洒满了温馨的阳光。当你在这条生活之路上向前行进的时候,我们要至诚地道一声:祝你身体健康,更祝你心理健康!愿每个人都能做自己情绪的主人,把握好自己的心海罗盘,把人生这幅长卷描绘得多姿多彩!

35 学会发泄

韩国有个民间故事,叫作《皇帝长了驴耳朵》。说的是长了驴耳朵的皇帝只让理发师知道他的秘密,并命理发师发誓不把秘密泄露。日子久了,理发师觉得把这秘密压在心中难受,几乎要使他发狂。然而,他又不敢对外人说出这个秘密,如果说了,既违背自己的诺言,又将招来杀身之祸。后来,他终于想出一个两全之计:在地上挖一个大洞,每天对着大洞吼几句:"皇帝长了一对驴耳朵!"他发泄完了,心理也就平衡了。

一提起"发泄",人们便认为它是贬义词。但在医学上,"发泄"却系中性词,甚至是褒义词。由于我们每天都会遇到一些不愉快的事情,这就给人造成很大的心理压力。心理压力是导致人们患病的不利因素,压力过剩,就会失去心理平衡。所以,我们要善于及时释放心理压力,医学上叫作"发泄"。

正常发泄大致有两种方法,一是嘴巴发泄,二是手头发泄。嘴巴发泄又分两种。一是自言自语。比如有人受了上司的气,不敢对上司发作,只好买一瓶酒,一边自饮自斟,一边骂骂咧咧。别看他形象不佳,但他的大方向是正确的,骂完了,气也消了,再蒙头睡一觉,什么事也没有了。不过,喝酒别太多,否则,气是出了,又闹出个酒精中毒可不合算。二是对人倾诉。当你有"一肚子气"时,不妨找一个亲近的人,理解你的人,把肚子里的怨气全部倒出来,这样可以得到解脱。但这必须选准对象,因为不理解你的人不可能静听你的"投诉",听别人发牢骚毕竟不是一件愉快的事情。如果他一边听你的诉说,一边做别的事情,一副心不在焉的样子,反而会使你更生气,而且,不理解你的人往往和你唱反调,说一些"嗯,你真不应该那样……"之类的话,简直是火上浇油,把你气个半死。

手头发泄亦可分作两种,一是用文字发泄。在你受了某人某事的气之后,利用你手中的笔,一"写"为快,把它记下来,或者写一封措辞激烈的信,将对方骂一通,但请记住,这种信只可以写,不可以寄发。美国第十六任总统林肯就常常使用本法发泄胸中怒气。他在外受了别人的气,回家就写一封骂对方的信。第二天,家人要为他发信,他却不让:"写信时,我已经出了气,何必把它发出去惹是非!"还有的以创作发泄,这是发泄的最高境界。司马迁遭宫刑写《史记》,曹雪芹穷困潦倒著《红楼梦》,蒲松龄落第创作《聊斋》,李时珍3次考试失利愤而行医,足迹遍及三山五岳,终于写成流传千古的医学巨著《本草纲目》,不少发明也是受气后的产物。二是肢体力量型发泄。如有一定破坏性的摔盆打碗砸东西等,应积极预防疏导。从心理健康角度而言,发泄是消除心中怒火的极为有效的手段,发泄可以减轻精神疲劳,使你变得轻松愉快,有利于精力充沛地投入今后的工作中去。请不要将心理压力"存放"在心中，不然它会越积越多，到时来个总爆发，那就麻烦了。

36　学会放松自己

对于高考落榜，心中的负疚状态，常难以名状。作为曾经参加过高考的过来人，我深深地理解、同情高考落榜生的苦恼心情，并乐意为他们提供力所能及的帮助。

学习是复杂的脑力劳动，其效率和成绩受动机水平的影响。如果你对考试分数及其他各方面的期望值太高，与自己的实际情况不相符，就会造成心理压力，使精神处于紧张状态，这时你的注意和知觉的范围变得狭窄，反而限制了正常活动，从而使学习效率降低，不能正常发挥自身的潜能。那么，该如何面对自己的问题呢？

（1）重新审视自我。人生在顺利时，很难正确地认识自我。但当他遇到挫折和危机时，他能够看清自己的不足，看清自己的理想、需要同现实的距离，这就为克服自身的不足，调整自己的理想和需要提供了条件和契机。其实，不同人的主客观因素各不相同，大可不必拿别人的发展模式往自己身上套。做人要力求有自己的特点和个性，要注意扬长避短，把自己的潜能发挥出来就可以了。

（2）调整对自己的期望值。不要太看重分数，也不要太看重名誉等外在的东西，心思要用在学习的过程上。不将这次高考的成败看成为一生的成败，不将这次机会和选择看成是决定一生中唯一的机会和选择。摒弃"一考定终身"的过时观念，在思想上不陷入绝对化，在心理上给自己留有余地，为自己营造"既积极努力，又不怕失败"这样一个积极、宽松的心理氛围。

（3）树立自信心。不要以此时的状态来推测彼时的状态。目前的状态是因为你迷失在心理误区里所造成的。心理得到调整后，心理压力减小，精神放松下来，效率会提高的。同时，注意在行为举止上,不要以一个失败者的姿态出现在众人面前,走路要昂首挺胸,说话要铿锵有力。即使生活、工作中受挫了,我们也要做到"一个人可有霉运,但不可有霉相"。

(4)有话不要憋在心里,多与人交流。

37 顺其自然,为所当为

心理治疗方法的疗效在一定程度上受到文化背景的影响。为了便于读者理解,现将日本人森田正马所创的森田疗法介绍给大家。先从案例入手:李某,女,大一学生,从小时起她就有和陌生人说话时脸红的习惯。上大学后,同学之间都还不熟悉,她就担心自己和同学交往时,会不会脸红。有一次,一位同学不经意地说:"你怎么脸红了?"这反而使她的脸更红。从此以后,她更担心,每次和同学交往时都忧心忡忡,生怕自己脸红,这样一来脸就更红,她也知道和别人交谈时没必要脸红,也不应老是为此担心,可她就是控制不了自己。

本例中,李某陷入了一个"担心脸红—脸红—更担心—脸更红"这么一个恶性循环,森田把这种感觉与注意交互作用、互相促进的过程称为精神交互作用;患者担心脸红这种倾向称为疑病素质,具有疑病素质的人的特征为:精神活动内向、内省、理智、敏感、过分自我关注;别人不经意的一句话则成了诱发事件的诱因,疾病的产生可用下列公式表示:发病=疑病素质×诱因×精神交互作用,但这仅是疾病产生的原因,患者苦恼的根源则在于"脸红"这一事实与"不想脸红"这一思想之间的冲突,森田称之为精神拮抗作用——类似于人体中作用相反、彼此制约、彼此调节的拮抗作用。综上所述,森田疗法关于心理疾病的形成机制可概括为:由于疑病素质的存在,在偶然事件的诱因影响下,通过精神交互作用而形成神经质症状,造成苦恼的根源则在于主观愿望与客观现实的冲突引起的精神拮抗作用的加强。

上文出现了"神经质"一词,这就是森田疗法的主治疾病(后森田正马的学生高良武久把"神经质"改为"神经质症")。森田认为,神经质症的症状纯属主观问题,虽然症状对患者的日常生活、工作或学习造成障碍,但患者并没有器质性病变。

在一定条件下,任何人都有可能出现神经质症的症状。如初次在众人面前露面,会感到紧张甚至无所适从;听说别人发生煤气中毒后,总是担心自己家煤气有没有关好等。这种紧张和不安是生活中正常的乃至必然的心理现象,具有自我保护功能,事过之后就会自然消失。但是对于某些具有疑病素质的人来说可能会成为诱发神经质症的诱因,事情过去以后仍念念不忘,想消除也消除不了,从而这种紧张不安被病态地固定下来,形成神经质症。

经过后人的发展,森田疗法的适应证已从神经质症扩大到神经症、精神病、人格障碍、酒精依赖等领域及正常人的生活适应上。应强调一点,对他人形成伤害或在短期内对自己形成伤害的心理障碍或疾病不适用于森田疗法,如攻击行为的矫治、自残行为的矫治、自杀倾向的消除等,对于这类疾病,应采取积极的干预和治疗措施。

从"发病=疑病素质×诱因×精神交互作用"可知,发病的三个因素:疑病素质、诱因、精神交互作用,其中诱因即诱发事件是不可控制的,因为即便是正常人看来再正常不过的事,都有可能成为具有疑病素质者的诱发事件。故在预防和治疗神经质症时可从疑病素质和精神交互作用上入手。

首先采用"顺应自然"的原则。当症状出现时,对其采取不在乎的态度,顺其自然"脸红就让它红去吧!"接受症状,不要试着去抑制它——去控制不可控制的东西只能是徒劳无功、反受其害——这样,症状就不能吸引你的注意,也就无法变得敏锐,精神交互作用得以消除;当然,顺其自然并不是放任自流、听天由命,而是说在顺其自然的基础上,带着症状去做该做的事:为所当为——

森田疗法的另一原则。不能因害怕脸红就不和别人交往,不能因社交恐惧就孤独自闭,逃避永远解决不了问题,只有实践行动才能让你得到提高并让你发生改变。害怕交往就应多和别人交往,这是唯一行之有效的办法。即使别人因你的笨拙表现而笑你,你也不应畏惧,顺其自然之后你就会发现别人的笑其实都是善意的。再以失眠为例,当你翻来覆去睡不着时,不如索性躺着看书,到你眼皮都睁不开时再睡也不迟(顺其自然),第二天要按时起床,像平时一样学习、工作(为所当为),最好再来点体育锻炼,因为这无论是对你的身体还是对你的睡眠都大有好处;相信用不了几天就会有明显效果。

另一方面,应加强积极个性品质的培养。因为疑病素质与性格有关,应以自信、乐观的态度面对生活,控制性格中的缺点。

38 健康性格培养

健康的性格是生活达到一种除物质满足后的高生活水准,它能使你的生活变得更加优质。

(1)现实态度:一个心理健全的成年人会面对现实,不管现实对他来说是否愉快。

(2)独立性:一个头脑健全的人办事凭理智,他稳重,并且适当听从合理建议。在需要时,他能够做出决定并且乐于承担他的决定所可能带来的一切后果。

(3)爱别人的能力:一个健康的、成熟的人能够从爱自己的配偶、孩子、亲戚、朋友中得到乐趣。

(4)适当地依靠他人:一个成熟的人不但可以爱他人,也乐于接受爱。

(5)发怒要能自控:任何一个正常的健康人有时生气是理所当然的。但是他能够把握尺度,不致失去理智。

(6)有长远打算:一个头脑健全的人会为了长远利益而放弃眼

前的利益,即使眼前利益有很迷人的吸引力。

(7)关于休息:一个正常的健康人在做好本职工作的同时,需要并且善于享受闲暇和休息。

(8)对调换工作持慎重态度:心理健康的人常常很喜欢自己的工作,不见异思迁。即使需要调换工作,他也会非常谨慎。

(9)对孩子钟爱和宽容:一个健康的成年人喜爱孩子,并肯花时间去了解孩子的特殊要求。

(10)对他人的宽容和谅解:对一个成熟的人来说,这种宽容和谅解不单是对性别不同的人,还应该包括种族、国籍以及文化背景方面与自己不同的人。

(11)不断学习和培养情趣:不断地增长学识和广泛地培养情趣是健康个性的特点。

可以说,很少有人在性格上是完全健康和成熟的,但是我们都应该去培养、去完善,把我们的生活质量提高。

39 排除失落

人生的憾事太多,总是在看到不满意的结果后,我们才开始埋怨何必当初。你会不会经常有以下的想法呢?

如果我每天晚上都在家,我就应该告诉他我爱他,但现在却再也没有机会了。

也许,如果我不这么埋头苦干,只顾工作,我们的婚姻还能维持下去。

那时我们太年轻了,第一个孩子出世时,我还不知道如何养育他。如果当初我对儿子不这么严厉管教的话,也不会有今天这么多的麻烦,他完全可以是个大丈夫了。

我相信如果母亲在发现了子宫癌之初就及时治疗,现在她一定能痊愈的。但妈妈的身体多年来一直虚弱,我不断地迁就她。如果当初我强迫她到医院治疗,她也就不会这么快地死去。

我们所有的人都能够对亲人付出更多的感情,比如父母、子女、爱人、祖父母、知心朋友、兄弟姐妹。这种感情的付出往往胜过对于自己。当我们失去一样东西(感情)时,失落感就会如潮水一样涌来,我们能体验到很多遗憾。因为我们是人,我们的内心比我们实际上表现得更为敏感。

不可避免的是,失落感常常会给我们带来深深的遗憾。无论在什么情况下,我们面对失落总是用种种方式进行自我谴责,似乎只有这样我们才能弥补遗憾,才能对得起天地良心。在伦敦就有一个典型的例子:一位寡妇总在责备自己,因为她丈夫生前很爱吃布丁,她常常不做布丁给他吃。假如我们在悲伤时难以将这种似乎不足挂齿的小事忘掉,那么我们就往往是严重失落感的制造者,因此我们会饱受折磨。

其实,这种自我谴责的想法是不应该的,我们没有必要对自己如此苛刻。我们常常想象着应该对于发生的事情担负责任,却很少想过,有些事情是注定要发生的,正如人的死亡是无法避免的一样。我们也常常误解了做人的意义,总是觉得自己应该担负很大的罪责,其实正是这种毫无必要的自我谴责和心中的遗憾,深深地伤害了我们自己的内心世界,使自己一直陷入痛苦的失落中。

生活已经如此沉重,我们应该让自己过得轻松一点。生活即使充满苦痛,我们也要走得从容。

当我们因忧伤而感到遗憾的时候,我们应该告诉自己:"如果以前你能够利用别的方式,你就能够以别的方式去做。"要明白这个道理并不容易。以往我们并不是依靠自我的力量去生活,而是在诸多方式中采取了最恰当的方式。这样想来,事情就简单得多了。

40 积极生活

任何一个人走向成功的道路,都不会是完全笔直的,都要走些弯路,为成功付出代价。

成功者也会失败,但他们之所以是成功者,就在于他们失败后,不是为失败哭泣流泪,而是从失败中总结出教训,并从失败中站起来,发愤上进,于是,成功就接踵而来;可失败者则不然,他们失败之后,不是积极地从失败中总结教训,而是一蹶不振,始终生活在失败的阴影里。他们可能也会"总结",但他们的总结只限于曾经失败的事情:"我当初要不是那么做就好了""开始我要是如何做就不会失败了"……"要是""如果"之类的词是失败者口中出现频率最高的。自怨自唉、懊恼不已、后悔不迭,这些他们都会做,他们唯一不会做的就是既然已经失败,那就从头再来。对于这些人,"失败"连交学费都算不上,因为交了学费总能学点东西回来,他们却两手空空,甚至还不如两手空空。

有一位股票投资者,做了十多年股民。由大户室做到中户室,又由中户室做到了散户大厅,到最后连散户大厅也不去了,因为他"不玩股票了"。

他之所以"王小二过年,一年不如一年"的原因,就在于他的心态。据他后来说,他买的任何一种股票,其实都可以赚钱,甚至可以赚大钱,但他总是赔钱出来。原因在于,他买了一只股票,没过多久就上涨了,但他舍不得将其抛出,想着既然涨我干吗要卖,说不定还能再涨个十块八块的。的确,他买的股票,没过多久又上涨了,但他还不抛出,心想说不定还能涨个二十三十的,确实也有如他愿的,可他还不抛出。但股票市场,有上涨必然就有下跌。股票开始下跌了,他仍赚着钱,但他还不会卖出,原因是既然我60都没有卖40我干吗要卖,就这样把赚的钱一点一点地又还回市场了,直到下跌到将其深度套牢。一直套到他心里承受不了了,这时候,他就再也坐不住了:说不定这只股票还要跌,于是就割肉出局,直到把自己的家底割完。

如果一次两次倒还罢了,问题他每一次都是如此。他常常想,某某股票我要是50元抛出,就能赚多少多少……他就是不想下次去汲取教训。下次他还照方抓药。所以,在股票市场上,他败得一塌糊涂。

人不怕失败,因为人人都可能失败。失败了,总结教训,从头再来,你总会有成功的那一天。如果你只是一味地自责、懊恼,活在失败的阴影里,实际上于事无补。

所以,西方有句谚语:不要为打翻的牛奶而哭泣。

牛奶已经打翻了,再怎么悲伤哭泣也无济于事,牛奶不会再跑回盘子里。但如果因为今天打翻了这盘牛奶,我们以后再不打翻牛奶,不再犯类似的错误,即使打翻一盘牛奶也值。

美国生理学家谢灵顿,年轻时曾经是一个街头恶少,人们称他"坏种"。开始,他并不以为耻,毫无悔过之心。可是有一次他向一位他深深爱慕的挤奶女工求婚,那女工说:"我宁愿投河淹死,也绝不嫁给你这恶少!"

谢灵顿因此无地自容,羞愧万分,从此幡然悔悟。他发誓:将要以辉煌的成就出现在人们面前。于是怀抱发愤的志向,悄悄离开了那位姑娘,也彻底埋葬了旧我。由于他刻苦钻研,在中枢神经系统生理学方面硕果累累,先后在英国多所名牌大学任教,1932年获诺贝尔生理学、医学奖。

谢灵顿的确打翻过牛奶,犯过错误,他肯定也自责、懊恼,但他没有将自己的一生都用于自责和懊恼上,而是用行动证明了自己:这次,我绝不会再打翻牛奶!所以,人生的坎坷是必然的,但只要你以一种积极的心态去面对,你的人生就必定是一个辉煌、灿烂的人生,而挫折只是这一切的开始。

41 心态平了,路自平

每一个到了感觉人生困惑年龄的人都应该明白两条最基本的

道理:第一人是动物,第二人是时代的人。

不论帝王将相、圣贤显达、贩夫走卒、大博士大傻瓜、美女黄脸婆、亿万富豪大白痴,皆是如此,概莫能外,离不开这两点。你只要弄清楚这个时代需要什么人,你大概又能成为什么人,尔后脚踏实地去努力就行了。

也许你成才、成功了,也许你平平淡淡庸庸碌碌,也许你精彩了,也许你就像一片树叶般普通,该成哪样是哪样,最关键的是你努力了,你不靠天不靠地,没睡懒觉,哪来那么多的困惑,我看是诱惑太多。有人把什么都说得美妙动听,就是不告诉你脚下踩着的是什么? 不要以为有什么精彩的东西在前面等着你,是火坑你也得跳,人离不开吃饭睡觉上厕所,也不能跨时代去施展才华。你就终老在这个时代。李白再飘逸也不懂得上网;你再英雄也成不了刘邦。尽量把你的天赋智商弄清楚,尽可能地塑造好自己,就行了。不要太多的痛苦与困惑。请记住,心态平了,道路自然平。

42 从书中寻找快乐和健康

书如药,多读书,读好书,可治病健身。读书既可增长知识,还能修身养性。鲁迅先生说过:"有病不求医,闲来便读书。"此话就有以书代药的意思。当今,国外就有读书治病的"读书疗法"。如德国已在一些医院为患者开设了专门的图书馆,引导一些慢性病患者,尤其是一些心理和神经系统疾病的患者,有的放矢地阅读不同感情色彩的书籍,使病体可以较快恢复健康。

匈牙利著名医生欧拉赫·安特尔说:"患者一个显著的特征是失去同自然、自我、同伴和精神世界的真正联系,从自然界吸取生活力量,从精神生活中吸取精神力量。"其实,我国古代医书《黄帝内经》中就有"聚精会神是养生大法"之说。读书可使人聚精神。我国古代文人墨客很懂得读书疗疾、健身的道理。我们平日里每天能读书2小时左右,则可使自己心平气和,帮助血液回流至肝、至心再至脑,因心脑相通而得到静养,进而调节人体免疫功能,解除烦恼,淡化抑郁,减轻失眠、神经衰弱、高血压、糖尿病和胃溃疡等疾病的困扰,还可以延缓衰老,尤其是延缓脑细胞衰老。因而,想得到身心健康、延缓衰老而长寿,就应该多阅读。

读书疗法有益健康的机制如下。

(1)"用进废退":多谈书,勤用脑,使脑细胞老化减慢。保持头部血流通畅、加快大脑的新陈代谢,即所谓"流水不腐""用进废退"。

(2)心静人寿:养生贵在养心,而养心莫如静心,静心莫如读书。陶渊明曾说,他读书"每有会意,便欣然忘食"。这说明读书是静心的良药,而静心人自寿。

(3)调节情感:读书调节情感,解除烦恼、淡化抑郁,从而陶冶情操,拓展视野,使心灵得到净化,杂念得以排除,胸襟更加开阔,生活变得丰富多彩。

选读什么样的书要因人而异,取决于读书人的心理状态与知识水平。开卷有益,可益于工作,益于学习,益于生活,益于一生,自然也就益于身心健康。

人际交往篇

1 不善交际怎么办

在家庭、学校和职业组织中，善于与自己相关的人友好相处，合作共事，建立并维护融洽、和谐、亲密的人际关系，是增强个人心理健康的基本方面。心理健康者都是有良好人际关系的，有许多朋友和亲人，能够从亲友那里获得心理满足的人。假若，一个人与他人在思想方面时常发生矛盾，在情感交流方面时常发生障碍，在工作和学习方面缺乏合作、相容，总处于敌意状态，彼此既不能理解，也无法沟通，这不仅会造成个人的孤独感、危机感、对人对事的冷漠感，导致由于社会和心理需要得不到满足而产生的"饥饿感"、挫折感，而且会危害心理健康，发生心理病变。实际情况也是如此。多数有心理疾病的人，都存在人际适应方面的困难，都经历过人际关系方面的矛盾、冲突和对立。

交往能力是人的一种重要的社会适应能力。缺乏这种能力的人，纵然他有丰富的知识，或非凡的才华，但是，由于他不善于交往，不能有效地建立良好的人际关系，处处受人贬责，事事遭人误解，所以不仅给学习和工作带来了重重困难，而且还压抑、浪费了他的知识和才华，使之经受"怀才不遇""报国无门"的痛苦。常有一些很有才华的人，往往因为人际关系紧张，而不能发挥其聪明才智,达到其职业目标。实际上,人的交际能力同其他能力一样,不是先天的,是可以经过后天训练而获得成功的,并且,是可以自我训练成功的。其训练要点是:

(1)要乐群:就是要喜欢人、亲近人,高兴与人相处,喜欢与人交往,把同他人交往作为一种乐趣、嗜好和需要,总能从交往中享受到满足。而不要厌烦人、排斥、拒绝人,害怕同人交往,把与人交往当作一种负担、麻烦和痛苦,从而极力逃避交往,回避与人接触的机会,把自己孤立起来。现代生活尤其要求人们加强社会交往,要扩大交往范围,准备随时随地与陌生的、临时出现在你面前的人们交往。

(2)要敬友:就是要尊敬朋友、热爱朋友,平等、诚实地与朋友相处、合作,并随时准备为朋友的利益而牺牲自己的利益。它既包括对朋友所具有的知识、才能、思想和品德的仰慕乃至敬佩,对朋友的兴趣、爱好、气质和性格的相容及趋同,还包括对朋友心境和处境的同情、理解,使朋友在与自己交往中总能感受到愉快和满足。敬爱朋友绝不是敬爱他的弱点、缺点和错误,更不是对其错误姑息迁就,纵容袒护,而是把朋友的缺欠当作自己的缺欠,从而采取朋友喜欢的方式去规劝、打动朋友。同时,敬爱朋友,绝不是抹杀矛盾,回避冲突,更不是一旦发现矛盾和冲突就中止长期保持的友谊,而是面对面,开诚布公,与人为善,心平气和地去认真解决矛盾和冲突,从而使双方更信任、更理解、更友好,彼此依恋的感情大厦变得更牢固。

(3)要善解人意:人们交往的成功、愉快,多半取决于相互之间的信任。而人们要做到相互信任,就要形成彼此的理解。要形成正确的理解,建立相互信任的基础,首先要防止浅见(第一印象)、偏见(片面现象)和成见(刻板现象)的消极作用。其次要培养自己的洞察力和社会敏感性,善于察言观色,见端知末,善于体察对方的心情和处境。善于洞察对方言谈举止的真实含义,既会听"弦外音",会看眼神、表情、手势和身姿。善于快速翻译,解读对方发出的一切符号所表达的情意。最好要及时地选择满足对方的应答性反应。应答反应要求与对方交往行为相匹配。匹配意味着你对对方的理解、会意,意味着在思想和情感方面与对方产生了共鸣。

(4)要保持适当的交往频率:成功的交往依赖于一定的时间。然而,当今时代注重效率,人们普遍把时间看得比金钱还贵。因此,要科学地安排交往时间,保持与朋友适度的交往频率,防止交往过度或交往不足。

(5)要增强个人的魅力:能否吸引住人,是制约个人交往成功的主要条件。而要增强个人的魅力,只能加强对言谈、举止、思想、品德等可控因素的控制,改变或加强自己的魅力,相信,一个有魅力的人往往是招人喜欢、尊敬、热爱,能赢得许多朋友的人。

2 怎样搞好人际关系

人际关系,也有人叫人群关系,是人们在进行物质交往和精神交往过程中发生、发展和建立起来的人与人之间的关系。包括同事、上下级、同学、朋友、师生、邻里、亲属等关系。人是社会的人,人与人互相依赖才能生存,社会才能进步。随着社会的发展和进步,人与人之间的这种依赖性变得更加重要。在我们的社会里,人与人之间的关系应该是一种忠诚、友善、互助的关系,人与人之间应该有竞争,但那是在互助基础上的竞赛,而不是无情的争斗。人与人之间也会有矛盾,但那是以友善为前提的正常生活中的矛盾,而不是你死我活的敌视。在正确处理竞争和矛盾后形成的新的人际关系,会增加理解、友谊与和谐。这种良好的人际关系是使人保证心情愉快、舒畅,促进身心健康的重要原因。那么,怎样才能处理好人际关系呢?

(1)平等待人:平等待人,这是建立良好人际关系的前提,心理学研究表明:人都有友爱和受人尊敬的需要。都希望自己的自尊心和感情得到尊重,政治和经济权益得到保障,正常私生活不受干涉,人身权利不受践踏。因此,我们处理人际关系时必须以平等的态度,对待交往对象,特别是对待地位、职务、学历、学识、能力、财产、身体等条件不及自己优越的人更要放下架子,说话办事平等相待,"礼让三分",以消除对方的疑虑和不安。如上级对下级,首先自己就应以普通一员的身份与下级建立起平等、团结、互助的关系。这样才能及时掌握实际情况,进行有效的管理和指挥。而与身份或其他条件比自己高的人相处,也要不卑不亢,有礼有节,既不能妄自尊大,也不能奴颜婢膝,阿谀逢迎,有意讨好。

(2)关心他人:心理学研究表明,希望为人所关心,所注意,乃是一个人不可缺少的需要。人们发现,自婴儿时期起,人的需要经常是在有人注意下获得满足的。因此,"有人注意"就形成了"将获得满足"的符号。例如,小孩往往看到母亲或听到母亲的声音就会停止啼哭,因为他已获得了安全的需要。这个印象一直保持下来,使每个人都渴望得到别人的关心。这就告诉我们,既然人人都有被人关心、注意的需要,那么,一个人在同他人交往的时候,要想得到他人的关心、注意和爱护,就必须考虑到他人也有这种需要,"欲人爱之必先爱人"时时处处先想到他人。志士仁人,自觉"以天下为己任",为了他人,为了集体,为了社会,可以牺牲自己的一切。在与他人的交往中,不考虑个人得失,在个人利益与他人利益发生矛盾时,无条件地以他人利益为重,形成了大公无私,公而忘私,"毫不利己,专门利人"的高尚风格。这种高风格的典范是完全发自内心的、自觉自愿的,他们在奉献中得到了精神的满足,他们的身影永远在善良人们的心中。

(3)讲信用:子夏在《论语·学而》篇中说:"与朋友交,言而有信。"孔子在《论语·为政》篇则说:"人而无信,不知其可也。"我国东晋哲学家傅子说得更直率,"祸莫大于无信,无信则不知所亲,不知所亲则左右尽己之所疑,况天下乎。"(《傅子·义信》)我国北齐文学家刘昼则留下了:"信者信行之基,行者人之本。人非行无以成,行非信无以利"的名言都是强调信用的重要。失信则失人心,失人心者必败。可见,取信于民乃立国之本,取信于人乃交友之根。

我们所讲信用,首要的是信守诺言,做到言行一致,表里如一。即言必信,行必果。为此,我们必须强调不要轻易许诺,不要为了眼前的需要毫无把握地应诺自己无力办到的事,而那种吹牛皮、说大话、哗众取宠的毛病更是要不得的。因为"轻诺者信必寡"(北宋诗人林逋《省心录》)。你信口开河,不为自己的话负责,最终必失信于人。有一位厂长在承包招标答辩时,以"三年实现利税翻三番""为职工每人解决一套住房"等十件"实事"一举中标,被工人敲锣打鼓、鸣放鞭炮迎进工厂。他上任后尽管采取了许多措施,使厂里经营管理大有改观,但利税翻番谈何容易,所谓十件"实事"更无指望。工人们的期望值得不到满足,情绪逐渐低落,生产形势每况愈下,他责怪工人,引起工人们的强烈不满,最后被工人轰出工厂。尽管这件事情的出现情况错综复杂,但他轻易许诺,不能不说是自己给自己挖了一个不大不小的陷阱。

(4)要信任他人:信任就是在对他人全面了解的基础上,给他人以坚定的信任。对于一个上进心很强的人来说,没有什么比得到信任更重要的了。特别是作为领导人,正确处理上下级关系,知人善任,信任尤为重要。"疑人不用,用人不疑"更是一条重要原则。战国时期,魏文侯赠"礼"就是一个很好的例证。公元前408年,魏文侯拜乐羊为大将,西门豹为副将,率领5万人去打中山国(今河北省定州)。当时乐羊的儿子乐舒在中山国做官。乐羊为了使中山国百姓免遭战争之祸,故围而不攻,限令中山国国君姬窟开城投降。可姬窟一面假意表示投降,一面却派乐舒去请求宽延攻城时间,乐羊则围困三个月未攻。之后,见姬窟无投降诚意,乃下令攻城。由于乐羊战前准备充分,中山国粮草奇缺,人心大乱,一战即败。乐羊凯旋回魏,魏文侯亲自出城迎接,并摆筵席为乐羊庆功。宴席上魏文侯还赐给他两箱"礼物"。乐羊回家打开箱子时发现,箱里全是大臣们弹劾他的奏章。原来在乐羊围城未攻期间,魏国大臣以为乐羊是因父子私情而不攻城,故纷纷上奏弹劾,可魏文侯却对乐羊坚信不疑。乐羊知道这种情况后,深受感动。第二天一早就去向魏文侯谢恩。魏文侯说:"我知道,只有你能担当这个重任,才用你不疑。"设想,如果魏文侯听信谣言,不仅会埋没人才,也不会以这样小的代价攻取中山国。

(5)要诚实:心理学研究表明,人们一般都有求稳和求可靠的心理,而诚实是获取信用、取信于人的一种积极方法。《尚书·图书》中说:"作德心逸日休,作伪心劳日拙。"我国北宋哲学家程颢、程颐在《二程集·粹舍》中写道"责善之道,必也贵诚而不贵言,则于人有相长之益,在己无处辱之患。"与二程差不多同时代的晁说之在《晁氏客语》中说:"与人不以诚,则是丧其德,而增人之怨。"事实的确如此,如果丢弃诚实,以权术或阴谋起家,有时也可能得势于一时甚至一世,但终究会被历史所唾弃。康生就是这样,他整人有术,在历次政治运动中都和苏联的苏斯洛夫一样,以"公诉人"的身份出现,甚至指鹿为马,残害忠良。"文革"后期,他带着极高的荣耀走向了另一个世界,但"盖棺"也未能定论,他最终被钉到了历史的耻辱柱上。英国大戏剧家莎士比亚对于诚实说得更可谓刻骨铭心:"我立身处世,就靠真理和诚实。如果我失去了真理与诚实,就等于和我们的敌人一起击败了我自己。"所以诚实不仅是做人的美德,也是保持友谊获得成功的基础。有人说"心诚则灵",可是也有人说"老实人总是吃亏"。不过实实在在说话,认认真真做事,尽管一时会"吃亏",但会得到人们永远的真诚的信赖与尊敬,而这正是那些虚伪好誉之人永远不能得到的。有一位同志几次搬家,在哪儿都留下了"好人缘",就是个别沾染奸猾刁钻毛病的"小市侩",也能与其友好相处。问他处理邻里关系的奥秘,他说:"千金买亲,万金买邻。"邻里关系是生活环境中的重要因素之一,在这一点上他信守三个字即"肯吃亏",你吃了点亏,帮助了别人,方便了别人,别人就会同样想帮助你,互相支持,互相谦让,哪能处不好关系呢?总之,这看不见的收获,远远大于看得见的"亏",况且,如果一心寻便宜,到处钻营的人,往往最后以吃一个"大亏"而告终。

(6)要宽厚:宽厚首先就是说话、办事不仅只想到自己,也要想到别人,将心比心,关心他人胜过关心自己。在我工作过的几个地方,就遇到了多位这样的好人。有一位老同志一次带一位并无深交的青年人去北京办事,两人都爱吃鱼、喝啤酒。所以每顿饭老同志都张罗买鱼、买啤酒,钱当然是均摊。可到桌上,他不是说鱼咸就说鱼刺多,或说胃不舒服,吃点饭就放筷了。诚实的青年人信以为真,每次都把剩下的鱼和啤酒"扫荡一空"。回到单位后,青年人和同事说这件事,别人告诉他,老同志家庭生活困难,想多买又没钱,所以每顿饭都找些理由想让你多吃点鱼,多喝点啤酒。青年人这才醒悟过来,感动万分,他暗暗把老同志作为自己做人的"镜子",身体力行。后来,这位老同志病逝了,在遗体告别仪式上,青年人悲痛欲绝,有人有些不解,青年人于是含泪讲了这段"鱼和啤酒"的故事。

宽厚就是大事清楚,小事糊涂。最近一段时间,有些人把清代杰出画家、文学家郑板桥写的条幅"难得糊涂"奉为座右铭,其实,郑老先生当时写此条幅是有其深刻的政治、历史背景的,绝不是引导人们去做一个麻木不仁的糊涂蛋。我国有一句著名的成语叫作"吕端大事不糊涂",指的是北宋有个宰相叫吕端,有人在皇帝面前说他马虎糊涂。宋太宗不信,并说了这句话。这里所说的大事,当然是指关系国家社稷安危的事情了。我们的工作,我们所从事的事业,以及关系原则、政策上的问题也是大事,同样丝毫马虎不得。要坚持真理,主持正义,刚直不阿,绝不能当墙头草,打顺风旗。但在一些日常小事上,就没有"深钻细研"的必要了,应当糊涂一些,以减少摩擦，集中精力办好大事。

（7）要理解人：有一句口号叫"理解万岁"。在处理人际关系问题上，我赞成这样的口号。在人与人之间产生矛盾时，理解人最主要的应当是不苛求人，不企望别人"慷慨"。对别人的言行多往好处想，不要乱猜疑。别人做了好事要记在心上，"滴水之恩，当涌泉相报。"做了错事时，能够多谅解，并要全面分析，多想他做过的好事。当别人与自己产生矛盾，输了理时，要做到有理也让人，为其自悟留下时间，创造条件。不要得理不让人，使其过于难堪。在闲谈或开玩笑时，不要当众针对对方夸夸其谈，或揭对方短处，伤了别人的自尊心，当自己说了错话或办了错事时，要勇于承认，并向当事人说明情况或表示道歉，而不能文过饰非，把一切成绩归于自己，把一切错误归于别人。对别人的过错，可当面提出批评，但要切忌在背后说别人坏话。对于流言蜚语不加分析，随波逐流，人云亦云更是处理人际问题之大忌。

（8）要谦虚：谦虚，对于做人，对于处理好人际关系都有重要意义。凭我们的经验就可感到，有谁愿意与一个高傲自负、盛气凌人的人友好相处呢？难怪我国东晋道教理论家葛洪说："劳谦虚己，则附之者众，骄慢倨傲，则去之者疾"。

谦虚就必须信守"三人行，必有我师焉"这句名言，虚心学习别人的长处。每个人都有其独特的长处值得我们汲取，变为自我发展的动力。就是遇到某些方面不及自己的人，亦不可排斥、冷漠、瞧不起。而要以谦和态度对待，尊重其人格。就像我国清代文学家梁章钜所说的那样："汝不如人，则恭敬而求教，不可掩饰护短；人不如汝，则谦和而逊让，不可鄙薄逞长"（《退庵随笔·交际》）。

谦虚在实际生活中往往受到"荣誉"的考验。当一个人取得了一些成绩，或获得某种职位后，各种荣誉和赞誉会接踵而来。在这种情况下，谦虚更显得可贵。有的人"人誉我谦，又增一美"，而有的人则有"自夸自败，还增一毁"（清代文学家陈宏谋《养心遗规》下卷)。

我们讲谦虚,要绝对防止虚谦,即虚伪的谦虚。我国明代文学家徐学谟指出:"谦,美德也,过谦者多怀诈。"(《归有园尘谈》)就是说虚伪的谦虚已失去了谦虚的真正价值。它或许能博得庸俗的掌声,但不能求得真正的进步,它会使真正善良的人们离其更远。

(9)讲原则:处理好人际关系与搞好"关系学",罗织"关系网"是截然不同的两回事。正确处理人际关系,首先要以遵纪守法为先决条件。那种拿原则做交易,不顾社会公德,不顾后果,对交际对象一味迁就,或曲意逢迎,最终会害人、害己、害国。

处理人际关系中,公道正派是至关重要的。特别在处理同事、同学以及上、下级关系时,要自觉破除封建宗教观念,不搞人身依附。而要一视同仁,保持"等距离"接触,不搞吹吹拍拍、亲亲疏疏、结成"小集团"。《庄子·山木》中说:"君子之交淡若水,小人之交甘如醴。"那种靠搞拉拢,施小恩小惠,或以金钱、酒肉来维系的个人关系就是小人之交。它经不起时间和各种环境的考验。只有那种以高尚道德情操和纯朴真诚为基石建立起来的人际关系,才能使人坦诚相见,肝胆相照,互助互谅,共同前进。

(10)注意交际方法和艺术:交际是一门科学,我们在此只重点谈一下交际中言谈举止问题。俗话说:"好人长在嘴上,好马长在腿上。"交谈是人际交往的最基本形式。与交际对象进行轻松愉快、充满情趣的交谈,有利于加深彼此之间的了解,沟通思想,交流感情,发展友谊。当你开口说话之时,别人对你的印象也随之开始变化,彼此间在心理上的差距也相应地伸缩。如果你的谈吐使人反感,造成思想上、感情上的鸿沟,那就很有可能给你与对方的关系罩上一层阴影。因此谈话时,要态度诚恳,分寸适当。切忌污言秽语,油腔滑调,卖弄性地高谈阔论,随意嘲讽和攻击。谈话中要注意对方的身份、处境、情绪、文化层次等特点,使自己的言谈尽量符合对方的"口味",以便增强理解。交谈内容要使对方易于接受,力求说话简明扼要,避免烦琐冗长的陈述。交谈中要注意不要触及对方的痛处、烦恼、不幸或禁忌,一旦出现此种情况,要迅速转移话题。

在谈话中,不仅要自己谈,还要注意听取对方的谈话。对方谈话时,要注意听,眼睛注视着说话人,脑子里设法撇开其他事情,将注意力集中在别人说话的内容上。不要轻易打断别人的话,不要对对方的叙述漫不经心,做其他事情或流露出烦躁的表情,应鼓励对方完整地表达本意。

在正式交际场合中,还要注意服装整洁,举止文明得体,坐、立、行姿势正确雅观,不要不分对象乱开玩笑,避免拍肩拉手等粗俗动作。当然,也不能在人前畏畏缩缩,谨小慎微。应信心十足,精神抖擞,又落落大方,不卑不亢。

(11)克服影响人际关系的错误心理:要树立起与别人建立友谊的愿望,特别要注意克服一些错误的心理。影响人际关系的错误心理主要包括以下几种类型。①自我型心理。以是否合乎自己口味和对自己是否有利作为评价是非好坏的标准。②晕轮效应心理。对某人印象好时,便感到他一切都好,白玉无瑕;不好时,则认为其无一可取之处。③逻辑错误联想。把对某人的某些品行、素质同他的行为征兆硬拉在一起,进行属于逻辑错误的联想猜测。如某人与另一人在一起小声谈话,就推断他们在说自己的坏话等。④从众求同心理。对某人的看法和评价,以与自己经常交往并没有共同观点的意见为准绳。⑤先入为主的观点。即由初次印象或先听到的消息所形成的各种成见去评价他人。⑥倒摄抑制心理。在认识和评价一个人时,不是看他的全部历史或以前的表现,而是以新近的表现为依据。⑦小集团思想意识。即出于"团体压力",抛弃自己原来对某人的看法,服从众人的紧张心理。⑧心理相容。以"勿忘友情"为标准看待他人。⑨嫉妒心理。⑩非感情移入心理。即评价、对待他人时,没有同情心,不是设身处地地想象、体验他人状况。⑪错误反衬。评价某人的时候,喜欢把他人的长处与这个人的短处相比,或以他人的缺点和这个人的优点相比。⑫折中主义错误。喜欢对某人做出轮廓模糊、中平折中的鉴定的评论。由于这些错误心理病症的影响,必然导致对他人的错误评价,或出现不合常规的言行,损害正常的人际关系。

3 学会沟通

陈女士和她的儿子如约来到心理咨询室。刚一落座,陈女士就开始数落她儿子:"梅医生,你要我信任他,这一个星期我可对他给足了信任。他说要在房间里做作业,可我一走开,他就打开电视机看电视。他以为把声音开得很小我就不知道,他这点小把戏我看都不要看了。你问他,这一个星期吃早餐的钱都买了什么!"陈女士的儿子这时耷拉着脑袋一声不吭。我没有追问他把吃早餐的钱买了什么,如果追问他会把小脑袋低得更低。我在想,天下有多少非常爱孩子的父母正在亲手毁掉自己的孩子啊。我对陈女士说:"你很成功地证明了你的观点——你儿子是不可信的。可悲的是你越成功,你儿子越难以走出不被人信任的泥潭。""难道是我错了?!"陈女士瞪大了眼睛,一头雾水。

"不是你错了,只是你没给孩子做对一回的机会。这让我想起一件事:有个新上任的厂长,对厂里一个中层干部十分不满,认为他不听话,想把他换下来,但碍于这个中层干部年年都是先进工作者,动他怕引起群众的不满。于是厂长就对这位中层干部特别'关照'。一年下来,厂长用准确的记录让这位中层干部下了课——旷工 1 天,迟到 7 次,早退 15 次,上班干私活……谁也不能说这个厂长有什么错,但这种方法可以把一个圣人变成魔鬼,也可以把一个魔鬼变成圣人。"说到这里,我开始沉默,等待着母子俩的反应。母亲慢慢地低下了头,儿子终于小声说话了:"其实,我很想做好,但就是管不住自己。那天我想看完球赛就做作业,只看了一会儿妈妈就进来了。我感觉妈妈的眼睛就像在我的脑后，整天都在盯着我看，让我做什么都无法安心，这时候就想故意和她作对，气气她，让她不再老盯着我。"

陈女士慢慢抬起头，两眼早已充满了泪水。她对儿子说："哪个做家长的不希望自己的孩子好呢！你要是能够好好做人，我巴不得省点心。你以为我愿意整天盯着你吗！每天只要你回来晚一点，我就会担心你会不会又去玩游戏了，或是什么地方闯祸了，一分钟都要到窗前看几回，直到你回家悬着的心才放下来。你怎么一点都体谅不到妈妈的苦心呢?"儿子刚抬起的头又低下了。妈妈用泪水和苦心又把儿子打败了，儿子不知什么时候会再用行为把母亲打败。我继续沉默，希望母子的对话能够继续，希望通过对话他们能多了解一点对方在想什么。但大家都沉默了，最后他们都把目光集中到我身上，似乎期待着我给他们做一个评判。我想问儿子："如果你妈妈真的不再整天盯着你，你会怎样？你管得住自己吗?"我也想问妈妈："如果你儿子能够管理好自己了，你真的能够把你的视线从儿子身上转移开吗?"但我清楚，母子俩目前都难以做到这一点。

4 学会交友

人，就其内涵说，是社会的人，是人与人之间发生了正常交往的人。这种交往主要是指生产生活中的交往。凡参加社会劳动的人，产生了社会经济效益，发生了物质的交换，或商品的交换关系，也产生了社会效益，为人类社会带来好的影响的行为，因而产生了人与人之间同事、同乡、同志和朋友关系。"一个好汉三个帮"就是这种人际关系的历史经验的总结。自然，参与社会劳动的每个女人，要克服历史的、社会的、生理心理的重重障碍，更需要"一个女子三个帮"了。当然，我们这里所说的朋友，是指的那些在事业上给予女性真诚的支持、帮助的人们，包括上级、同事、亲友等。

一个有聪明才智、有能力的人,要在事业上有所成就,也需要帮助,需要领导、同行、亲友的支持帮助。在生产中,要征服自然,开发自然资源,造福于人类,单枪匹马是不行的,需要他人的合作与帮助。在生活中,吃、穿、用、住本身就是人与人互相支持帮助,互通有无的结果。在学习中,文化知识的获得,科学技术的掌握和运用,都离不开合作。就是一个很有才能、很有知识的人,他的能力的发挥也必须有一定的条件,要有人支持扶助。中国有伯乐识骏马的传说,一匹良马,如果没有人识别,就会埋没好马的作用,使千里马的能量发挥不出来。

女人也是人。科学证明,男女没有男优女劣的先天之分。但是中国是一个封建历史很长的国家,妇女几千年被束缚在家庭中,毫无地位,过着"男主女从""男外女内""在家从父,出嫁从夫,夫死从子"的封闭生活。直到今天,人们的思想还不同程度地认为:男女社会分工,妇女应在家庭,妇女头发长、见识短,办不成大事。妇女走向社会,参与社会劳动也只能当助手,或起花瓶作用。根本看不到妇女的优势和能力,甚至贬低妇女的成绩,否定妇女参与社会劳动的必要性。所以,女性走向社会参与社会活动,进行创造性劳动,或走向社会高层比男性更难。不仅难以得到伯乐的推荐,而且阻力重重,所以特别需要妇女解放意识强的领导,朋友的支持和帮助。

《曼哈顿的中国女人》的作者周励,她以自己的经历,写了女人的成功之路。文中有很多情节是写她的成功,靠了许许多多朋友的热心帮助。为此,她引用了美国著名成人教育家戴尔·卡耐基的一句话:"一个人事业的成功,只有15%是由于他的专业技术,另外的85%要靠人际关系和处世技巧"。有的同志看了这本书后,产生一种片面的认识,把他人的帮助放在成功的首位,这是不妥当的。

人生活在社会中,是不能离开相互联系、相互影响、相互帮助的,不能设想一个人在孤岛上能否正常生存下去。鲁滨逊能在孤岛上生存下来,也还有一个"星期五"对他的帮助和合作。反之,如果一个人专业知识和工作能力只占成功因素的15%,事业成功的85%要靠他人扶持或代替,那么对他个人来说,只能是靠别人的光辉照耀而发光,根本谈不上事业的成功。尽管每个人的成功都离不开别人真诚的合作和支持,但只能说外力仅仅是成功的外部条件。一个人的成功,主要是靠内因,就是要靠自己,靠自己的知识、能力、勤奋和顽强的精神。

在现实生活中,确实存在没有真才实学、单纯靠人际关系弄虚作假而"成名"或"成家"的,那多数是不学无术的人,会误国误民。真正卓有成就的人,首先是他本人的智力因素,包括敏感力、记忆力、思维力、创造力;其次是他的非智力因素,包括兴趣、爱好、勤奋、毅力、应变力等;其三是他的人际关系、良好的社会环境和家庭环境。

湖南有一位聪明能干的女性,名叫席云瑛,她心灵手巧,能吃苦耐劳,办事能当机立断,有始有终,领导看中了她。1987年10月派她带领23位同伴赴香港一家大酒店学习高星级宾馆的经营管理方法。初到香港,不懂英语,也不懂粤语,酒店的大师傅看不起她们,认为她们是从湖南农村来的,学不出什么名堂。两三个月过去了,还不教真功夫。这时,席云瑛想到如果能和师傅成为朋友关系,使师傅乐于教技术和管理方法,或许能感动"上帝"。于是,席云瑛每天暗中为师傅沏好茶,悄悄为师傅准备她最喜欢吃的蛋炒饭。当师傅知道这一切都是她做的时,终于被感动,开始教她做法式大菜。席云瑛认真地、扎扎实实学习,每天站立十五六个小时,练习摆刀摆叉、摆台折花,小腿肿到膝下,也不休息。由于她的苦学苦练,能既快又好地单独作业,在一个多小时内,一个人同时干完了三桌中餐分餐宴席,创造了奇迹,为湖南人增了光。餐厅经理竖起大拇指赞扬席云瑛真聪明,湖南人真聪明。由于席云瑛的才干,师傅折服了,决定带她进西餐最高级别的餐厅——拿破仑扒房,能进这个餐厅的人体现了一种身份。

5 克服害羞心理

用"是"或"否"回答下列问题:

当我成为注意中心时,我常常显得焦急不安。

在与别人接触时,我一般自我意识非常敏感。

在社交过程中,我很容易感到为难。

我希望在社交中能变得更富有进取性。

我常常因为被别人拒绝而耿耿于怀。

如果你对上面的几个问题都回答是,在你的社交生活中你就可能是遇上了一个非常普遍的问题——害羞。孤独和害羞是相交叉的问题。虽然许多孤独的人并不害羞,而且许多害羞的人也并不孤独,但孤独常常是害羞的一个结果,这一点却是千真万确的。"害羞"的概念不容易定义,但它基本是指在人际关系中过分地小心。此外,害羞的人还特指:①缺乏自我表达的自信力;②对别人怎样看待他的自我意识过度敏感;③很容易感到为难;④能体验到焦虑的生理症状,像脉搏加快、脸红或倒胃口等。

(1)害羞的流行及其后果:菲力普·齐姆巴多及其同事最近对害羞问题做了很有价值的、先驱性的研究。他们测量的数据表明害羞可能比人们先前所意识到的更为普遍。在对问卷的回答中,有80%以上的人回答说在他们生活的某个阶段曾经很害羞,有40%的人报告说目前他们正为害羞所烦恼。害羞的表现一般是很消极的。绝大多数害羞的人都说他们不喜欢那么羞怯。只要看看害羞的一般结果就知道,这是可以理解的。害羞的人一般难以交朋友,比一般人更容易得压抑症,他们常常感到孤独、压抑。

(2)害羞的环境性:有趣的是,过去人们认为害羞的人总是持续不断地胆怯,但这种看法在很大程度上是不准确的。在齐姆巴多的最初研究中,有60％害羞的人报告说他们的羞怯感具有环境的特殊性。这就是他们只是在一定的社会环境中才体验到害羞,例如,请求某人帮助,与异性的某一成员接触,或参加大型晚会。害羞的环境特殊性在琼斯所做的更新的研究中又得到了证实,他认为把害羞看作是一种基本的性格特征是一种错误。相反,把害羞假想成为对特定的环境的一个相当普遍的反应也许要准确一些。

(3)怎样对付害羞:害羞似乎是一个人的性格中扎根很深的特征,自认为害羞很容易克服,这肯定是错误的。然而,强调害羞能够成功地克服掉也很重要。试看一下,如果齐姆巴多的调查中有40％的人现在无害羞,而80％的人在先前的某个阶段害羞过,显而易见已有一半害羞的人感到他们已经战胜了这种烦恼。齐姆巴多在他的书中用大部分的篇幅讨论了怎样成功地克服害羞。一般地说,这个过程有三个很关键的步骤。

①了解害羞起因:第一步是最容易做的。这应当分析你害羞的起因,并力图准确地找出引发你害羞行为的社会环境。你还应该进一步确定在找出的环境中究竟是什么使你害羞。齐姆巴多的数据表明,大多数人只是在某一特定的环境中才害羞。为了更有效地解除你的烦恼,你需要分析这些情况。你的害羞有许多可能的原因。齐姆巴多在他们的调查中,列举了几种似乎有潜在关系的因素:a.特别注意消极的评价;b.害怕拒绝;c.缺乏自信;d.缺少特殊的社交技能;e.害怕亲近;f.喜欢独处;g.重视并喜欢非社交活动;h.个人的不适应或障碍。

②树立自尊心:齐姆巴多强调说,害羞感存在于你自己的心理结构之中,自尊心不强是上面所列的大多数害羞原因中最根本的一点。因此,努力提高你的自信心是很重要的。齐姆巴多在他的书中提出了"成为一个更自信的你的十五个步骤"。

③提高社交技能:正如我们曾反复讨论过的,改变根深蒂固的

习惯是不容易的。齐姆巴多建议选定一个你想提高的特定目标的社交行为，然后建立一套奖励系统，帮助你模仿这些行为。他还强调必须现实地朝着威胁的社交行为开始，在公共场合如剧院、银行或体育场与陌生人的谈话。还有其他简单的社交反应，一开始你必须进行的包括向人打招呼或对别人发牢骚。齐姆巴多还提供了许多其他提高社交技能的建议。然而，我想提一些别的较出色的想法。第一，选一个不害羞的角色作模特，进行仔细的观察，这是很不错的想法。在你的人际空间里找一个十分外向的人，也许最好是用同一性别的模特。观察你的角色模特是如何应付各种社交情况的，特别是要注意他或她在会引起你害羞时的情况中怎样行动。第二，成为某个领域的某种"专家"，以便使你在谈话时有话说。换句话说，成为一个电影迷、体育迷或者一个业余的政治分析家。第三，积极认真地听讲，人们喜欢谈论他们自己，你就鼓励他们这样做，在重复不断地谈论他们自己之后，他们就可能会夸你说刚才你们两个进行了一次很有意思的也极令人愉快的谈话。

当你努力发展你的社交技能时，应该记住进步可能是逐步的。社交的技能是终身训练的事。虽然可以随着实践得到提高，但它一般要花很长的时间，而且你的进步可能会是微乎其微的。然而，只要你坚持不懈，害羞就一定能被征服。

6 交往中用姿态表达内心世界

交往的过程很大程度上就是交心的过程，只有心理沟通了贴近了才能打开交际的局面。而交流信息，表达内心世界，大部分要靠人的各种姿态的运用。对于一个观察力敏锐的人来说，他的眼力能从人的姿态中窥视其内心世界。那么，各种姿态分别代表什么心理状态呢？我们又怎样用姿态去表达内心世界以利于沟通呢？

（1）各种姿态及其意义：在现实生活中，不论我们是聊天、做客、开会、演讲,在各种场合,人们都会自觉或不自觉地借助姿态表达自己的内心感受。例如,来回搓手,表示不安、拘束或窘困;摊开双手,表示无可奈何或真诚与公开;指手画脚,表示轻蔑与挑衅;紧握双拳,表示愤怒与防卫;双手交叉,表示封闭心理;笔直僵硬地坐着,表示紧张;正襟危坐,心平气和,表示谦恭;坐不稳,东张西望,表示厌倦或漫不经心;高跷二郎腿来回摆动,表示高傲与自负;用手指轻敲桌面,表示沉思与强调;数手指头讲"第一如何如何,第二怎样怎样……"表示胸有成竹;利用反复擦眼镜和拿水喝的动作来斟酌词句,是在拖延时间;手里反复摆弄东西表示权衡;眼光顾及四周表示关心全局等。

人们在交往中的身体动作、各种姿态不仅可用来表达内心感受,如果运用得恰当,还能起到烘托和渲染作用,吸引人们的注意,加深人们的印象,在人际关系中充当纽带和桥梁,以利于思想感情的更好传递。

(2)运用姿态要考虑到不同的对象和场合:同样一种姿态,用于不同的对象和不同的场合,会起到截然不同的作用。如男性朋友之间,常常互拍肩膀、捶打胸膛来表示亲热和友谊,行为动作彼此很轻松随便。如果用这样的举止来对待女伙伴,就显得粗野、非礼,常有流氓滋扰的嫌疑。在同仇敌忾的议事桌上,你可以抢锤砸桌,以示决心和怒火;在朋友聊天或聚会的桌上,你若动不动就砸桌子,别人只好对你敬而远之了。

(3)运用姿态要适度:利用各种姿态要自然大方,掌握分寸,既戒矫揉造作,又要戒过度。如客人见面互相握手问好,男性间握手时间长短,用力大小问题不大,异性之间就要讲究分寸,最好等女性伸手后再去握,握的时间和力量也要恰当,以免反而失礼。如果接待来客时想早些脱身,只需看看手表,目视他处或打哈欠就可以暗示了。但不要坐立不安、面露不悦或把客人扔在一边忙自己的事,那样就容易伤人自尊心。

（4）自觉克服不良的动作和姿态：挖耳朵、掏鼻孔、剪指甲、脱鞋子、哼小调、打哈欠等动作、姿态，就不能给人留下好印象，相反却会影响自己的形象，损害正常的人际关系。

7 学会道歉

如果道歉的话说不出口，你可以用行动代替。某企业有一位女职员上班经常迟到，被领导批评后，便对同事说："真差劲，他把我当作眼中钉，我也不会给他好看的。"后来，这位女职员认识到自己的做法不对，但是又碍于面子，不好意思向领导道歉，于是，她就以行动来表示自己真挚的歉意：每天她都提前到办公室做好工作前的准备，使领导和同事对她刮目相看。这是一种很好的道歉方式。

道歉并非耻辱，而是真挚和诚恳的表示，有时可以用赞誉的方式道歉。例如，你原来对对方在工作上的某些积极的表现不满，认为对方是争取功名，后来看到对方做好事不留名的品格，你就应该以出自真诚的赞扬来表示自己的道歉。

道歉要堂堂正正，不必奴颜婢膝。你想纠正错误，这是值得尊敬的事情，但不必因此一蹶不振。有的人犯了一点小错误，心中就非常不安，向领导道歉后，便像罪人一样过日子，这是大可不必的。

应该道歉的时候，就要马上道歉，越耽误就越难启齿，有时甚至追悔莫及。如果你有对不起别人的地方，不及时道歉，你将越来越感到不安，由于歉意无法表达，你会长时间耿耿于怀。

如果没有错，你不要为息事宁人而认错。这种没有骨气的做法，对任何人都没有好处。同时，你应分清楚深感遗憾和必须道歉的区别。遗憾是客观因素造成的，只是表示同情即可，不用道歉。

如果你要请对方帮忙，而对方正在忙于某事，你应先表示歉意，然后提出你的请求。如"对不起！请允许我打扰一下。""对不起！请帮帮忙！"以表达你的歉意。

8　学会调侃

在日常的人际交往中,学会调侃,不仅可以营造愉悦的社交氛围,把严肃的谈话变得活泼轻松,使枯燥的话题富有情趣,也增加了彼此之间的亲和力和认同感,从而一扫精神上的羁束紧张,减轻了生活上的压力,有益于身心健康。

所谓"调侃",并非无聊的戏谑、矫情的卖弄,不是刻意地去制造一些令人生厌的庸俗笑料。它有别具一格的语言特色,在诙谐、幽默、妙趣横生的谈吐中,闪烁着智慧的光芒。所以,高明的调侃并不容易,需要常识,需要涵养,需要语言功底,需要独到的见解和有创意的思维,需要广博的阅历和丰厚的生活积淀。

学会调侃,首先得培养乐观、开朗、合群的性格,注重语言技巧训练和口头表达能力,还要去关注社会、洞察人生,做生活的有心人。平时,不妨更多地涉足社交场合,亲近信息媒体,并有意识地去阅览一些有助提高语言艺术的书刊读物,结交一些有辩才、又富有幽默感的朋友。当然,调整好健康的心态,把握好场合、对象,善于捕捉调侃的最佳角度和时机,锻炼自己的应变能力也至关重要。

9　近邻还要近交

有位退休干部的一双儿女都在国外,只剩下老两口在家。年纪大了,儿女多次动员他们到国外去,他们说住不惯,还是在本乡本土的好,周围都是过去的同事和朋友,彼此有个照应。有一天,老两口同时病倒了,四邻闻声,立即赶来,七手八脚,把他们送进医院,有的陪床,有的看望,感动得老人直掉眼泪,说:"儿子女儿远在天边指望不上,多亏了好邻居!"这让人们深切体会到"远亲不如近邻"的含义。

一般说来,在单位宿舍或在干休所里,住户间彼此都是同事朋友,关系自然比较亲近好处。而在新建居民小区内,住户彼此陌生,互不相识,邻居之间楼上楼下,相遇无言,形同陌路;真是"歌舞之声相闻,老死不相往来"。甚至邻居之间相互嫉妒,矛盾重重也不在少数。有位个体老板新搬到一个小区,他为人高傲,瞧不起人,更不愿与邻居来往,甚至还怕别人打他的主意。自己的小汽车放在楼下怕人碰坏,见有小孩接近,便大声呵斥,搞得邻居很是不满。有一天,他发现汽车被人碰了几个坑,尾灯也坏了,气得他站在楼下叫骂。他视近邻如敌的做法实际是自酿苦果。

要想"安居乐业",就必须与邻里和睦相处,近邻尤其需要近交、密交。不管你愿意不愿意,只要你住在小区内,就与近邻形成了某种联系,在某些方面甚至成为利益"共同体"。有些人以为自家过日子,可以万事不求人。于是,无视邻居的存在,甚至把邻居当成敌人,与四邻发生摩擦。可见,思想认识偏了,情感就远了。所以,近邻要想近交就必须调整自己的心态,懂得比邻而居是一种缘分,要珍惜这种缘分。从内心把邻居当成朋友,真正珍惜这种友情。这样一来,人们才可能产生与邻居友好交往的积极动机,才会主动表达善意。事实证明,邻里之间是一种互动关系。你把近邻当朋友,近邻就会成为你的密友;你把邻居当路人,邻居就会装作不认识;你把邻居当敌人,邻居就会对你充满敌意。我们懂得了这个道理,就应该促成邻里间的良性互动。比如,新搬进一个小区,要主动和邻居见面,把自己介绍给邻居:"我是新来的,在某单位工作,请多多关照。"在楼道里与邻居见了面,主动问一声好,说:"我住隔壁,欢迎光临。"这样做,看似客套,但却体现了善意,也是邻居间来往的开端,具有积极意义。

要利用一切机会认识和接近邻居。当邻里之间还陌生时,切不可视而不见,要采取积极的态度,抓住每一次机会,主动说话示意,沟通感情。户外交往常常是加深友谊的起点,要格外重视。比如,在小区晨练、下棋、跳舞等,近邻很容易相遇,那么你就应主动打招呼,伸出你的手,微笑着让彼此认识。小孩子是邻居相识的媒介,带孩子在楼下玩,孩子最容易玩在一起,这样也就把大人牵在一块儿。大家从小孩谈起,会找到共同话题,越谈越深。如此一来二去,邻里之间就认识了,从陌生到熟悉,最终成为朋友。

善待邻居是长久友好交往的关键。要与邻为善,尽量为邻居做好事,这样可以有效地拉近彼此的距离。在我们小区里,有位干部是养花能手,他常把邻居叫到家里赏花,还把自己培育的花送给邻居,分文不取。一位教师喜欢养猫,有五六只。他干脆在楼道里贴了广告:有喜欢养猫者快来领猫。如此免费赠送,很受邻居好评。

向邻居求助也是一种接近。日常生活中谁家也难免遇到一些难题,常有人因事情不大,怕麻烦人,不好意思求人。但是,从邻里交往的角度看,求助于邻居也是密切彼此关系的方式。如果你万事不求人,人家也不好意思求你。反过来说,你求邻居,邻居十分热情地给予帮助;邻居遇事也会求你帮忙,这样就形成了互帮互助的关系。比如,邻居大嫂会做衣服,你主动求上门去,请她为你的小孩儿裁件衣服,对方十分高兴地给予帮助。过了几天,邻居大嫂也不客气,拿着毛线,向你请教如何织毛衣。如此这般,你求了人,也就欠了人情;人家有事求你,你也会全力帮助。有来有往,关系自然密切起来。所以,不要怕求邻居,从一定意义上说,求邻也是邻里密切交往的起动器。

总之,不管你职位多高,多么富有,一旦住进小区就把自己当成普通人,与邻里和谐平等相处,甚至称兄道弟,亲密来往,那你就会受益匪浅,乐在其中。

10 说出烦恼

当你情绪低落时,当你感到痛苦时,当你灰心时,当你热情衰退之时,你想寻找智慧,你想找到忠告,你需要指导,那么你就必须付诸行动,这就是向别人说出你的烦恼,找到一切可能的帮助。

让别人知道你的处境,你会惊奇地发现,他们能帮助你的地方是那么的多。大都会歌剧院的男中音罗伯特·梅里尔,当他与陌生人诉苦后,竟得到了意想不到的收获。15 年来,梅里尔专为 RCA 维克多公司灌录唱片,但突然间,他们决定不要有任何专属的合约,他的合约因此终止。梅里尔觉得很难过,因为 RCA 是家大公司,他和他们合作得很好。得知这个坏消息后,梅里尔离开办公室,走到俄罗斯茶室,坐在那里,在友善的气氛里,仔细思量自己的命运。坐在梅里尔旁边的是伦敦唱片公司的一位画家兼戏剧家。"鲍勃,鲍勃!"他叫道,他们坐下来聊天。梅里尔把他的悲惨处境告诉了他。"你知道吗?……有一件好事,"鲍勃说,"我们和琼·萨瑟兰正在合作制作《拉莫姆的露琪亚》专辑,你要不要参加?""当然好,我乐意之极。"梅里尔告诉他。于是他开始参加录音,之后又为伦敦公司灌录了一些专辑,都成了畅销之作,其中包括与曼托瓦尼合作的《基斯脉》和已出 CD 的《美国》以及《露琪亚》专辑。

当你陷入失意彷徨之中时,你自己只会朝消极的一面去想,于是你便觉得自己浑身都是缺点,一无是处,但此时别人则会告诉你优点在哪里!

凯蒙斯·威尔逊 1951 年创立了第一家假日饭店,建成了世界上的旅馆连锁体系。1991 年他退休时,他的公司在 50 多个国家拥有 1759 家饭店,年收入 10 亿美元。看看他是怎么说的:"有些人能说出你自己可能永远也无法意识到的种种优点。我的妈妈,罗比·劳埃德·威尔逊就是这样一个人。很多人都叫她洋娃娃。我刚出生 9 个月,父亲就去世了,妈妈 18 岁就成了单身母亲和寡妇。我成长的那几年,妈妈常常只有一点点钱,一周仅靠几磅干扁豆充饥。虽然食物非常少,但富足的是妈妈的爱和奉献。每天晚上她让我坐在她的腿上,对我说着将来改变我生活的话:'凯蒙斯,你命中注定就是大人物,只要你愿意努力奋斗,你必将无所不能'。我14岁时被一辆车撞了,大夫说我再也不能走路了。那时妈妈在肉制品包装厂工作,她请了假到医院照看我。每天她都用慈爱而温和的语调安慰我,向我保证无论大夫怎样说,如果我想重新站起来,我就一定能再次走路。她把这种信念深深地灌输到我的心中,使我最终相信了她。一年后我又回到了校园——是我自己走进去的。在17岁那年,经济大萧条突然袭来,妈妈和成千上万的工人一样,失去了工作。我违反了妈妈的意愿离开了学校,去挣钱养活我们这个家。那时我的使命就是要为妈妈取得成功,我发誓永远不再受穷。"

"多年以来,虽然在生意上我取得过大大小小的成功,但真正的转折点却发生在1951年。那年,我与妻子及五个孩子正在度假。我对旅馆为家庭度假提供的二等客房非常不满,尤为愤怒的是他们收每个孩子两美元住宿费。对一般美国家庭来说,这种价格实在太贵了,我决定改变这种状况。我对妻子说,我将为众多家庭开一种汽车旅馆,使用同一种名称,让大家一看到旅馆的牌子就相信它对孩子从不额外收费。我计划建400家旅馆,目的是驱车在一天之内行驶大约150里,就可以从一家赶到另一家。我的这种想法在当时是从来没有人有过的,所以许多人认为我必将失败。"

"毫不奇怪的是,妈妈是我最坚定的支持者和第一批投入此项工作的人之一,她站在服务第一线,甚至还设计了首批100家旅馆的房屋陈设。像做其他产业一样,我们也经历了无数的挑战。开始几年,由于资金短缺,我们每年在圣诞节给雇员赠送奖金时都是'打白条'。但妈妈的话已深深地刻在了我的灵魂之中,我从不怀疑我们会取得成功。15年后,我们拥有了世界上最大的旅馆连锁体系,并在生意界声名显赫。"

感觉烦恼,不知所措时,找一位知己好友,或专业辅导员,或有经验的长辈,说出内心的恐惧和问题及烦恼,经过倾吐、发泄、或听听别人的意见,理清烦恼的症结所在,找出解决方法,即可豁然开朗。

11 接受他人,承认他人

人是最容易产生情感变化的动物,而世界也正是由人类所主宰,如果学不会与人相处,善待他人,接受他人,一切都会陷入无秩序的混乱之中。

好人缘是成功的因素之一。也是善待他人的重要条件。在我们认识的朋友当中,有人特别吸引朋友与顾客。对于这样的人,你可能感叹地说:"他把人吸引到自己身边了!"这真是一句妙语,一语中的。人并非是强迫他喜欢谁,他就会喜欢谁。山姆·史特威特或许是我们目前为止碰到过的最优秀的人,但是我们不见得会选他做朋友。如果要问理由,那只有一个:我们和山姆在一起觉得不自在。因为他所散发出来的优秀气质,让我们感到自卑。下面列举的,是一般正常人所共同需要的两大基本渴望。利用这两种渴望,就能与人很好地相处。

(1)容纳:每个人都希望自己完完全全地被接受,希望能够轻轻松松地与人相处。在一般情况下和人相处时,很少有人敢于完完全全地暴露自己的一切。所以,一个人若是能让你感到轻松自在、毫无拘束,我们是极愿和他在一起的。所以,要让你身边的人轻松自在,让他人觉得你在善待他们,就要容纳、接受他人。一位心理学家说:要改变一个任性或残暴的人,除了对他表示好意,让他自己改变之外,再也没有其他更好的方法了。很多优秀的人往往能影响本性善良的人,接受他们,使他们更好,但是对于任性、残暴的人,他们往往束手无策。为什么呢?因为优秀的那群人根本不能接受粗暴的人,甚至避之如蛇蝎,在感情上并不相通,这怎么能让对方变好呢?一位著名的精神科医生曾说:"如果大家都有容纳的雅量,那我们就失业了!精神病治疗的真谛,就在于医生们找出病人的优点,接受它们,也让病人们自己接受它们。医生们静静地倾听患者的心声,他们不会以惊讶、反感的道德式的说教来批判,所以患者敢把自己的一切讲出来,包括他们自己感到羞耻的事与自己的缺点。当他觉得有人能容纳、接受他时,他就会接受自己,有勇气迈向美好的人生大道。"

鲁斯·哈比博士指出,如果每对夫妻都能牢记结婚仪式上的誓言:"我不计较这个男人(或女人)的一切,我接受对方所有的行为"就会挽回很多家庭的不和睦。很多大企业家都说:"我们要想提升某某人时,会先调查他的妻子。"并非调查他们的太太长得是否很漂亮,或者是否很会做菜。而是她是否能让她的先生充满自信。某些企业的老板说:"做妻子要接受丈夫的一切。要让丈夫生活愉快,拥有满足感。当丈夫回到家里时,要替他装上自信的弹丸。这样做了,丈夫就会想:'她这样喜欢我,可见我在她心中有一定的位置,并非一文不值。'做妻子的若能爱丈夫,信任他,他就会拥有'我一定能做好一切'的自信。所以第二天出门时,他不怕任何困难的考验,会充满自信地接受挑战。"相反,丈夫回到家里以后,妻子只会唠叨、抱怨不停,那他的斗志就会完全消失。一个能容纳自己丈夫的人,她必会得到丈夫的更加怜爱。人们愿意和能够容纳自己的人和睦相处。假如是因为妻子的缘故,让丈夫对自己失去信心则讨厌自己,那么,丈夫会随着自己自信心、自尊心的低落而对妻子不耐烦,彼此会因为吹毛求疵而感情低落,这样的结局就大煞风景了。

(2)承认:每个人的第二渴望就是承认。承认比容纳更深一层。容纳,实际上是消极的做法。我们容纳对方的缺点和短处,伸出友谊的双手接受他们,这只是消极的做法。倘若是积极的做法,就是找出对方的长处,不光是停留在接受忍耐对方的缺点上。人们都喜欢沐浴在承认的温馨之中,从这里也可发挥它的特性。有一天,一位父亲带着自认为是无可救药的孩子到心理医生那里去。

那个孩子已经被严重灌输了自己没有用的观念。刚开始，他一语不发，怎样询问、启发，他也决不开口。心理医生一时之间也无从着手。后来心理医生从孩子的父亲所介绍的情况和所说的话里找到了医治的线索。他的父亲坚持说："这个孩子一点长处也没有，我看他是没指望，无可救药了！"心理医生开始应用承认的方法，找出他的长处。他发现，这个孩子很喜欢雕刻，甚至可以说在这方面具有天赋，还颇有高手的意味。他家里的家具被他刻伤，到处是刀痕，因而常常受到惩罚。心理医生买了一套雕刻工具送给他，还送他一块上等的木料，然后教给他正确的雕刻方法，不断地鼓励他："孩子，你是我所认识的人当中最会雕刻的一位。"从此以后，他们接触得频繁起来，在接触中，医生慢慢地找出其他事情来承认他。有一天，这位孩子竟然不用别人吩咐自动去打扫房间。这个事情，使所有人都吓了一跳。心理医生问他为什么这样做？孩子回答说："我想让老师您高兴。"善待他人，就要在心里承认他们。

12 同上司达成互动性人际默契

下属与上司的理想关系是达成互动性人际默契。所谓互动，就是同上司间的沟通、交流，达成某种程度上的互助互补互利。所谓默契，就是在脾气个性、处世方式等方面相互摸底，达成某种共识，以体谅与合作甚至心照不宣的方式共同促进。那么，怎样才能达成这种互动性人际间的默契关系呢？

（1）善于领会上司的意图：作为上司，为了考察一个人，或者为尊重部属，有时候，往往不将自己的意图说得那么明显，不把话说满、点透，这时候就需要我们多一点心思，仔细去领会个中的潜台词，从而做出自己的判断，才有可能同上司达成某种默契。小靳应聘去一家报社，虽然在摄影上颇有成绩，可他却并不满意，想在新闻写作上试试。一天，总编给了他几本书说："这是几本有关新闻写作方面的书，你看看吧。"小靳思索了许久，决定认真钻研一番。

一个月后,总编问他:"书读得怎样了?"小靳将一大本心得笔记交到总编面前。这令总编欣喜不已。不用说,小靳顺利地实现了自己的愿望。

(2)勇于表达自己的看法:当上司主动征询自己的意见时,或者遇到自己有了某种看法时,作为下属,都不妨乘机拿出自己的见解、提出自己的主张。这样,不仅容易在上下级之间产生交流与共鸣,形成互动互补的默契,而且还能使自己的才能得到表现从而争取脱颖而出的机会。某企业的老总在着手安排招聘的事宜时,销售处的阿金偶尔碰见,他不由地脱口便说:"老总,一看你招聘,我就想起自己当年来公司时的情景,那可是什么都不怕啊,就特别渴望有一种成就感。所以,我希望能摒弃员工的那种给人打工的感觉,公开提出'同企业一同成长'的目标,让来应聘的每一个都感到有奔头。"老总一听,眼前顿时豁亮开来,立即对阿金委以重用,让他到人事部参与招聘和面试工作,使他的才能得到进一步发挥。

(3)乐于提供有用的信息:一定意义上,上司是靠"下情"来把握大局、统率一班人。所以,作为下属能敏感地注意到工作中、同事中的种种情形,主动地向上司提供信息,就容易使双方形成互动互助的关系,也就自然达成了某种人际间的默契,而自己在工作中也就有了更大的回旋空间或提拔机会。一位班长在厂长前来检查时,一个劲地抱怨"地方太窄,连转身都困难"。遗憾的是,他只是抱怨,却没说出自己的意见,这反而令厂长不悦。而副班长则不同,他说:"依我看,这是工具的放置问题——应当找个专门的地方来放工具才好。我注意到了原料库,是否能隔出一个十几平方米的单间来放置?我匡算了一下,只需1000元就成。"副班长的话一出口,立即得到了厂长的重视,因为他不光是诉苦抱怨,而是提出了具体的建议。副班长在提供信息或建议的时候,显示出一种可贵的品格,那就是"做有心人",这样,自然与厂长形成了某种互动式的默契,使他得以顺利地被提拔为车间主任。

（4）工于间接巧妙的提醒：对于上司的某些不妥之处或缺陷，最好是以某种关切式的提醒、告诫的方式提出，才能在不影响上司威信的前提下，达到"忠言而顺耳"的目的。这里的关键是摸准上司的心思，点出问题要害，以此来达到某种人际的互补互动性默契。某公司老总起用了不少亲戚掌管企业，从而形成枝蔓横生、关系复杂的局面。眼看内部纷争日益加剧，规章制度成了一纸空文，下属吴某看在眼里急在心上，一次，他以附近另一家家庭式企业的破产为例，诚恳地对老总说："企业的目的是讲效益，股东最讲效益。依我看，那些想使企业生存下去、发展、壮大、有效益的人，才应该受到尊重，才应该让他去当统帅或将领，您说是不是？如果老是闹内讧、窝里斗，我看再大的家业也会弄个没法收拾哩。"这样的提醒，由于是基于对上司的为人品性等的了解，由于无损其尊严，因此显得含蓄而警醒，所以能达到共振的效果。

（5）精于相互距离的调整：对于上司，一切关系无不围绕利益两字展开，因此他们中不少人精于一套实用的"领导哲学"。福特这样概括它："如一个人为你工作，就不能让他太舒服，让他按自己的习惯行事；你做的永远要同他预期的相反，使下属永远处于一种提心吊胆的状态。"对于这样的上司，尤其要注意保持一个恰当的距离，警惕其某种考验、试探，同时对其事务也不能介入太深。在台资公司做销售的章秋和方春二人，都深得老板信任，尤其是章秋，更是同台资老板相处得如鱼得水。一次，老板欲返台办事，临行时授权：自己的订单可由他俩接着做。章秋想借机大显身手，他跑到香港一口气做成了七八个订单，为公司大赚了一笔钱。而方春则相反，他从接触中感觉到，这位老板心眼颇小，自己稍有"功高盖主"的行为，定为他所不容，所以只在本地做了两张小额订单。果然，那老板回来以后，对章秋不仅没奖励，反而借故把他贬到生产部门去了；而对方春却给予重用，让他执掌了销售部门的大权。原来，这正是老板考验他俩"能量"的一种方式。章秋仗恃同老板关系的密切,一味任自己的"能量"去发挥,反倒使上司恐慌起来,认为他威胁到了自己的利益。显然,对这种上司的互动关系是应当尽量谨慎才对。恰当的做法是,在保持一定距离的基础上,与上司达成某种利益上的互动互助关系,才可能真正适应上司的要求,从而做到上下间的心知肚明和人际默契。正如亚科卡所说:对于某种上司而言,有一件事你永远不得做,那就是过于靠近宝座,你必须同老总保持一个安全的距离。对于我们,这个距离的确定,主要是依据上司的品性、对利益认同的程度来区分,但无论如何,也是容不得掺杂更多的个人情感因素的。

13 增强人际交往能力

在当今既激烈竞争,又紧密依存的社会里,人际交往能力是一种生存和发展的最基本的能力,是情商的主要内容。在现实生活中不乏这样的例子:某人为什么会受到大家的推崇,成为领导呢?在很大程度上,并不是因为他特别聪明,智商特别高,而是因为他善于人际沟通与合作,人际关系和谐融洽,让他当领导,大家信得过。美国心理学家罗伯·凯利和珍妮特·卡普兰通过对贝尔实验室工作人员进行追踪研究,发现了人际交往的重要性。该实验室的工作人员不是工程师就是科学家,他们的学识、智商都很高,然而经过一段时间后,他们中有些人成绩斐然,出类拔萃,而另一些人却碌碌无为,黯然失色。为什么同是优秀的人,会出现两种相反的结果?究其原因发现,凡是成绩斐然者都是交游广泛、人际关系良好,后者却没有。他们研究的结论是,贝尔实验室150名工程师和科学家,最有成就和价值的人,是"为人和善,在危机和变化的时刻能脱颖而出的人"。

就一般情况而言,一个人的成功,在一定的专业技术条件下,30%取决于机遇,70%取决于人际关系即与人相处和合作的品德与能力。这是因为,从一定意义上说,每个人都是社会的人,是社会这张大网上的一个节,都与他人有着挣脱不了的联系。任何一种事业上的成功,都不可能纯粹是自我的,它必定要与他人产生关系。特别是随着社会的发展,这种人与人之间的相互依赖关系更进一步密切,进入信息社会后,学会与人共处和合作的品德就更加重要了。这种共处与合作,能使自我的认识,阅历和能力快速增长。你有一个苹果,我有一个苹果,交换一下,各自还只有一个苹果,你有一个思想,我有一个思想,交换一下,各自将拥有两个思想。因此有人说:人与人的共同合作与交流,其结果各自的思想呈几何级数增长。举世闻名的哥本哈根学派,信奉的就是"头脑风暴"——同一群体的每个人无拘束地抛出自己的观点,以产生撞击,互补交融,迸发新的灵感。

　　总之,人际关系艺术是调控与他人情绪反应的技巧,人际交往能力可强化一个人的受社会欢迎程度、领导权威、人际互动的效能等。擅长处理人际关系者,凭借与他人的和谐关系即可事事顺利,做到事业成功。

14　智商与情商的辩证关系

　　有人说谋职靠智商,升迁靠情商。智商(IQ)与情商(EQ)是共处于人类精神世界中相对独立的两大领域。它们既是相互对立的又是相互统一的,是辩证的对立统一关系。

　　在人类的精神世界中,存在着感觉、知觉、表象、概念、判断、推理等理性的智商因素及其活动。这些理性的智商因素及其活动都表现为有目的、有意义的,并遵循一定的逻辑规则与程序而进行。正是人类具有智商,人才能进行认知和思维活动,并创造出了人类的精神产品和精神文明。人类的智商是至关重要的,但是在理性智商因素之外,人类还有无意识、直觉、情感、情绪、欲望、信仰等非理性的情商因素及其活动。非理性的情商因素恰恰是与理性的智商因素相对立的。就一般情况而言,情商具有不自觉性、自发性、偶然性、突发性与非逻辑性等特点，是调节人类生活的重要手段，起着协调人类精神生活和人际关系的重要作用。情商在人类活动与生活、学习、工作中的作用是不能低估的。可以说智商永远也不能超越和取代情商，人的精神世界永远是二元的，智商和情商是人类精神世界独立的两大领域。

智商和情商又是统一的。我们常常把聪明与情感敏锐相提并论。智商极高但情商极低，或反过来，智商极低情商极高的，在现实中的人并不多见，智商与情商的统一才能构成人的完整的认知结构和人性结构。没有智商或没有情商的人，都不是现实的和完整的人。

没有智商的情商是盲目的，同样，没有情商的智商是苍白的。情绪、情感是情商的重要内容，它的特点是具有自发性和冲动性，正是这些特点使人能以满腔的热情投入到他所从事的活动中去，从而对于他有效地完成所从事的活动起到积极的推动作用。但情绪、情感有时也会产生消极作用，一旦出现这种消极作用而不给予正确引导、调节与控制，情绪、情感就会变成一匹脱缰的野马，难以驾驭。这样，情绪、情感的积极作用就会变得任性而放纵，走向反面。人们常说的"不要感情用事""要冷静地思考问题"，这就说明要用理智来控制情感的冲动与盲目性。同时，人的信仰也是情商因素的一种，人总是有信仰的，信仰是人生的精神支柱。人们正是以信仰为动力去从事各种活动，不仅如此，信仰还给人提供了理想的人生境界与奋斗目标。这就表明，信仰在人的一生中起着十分重要的作用。但是，信仰也有盲目性和自发性特点，这就需要用理智来调节与引导，以保证信仰的科学性，从而为人的活动服务。由此可见，没有智商的情商是盲目的。与此同时，智商也需要情商来调节与补充，否则就是空洞和僵死的，因为情商的启动、维护系统主要由内驱力、情感动力、兴趣与意志力构成。其中情感的功能最重要。马克思曾说过，激情、热情是人类强烈追求自己对象的本质力量。情感是人的活动不可缺少的润滑剂,没有它,人类的一切活动无以发动和正常进行。可以说人的情感在很大程度上决定着实践活动的能量强弱,是影响并调节实践活动不可或缺的因素。反之,则会干扰和阻碍实践活动的正常进行。凡是现实的人类活动都是知、情、意的结合,或者是真、善、美的统一。智商与情商是相互补充、相互完善的,智商的导向、控制作用与情商的推动、调节作用,是保证一个人行为过程的完整与实现人生幸福、自由、全面发展不可缺少的因素。

15 常怀感激

一个名叫意文的美国人,出生11个月就患上小儿麻痹症,从此失去了行走的自由。他无法奔跑于明媚的阳光下,不能像正常青少年那样享受户外活动,难以在职场上得到平等的就业机会。许多对健康人来说易如反掌的动作,他必须耗费九牛二虎之力以至汗流浃背、精疲力竭才能完成。

然而,就是这样一个身罹残疾、十分不幸的人,却感到无时无刻在与幸福相拥而欢。他说:"我的人生道路虽然颠沛崎岖,但却能享受到陌生人最高贵的情操——善良和友爱。我要真诚地感谢在我上下楼梯时帮我拿拐杖的人,感谢在我捡不起地上东西时为我弯腰拾物的人,感谢在我跌倒时扶我起来的人,感谢在我排队时让我优先的人,感谢在我乘车时让给我座位的人,感谢在机场入境处为我推轮椅的人。总之,我要感谢我生命中所有与我擦肩而过的人!他们视为举手之劳的付出,对我这个不便于行走的人来说,无疑是寒冬里的太阳,温暖了我的心,让我能在未来的人生舞台上自信而勇敢地向前迈进!"

是的,一个人无论伟大还是渺小,无论高贵还是卑微,无论声名显赫还是默默无闻,无论身体健壮还是体质孱弱,都不能仅凭自己的智慧或勇气而立身成人、安居乐业,都要或多或少、或大或小、或此或彼地依靠社会和他人提供种种帮助。确切地说,人从呱呱坠地的那一刻起,就开始接受社会和他人给予的种种帮助。可以毫不夸张地说,离开了社会和他人的帮助,再杰出的人物也将一事无成,再伟大的天才也将寸步难行。正因为如此,我们每个人都应当对社会和他人时刻怀有一种深深的感激之情。

有了这种感激之情,我们就能以自己的真诚、热忱和友爱去回报社会、回报他人。倘若我们将别人对自己的一个哪怕是微不足道的帮助深深地感念在心,就会以诚信的品德去面对社会和他人,就会真心待人,乐于助人,在别人需要自己帮助的时候挺身而出慷慨相助。反之,倘若没有感激之情而把社会和他人的帮助当作自己理应享受的"待遇",就会以冷漠和自私的眼光去看待社会和他人,就会只知索取而不知奉献,在别人需要自己帮助的时候退避三舍。

有了这种感激之情,我们就能直面人生旅途中的一切艰难险阻,始终成为生活的强者。人生变幻莫测,谁也无法准确无误地测定自己的前途和命运,谁也不可能一帆风顺地将自己的生命之舟驶向理想和成功的彼岸。当我们在人生旅途中遇到风浪甚至不幸的时候,倘若能够想到社会和他人已为自己提供许多真诚关爱和无私帮助进而心存感激的话,那么,就决然不会灰心丧气而放弃对美好生活的追求。因为我们懂得:社会和他人的关爱弥足珍贵,理应真心感激;而最好的感激,无疑是振奋精神、鼓足勇气,迎着人生的风浪昂首前行。

16 学会表达

渴望表达,像大海的波浪一样撞击着我们每个人的心灵;渴望表达,像暴涨的江水一样随时都准备着决堤而出;渴望表达,像挂在我们心中的等待着风儿掠过的风铃……

表达让生命充满激情和活力,表达让我们内在的智慧得以展现,表达使这个世界认识了我们独特的魅力,表达使我们理解了他人的内心……

表达,有时像月光下潺潺的流水,悄悄地滴进我们所爱之人的心灵;滋润着幸福的花朵永远绽放。表达,有时像一支奏响的歌谣,它常常会和另一个心灵共鸣,这合唱的音符能超越时空和地域,为心灵之约搭起一座座"鹊桥"。

表达,有时就像一首诗,字里行间渗透着我们对未来的希望和梦想,渗透着我们的意志和决心,渗透着我们对生活的体验和感悟。表达,有时还会像疾风狂飙,把犹豫、徘徊、怯懦、悲观、妒忌、绝望的乌云吹散,还我们一个理性的、晴朗的天空……

政治家通过动人的演讲,表达自己深邃的思想和见解,从而赢得人们的支持。音乐家通过优美的旋律,表达自己对生活的热爱和对命运的思索,展现音乐美妙的灵魂。作家和诗人通过燃烧的文字,表达自己对人生的求索,对人类的关心。美术家通过色彩和线条,表达自己对生命和自然之美的独特体验,表达自己对美好生活的向往……

当年,被选为英国第一任女首相的撒切尔夫人,在唐宁街的首次演讲中说道:"哪里出现了冲突,我们就要给哪里带来和谐;哪里出现了谬误,我们就要给哪里传播真理;哪里出现了疑虑,我们就要给哪里鼓起信心;哪里有了绝望情绪,我们就要给哪里带来希望……"说完,"铁娘子"竟被自己的话语感动得泪流满面,就在她拭泪的那一刻,广场上爆发出了长时间雷鸣般的掌声。因为,人们理解了她的演说和泪水所表达的不是一个女人的软弱,而是她的智慧和对信念的执着,表达了"铁娘子"并非一副铁石心肠。

给自己创造更好的表达自我的方式、方法和机会吧。因为我们每个人都是人类美好生活和伟大功业的创造者!表达可引起共鸣,表达可获得支持,表达可赢得意志。

17 你知道老人的需求吗

(1)健康需求:人到老年,常有恐老、怕病、惧死的心理,希望全社会对老年人的健康能有所保证。

(2)工作需求:已离退休的老年人,多数尚有工作能力和学习要求,骤然间离开工作岗位,肯定会产生许多想法。对这样的老年人如不给予工作和学习的机会,自己又不能创造这方面的条件,将会影响他们的身心健康。

(3)依存需求:人到老年,会感到孤独,希望得到社会的关心、单位的照顾、子女的孝顺、朋友的往来、老伴的体贴、他们渴望老有所依、老有所靠。

(4)和睦需求:老年人都希望有个和睦的家庭和融洽的环境,不管家庭经济条件如何,只要年轻人尊敬、孝顺老人,家庭和睦,邻里关系融洽,互敬互爱,互帮互助,老年人就会感到温暖和幸福。

(5)安静需求:老年人一般都喜欢安静,怕吵怕乱。有些老同志就怕双休日,一到双休日儿孙都来了,家里闹哄哄的,很多老年人受不了,他们把这两天叫作"苦恼的双休日"。

(6)支配需求:由于进入老年,社会经济地位的变化,老年人的家庭地位、社会地位、经济支配权都可能受到影响,这也可能造成老年人的苦恼。

(7)尊敬需求:有的老年人离开工作岗位后,会产生一种由"官"到"民"、由有权到无权的感觉,或情绪低落,或有自卑感,容易产生"人走茶凉""官去命转"的悲观情绪。长此下去,则会引起精神消沉,为疾病播下种子。

(8)求偶需求:丧偶的老年人独自生活,感到寂寞。子女照顾,也非长久,别人都代替不了老伴的照顾,所以子女应该支持老年人的求偶需求。

18　与不喜欢的人和谐相处

人际交往中,人们常会欣赏喜欢一些人,彼此之间相处很融洽。同时也会疏远或排斥一部分人,看到他们就反感生厌。可是,由于工作的关系,我们不得不与不喜欢的人共事相处。若不能改变与他们的关系,可能每天都会很痛苦、压抑。那么,如何才能与不喜欢的人愉快相处呢?

(1)消除成见、学会客观、中立地评价他人:俗话说,百人百性百脾气。由于遗传因素、成长背景及教育程度的不同,人们的举止、爱好、气质、性格特征也各不相同,每个人相对于其他人来说都是独一无二的。仔细研究,你就会发现这些独特的个性组成了美妙而生动的世界。你看,有的人快言快语、风风火火,有的人沉默寡言、含蓄冷静;有的人习惯节衣缩食、勤俭持家,有的则喜欢大手大脚、超前消费;有的人热烈奔放、充满激情,有的则冷漠若冰、不动声色……正是因为这些不同才使人与人的交往变成一门艺术。很难想象,若周围都是与自己相同的面孔,世界又是怎样的情形。因此,在与人相处时,要以客观、中立的眼光去评价他人,这样才能公平地对待他人和自己,避免对他人产生的偏见,影响到自己的工作心情和人际交往。

(2)把别人当成自己:孔子曾说过,“人非圣贤,孰能无过。”意思是说人各有所长,也各有所短,要学会宽容他人的缺陷。可是事实上,我们往往对自己很宽容,可以容忍自己的任何缺陷和不足,却不能容忍别人的任何一点小过错。特别是与人发生矛盾冲突时,常会想当然地维护自己的声誉,内心里坚持自己是对的,过错都是别人的。于是,就会出现当事双方各执己见、面红耳赤,甚至反目为仇的情况。只有把别人当成自己去看,你才会从内心去接纳他、认可他,对他的种种过错和缺陷可以指出来,但不会耿耿于怀。这样彼此之间才会有一个美好的开始。

（3）主动向他人表示好感：一些心理学家经过观察发现了一个有趣的现象，在人际交往中，人们倾向于喜欢那些同样喜欢自己的人，讨厌那些同样讨厌自己的人，这就是人际交往中的对等律。为什么会出现这种情况呢？因为人的言行举止受无意识的态度、观念的影响和支配，这些未经意识过滤的态度、观念会通过人的语言信息和非语言信息传达给对方。所以，当我们给他人贴上"不喜欢"的标签时，他可能正以同样的态度看待你。这样，彼此间的隔阂与矛盾会越来越深。若想打破这种人际交往的尴尬局面，你可以主动出击，向对方表示你的友好和热情，相信你会得到同样的回报。

朋友，是人生不可多得的财富，多一个朋友，就会多一份快乐，少一份苦闷。在人生道路上，我们会遇到许许多多的人，若不珍惜每次与人交往的机会，岂不是一件很可惜的事情？！

19 情贵淡，气贵和

人生存于天地间，食五谷杂粮，总少不了七情六欲，少不了英雄气短。因此，往往为情所伤，为气所害，到头来双眼一闭，什么也不知道，空空如也。我国著名学者梁漱溟先生曾总结自己养生的经验，概括出一句话，就是"情贵淡，气贵和"。

情贵淡，并非薄情、寡情，淡乃清淡也。人都是有感情的，人的感情或浓或淡，人若做不到感情"淡若水"，也要浓浓相宜为好。情切不可太浓，太浓则伤身，诸如：爱情、亲情、友情……情浓得化不开的时候，突然一方遇到意外，另一方也就无力自拔，自然就要为情所伤。因此，情还是淡些好。即使要浓，也要浓而有淡，亦淡亦浓；也要像温水泡茶，慢慢浓，浓而不腻。

气贵和，和乃平和也。平和状态是一种境界，是一种看似平常其实非常，看似平凡其实非凡的妙境。从古至今修身养性的人不少，但能真正做到心平气和的不多，气不和，则易为人所用，以至为人所害。《三国演义》中周瑜、关羽英雄盖世,但却不能做到心平气和,导致一个气死,一个气得箭疮复发。

情贵淡,气贵和。知"淡"知"和"容易,至"淡"至"和"却难。如何才能逐步达到情淡气和的境界呢?方法有五。

(1)顺乎自然法:遇事不强求、得则得之,失则失之;得不以为喜,失不以为忧。

(2)精神快乐法:把一切烦恼都抛于脑后,想一些美好的事物,让快乐充满思想,充满时空。

(3)静坐入定法:精神集中,正本清源,调理一切思念,心系一处,放松身心。心息相依,内观五脏六腑,无思无虑。

(4)退还原位法:不把挫折与失败看得十分严重,退一步,回到原来的位置。

(5)深呼吸法:哪怕有一千个痛苦、一万个不悦,只要深深地将一口新鲜的空气充盈腹腔,然后彻底地消融阴霾,将郁结之气呼出,就会一身轻松。

20 倾听是沟通的桥梁

最近,中央电视台半边天节目主持人沙玛阿果,在采访著名传媒人靳羽西女士关于世界儿童最需援助的三个问题中,靳羽西的回答是:倾听孩子的心声,了解孩子心里想什么,他们要做什么。由此可知,了解孩子、关注孩子心理健康成长,已成为世界的话题。

心理学研究表明,幼儿是形成健全人格的重要时期。父母与孩子之间的关系及对他们的态度,直接影响孩子的心理健康。邻居小尹告诉我,自己的儿子很乖,十分听话,而老师对儿子在幼儿园的表现却不满意。比如在教学活动时,当老师在他身边时,他就会感到不自然,两脚搓地,双手抚弄衣角,如果叫他,他就会惊慌失措、吞吞吐吐。究其原因,才发现是家长教育的失误。这孩子从小聪明好动,什么玩具到了他手里就成了一堆零件,他要看一看是谁在开汽车,是谁在唱歌,有一次竟然对爸爸说要到电视里边去找樱桃小丸子玩。这些行为是孩子好奇、冒险、探索、自信等品质的自然流露,应该给予保护,正确引导和支持。而小尹的教育观念却陈旧,对待孩子不是训斥,就是体罚,让孩子做到叫干啥就干啥,不许乱摸乱碰。结果一个活泼可爱、灵气十足的孩子,有了性格的两面性。孩子在日常生活中还表现出自卑、抑郁、内向不说话。在你想了解他时,他却躲避。这就是一些家长所说的,孩子越来越不懂事,问什么都不说。以至于遇到烦心事和委屈时,就不善于宣泄,长期积压在心里,就会产生不安、冷漠、内敛等轻微异常的人格特质,阻碍了孩子的心理健康发展。家长在不知不觉中,既扼杀了孩子创造素质的萌芽,又使父母与孩子之间形成了一堵无形的墙,隔离着孩子的情感世界。

作为家长,要有一个正确的观念和行为,学会在与孩子的交往过程中,倾听孩子受到的委屈,鼓励安慰孩子克服困难,分享孩子成功的快乐,做他们的知心大朋友,站在孩子的立场上接纳他们的情绪,或喜或悲,统统表现出来。在这个过程中,孩子会体会到父母是他们的支持者,父母的怀抱是温暖的避风港。慢慢地你就进入了孩子的心灵。要做到这些,就需要在你和孩子之间架起一座"理解"的桥梁,开启一扇沟通的窗。笔者认为,"倾听"是最有效的方法之一。首先,要养成倾听孩子说话的好习惯。当孩子唠唠叨叨无休止时,不要轻易打断,凭自己的主观臆断和猜测去处理所发生的事件或对孩子进行说教,这会适得其反。要学会耐心倾听,做出正确的判断,实施恰当的行为。父母再忙也要抽出一定的时间与孩子共同玩耍,在享受天伦之乐的同时,不妨听听孩子一天生活的见闻,高兴的事、烦心的事,相信你在孩子天真烂漫的叙述中,学会了解孩子的内心世界。其次,要注意孩子的情绪变化,倾听孩子表述原因。孩子的情感外露,高兴时又蹦又跳,伤心时又哭又闹,如果父母视而不见或简单应付,就会造成相互之间的情感距离。

父母要做一个有心人,主动接触孩子,引导孩子表达出自己内心的情绪感受,倾听并分析原因,帮助克服不良的情绪,保持积极乐观的良好情绪。再次,不要忽视无声的倾听——目光接触。目光接触就是注视对方的眼睛,它是孩子获得情感滋润的重要渠道。他们会依赖目光接触与人进行情感交流,得到满足。父母要通过一个会心的微笑、一个鼓励的眼神、一个轻微的手势,来传递自己对孩子行为的理解,这样会收到意想不到的效果。

21 沟通是上策

何为"忍"?将满腹怨气用一团和气来掩饰就是忍。在日常生活中,恼火、生气、愤怒的经历人皆有之。但是如何处理别人的意见和不满,却因人而异。有的人能够直截了当地表达自己的态度,据理力争;有的人采用委婉的表达方式,先冷处理,日后再寻找机会交流;还有的人则不表达出来,忍气吞声,从此与对方心有间隙,感情疏远,且称为敬而远之好了。

面对着种种矛盾和问题,总是积淤在心而不能畅所欲言,其实是很痛苦的,对身心健康也没有好处。习惯于忍的人可能自有其理由。比如说,不争辩是出于对对方的尊敬,出于一时尚未考虑好对策,还有可能是畏惧对方的权势;当然最多见的理由是碍于面子等。虽然有人说自己"宰相肚里能撑船",事后能自我调节,自己"消化"掉,过几天就没事了;但真正能做到消气释怀的人并不多,很多人在这段时间里会感觉情绪低沉,精神烦闷,总想找个机会一吐胸中闷气,甚至不由自主地将不良心境投射到生活的其他方面。如此忍耐的结果,可要让"沉默是金"的古训大打折扣了。

忍气吞声的做法不足取,因为"忍"使人们之间少有沟通,彼此无法理解。它往往使怨恨积少成多,难免会发展到最终"咽不下这口气"的地步,终而难以把握后果。忍气吞声的初始动机可能是忍一时之气免百日之忧,大事化小,小事化了,而结果常常是自己难以化解，不满和纠葛就会因"累积"而增加。

和"忍"说声再见是心态平稳、心理健康的表现，今天，我们有理由说：对人际关系中的不满，仅仅忍耐是下策，沟通才是上策。既然如此，我们为什么不对陈腐的"忍经术"做一个潇洒的告别，去学着使用与人沟通的技巧来解决人际关系中的问题呢？打开我们的心扉，将心比心，用心去交流，我们的心灵空间将更加宽阔和美好。

22 别忽视与老人沟通

郑大妈十多年前已经退休了。她生性好动，喜欢与人交往，脾气又好，虽退休在家，仍不觉得寂寞。最近，她随儿子、媳妇搬进了一套三室一厅的新居，住房条件自然是没得说，然而郑大妈却越来越觉得不习惯。因为，那里家家户户都装上防盗门，邻居连个面都难得见着，更不用说来往了。平时儿子、媳妇忙于上班，只留大妈一个人待在屋里"守空房"。有时候实在憋不住了，很想跟儿子说说话，但他白天上班，晚上则老在自己房里写东西，忙这忙那，大妈不好意思打扰他，只好很无聊地一个人看电视。郑大妈诉苦说，她是一个"苦闷的人"，近些日子来，痴痴呆呆的，好忘事，干什么都丢三落四，心里头发憋，想找人说话。

郑大妈的处境显然值得同情和需要解决的。实际上，恐怕有不少老人或多或少地都存在着类似的情形。应该说，尊重老人，关心老人，早已成了社会的共识。然而，有不少人只把关心理解为给老人吃饱穿暖，却很少去考虑如何与老人的心灵相沟通。

从心理学的角度来说，沟通是人与人之间的信息交流过程。它能使人的心灵洞开，传递出人的思想和感情，增进相互了解，同时能化解烦恼和忧愁。人与人之间谈话是沟通，读书、看报也是沟通。

现在，随着居住条件的改善，许多人住进了单元闭合式住宅，与过去左邻右舍自由来往的环境相比,这样的住宅真是"鸡犬之声相闻,老死不相往来",因此,活动空间大为缩小,人际交往也随之减少了。于是,本来就缺乏与外界接触的老人更减少了邻里往来这一沟通渠道,由此很自然地会引起生理、心理上的不良反应。

为什么有些老人退休后很快显得衰老起来?其中一个相当重要的原因正在于与退休前相比,他们大大减少了与别人交流沟通的机会,被孤独地排斥在正常的生活圈子以外。事实表明,人的机体如果得不到足够的兴奋作用的支撑和社会性刺激,他将变得孤僻冷漠,出现自卑、焦虑、抑郁、社会适应能力低下和应激能力下降,最终导致衰老的快速来临。

怎样才能更好地与老人进行沟通呢?就子女来说,首先要克服厌烦和责怪心理,多从精神上关心老人,多与他们交流。其次,在家庭里要营造"聆听气氛",尽量抽出时间陪伴老人,倾听他们说话,理解和支持他们的思想行为。再次,随时进行"平行交谈",即子女与父母一边做家务,一边交谈,重点放在家务活动上。这种方式轻松、亲切、自然,更容易为老年人接受,便于他们抒发自己的感情。

就老人来说,要增强自信心,克服依赖心理。一方面纠正自以为被社会遗弃的自惭形秽、怕人笑话等自卑感,大胆地向别人敞开心扉;更重要的是老人必须意识到,父母与子女毕竟属于两代人,各有各的生活目标。尤其在当前社会竞争激烈的情况下,一味依赖子女也是不现实的。所以,老人更应该冲破封闭状态,主动与外界接触交流,经常参加各种适合自己的群体活动,根据可能去帮助别人,在群体的交流沟通中感受生活的乐趣。

23 容人之道

容人是一种美德,是一种思想修养,也是人生的真谛,你能容人,别人才能容你,这是生活的辩证法则。俗话说:"将军额上能跑马,宰相肚里好撑船。"这是容人的高境界。那么,容人究竟容什么?

(1)容人之长:人各有所长,取人之长补己之短,才能相互促进,事业才能发展。刘邦在总结自己成功经验时讲了一段发人深省的话:"夫运筹于帷幄之中,决胜于千里之外,吾不如子房;镇国家、抚百姓、给饷馈,不绝粮道,吾不如萧何;统百万之军,战必胜,功必取,吾不如韩信。此三者,皆人杰也。吾能用之,所以取天下也!"善于用人之长,首先是能容人之长。萧何月下追韩信,徐庶走马荐诸葛这些容人之长的典故早已成为千古美谈。相反,有的人却十分嫉妒别人的长处,生怕同事和部属超过自己而想方设法进行压制,其实这种做法是很愚蠢的。

(2)容人之短:金无足赤,人无完人。人的短处是客观存在的,容不得别人的短处势必难以共事。"鲍管分金"的故事就很耐人寻味。春秋时期,鲍叔牙与管仲合伙做生意,鲍叔牙本钱出得多,管仲出得少,但在分配利润时却总是管仲多要,而鲍叔牙少要。鲍叔牙并没有觉得管仲自私,而是认为管仲家里穷,多分点没关系。后来鲍叔牙还把管仲推荐给齐桓公,辅佐其成就霸业,管仲也因此成为著名的政治家。如果鲍叔牙容不得管仲的缺点,绝不会长期与之共事,更不会向齐桓公推荐他,管仲的才华可能会被历史淹没。

(3)容人个性:由于人们的社会出身、经历、文化程度和思想修养各不相同,所以人的性格各异。因此容人从根本上来说就是要能够接纳各种不同性格的人,这不仅是一种道德修养,也是一门艺术,马克思、恩格斯、列宁、毛泽东、周恩来等领袖人物,都是善于团结各种不同性格的人共同工作的典范。

(4)容人之过:"人非圣贤,孰能无过。"历史上凡是有作为的伟人,多数都能容人之过。西汉名臣陈平曾有"贪金盗嫂"之嫌,刘邦并未因他有这方面的过失而将其拒之门外。

(5)容人之功:别人有功劳,本应该感到高兴。但有的人心胸很狭窄,生怕别人功劳大会对自己构成威胁。"功高震主"已成为封建社会的警世之言。春秋末期越国谋臣文种辅佐勾践灭亡吴国后,勾践害怕文种智谋超群,难以驾驭,威胁到自己的王位,只好将其杀掉了事;蔺相如"完璧归赵"后有功于国,被拜为上卿,廉颇不服;岳飞抗金有功,秦桧、赵构害怕,这些都说明容人之功不易。只有那些以国家、民族利益为重,胸怀开阔的人才能做到。

因此,容人不仅要能容人之长,而且要能容人之短;不仅能容人之功,也要能容人之过。古人曾赞楚庄王容人之量:"暗中牵袂醉中情,玉手如风已绝缨。尽说君王江海量,蓄鱼水忌十分清。"

24 过于敏感是人际关系的"绊脚石"

我们知道,人的敏感是一种良好的体态反应和机体功能,是生理健康和心理健全的标志之一。但是,过于敏感就是一种扭曲的心理状态了,它是人际关系的"绊脚石"。

一位年轻的大学生曾向笔者坦言过这样一件事:他踏上工作岗位后,埋头苦干,提出入党申请。不久,听人家透露消息说,支部将要讨论他的"入党申请",他高兴得眉飞色舞,但不久又紧锁双眉了。党支部有五个委员,有两个委员曾因工作与他有过"摩擦"。他回到宿舍,躺在床上,暗自思忖这个人大概会提些什么意见,那个人会设什么"关卡",甚至连对方的神情都想象得非常具体。过了几天,当他得知自己的入党申请未被通过时,他对这两个人便"恨之入骨"了。后来他才知道,这两个委员其实是同意他入党的,他错怪了人家。过于敏感,害得他憋了一肚子气,而别人无端地成了怀疑对象。现实生活中,有不少人在交际明显不顺时,彼此相处不够融洽时,往往抱怨对方,却缺少自我反省。这种心理倾斜,很容易使人陷入烦恼之中。

放眼周围,人际交往中由这种"敏感"引发的问题还真不少呢。比如:人家一扬眉,你就觉得人家看不起你;人家一撇嘴,就说人家讨厌你了；人家说的话本没有什么恶意，经你一描就矛盾突出了；人家在说自己的悄悄话，你便怀疑在说你的坏话。总之对别人的一举一动都耿耿于怀，敏感得连对方一声咳嗽就是对你的不敬，对方一转身就是对你的鄙视，这种极端的敏感几乎可以制造出一个"邪恶的世界"。其实，正像成语故事"杯弓蛇影"说的一样，有许多怀疑都是这种过于敏感的倾斜心理在作祟，而事实并非如此。

敏感的人，精神常常处于一个人为的高度紧张的状态，凭自己想象，凭个人好恶来理解周围的一切，于是捕风捉影者有之，吹毛求疵者有之，无中生有者有之，把人际交往中的正常状况都扭曲了，都当成"敌情"来处置了。过于敏感的人，把自己看得过重，很计较自己在别人心目中的地位和印象，这种过分放大了的自我，无疑给过于敏感准备了天然的场所。他容不得别人的谈论，容不得别人的合理冲撞，有的人更幻想自己将成为高人一等的杰出人物，这种过分的成名欲使过于敏感有机可乘。

过于敏感的人，对恩恩怨怨这类事斤斤计较，看在眼里，记在心里，胸襟狭窄，老是放不下他人对自己的态度，戴上一副有色眼镜观察四周，结果心里总是一片"阴云"。其实，陷入过于敏感的心理误区的人，是活得很累的，他既要对付那些夸大了的"敌意"，又要抚慰由此产生的痛苦，自身消耗很大。而且，过于敏感对人际关系的损害极大。发生在同事之间，会妨碍正常的工作和关系；发生在朋友之间，会破坏友谊的深化；发生在恋人之间，会妨碍感情的发展。显然，过于敏感的心理，是投向人际关系的"阴影"，是导致性格扭曲，造成孤僻的一个"滑梯"。

过于敏感的心理缺陷的形成，原因是多方面的。其中有一部分可能就属于临床上的人格障碍。也许是遗传因子在显示它的特有功能，也许是某种人的天性在进行本能的反应，也许是常年的陋习在隐隐作痛。不过，狭隘、自私、封闭、反应不良这些后天缺陷才是主要的。要想自己生活得快乐，要使别人对自己感兴趣、有好感,看来克服人际交往中存在的过于敏感心理是一个十分重要的问题。

(1)要调适自我意识,把自己融入大集体中:把自己看得渺小一点,平凡一点,就可以避免因为过于自尊而导致的过于敏感。把自己看成"西湖美景",独树一帜,就容易计较别人的"风风雨雨",看淡了,自然心胸开阔。

(2)要有与人为善、与人为友的精神:这种健康的心理能使人心平气和,能宽容、宽厚,能应变自如。你的周围没有这么多"假想敌",人们的合理冲撞并不妨碍共同生活,既没有必要用放大镜去"扩大化",也没必要用显微镜去"缩小"。

(3)要大大减少对别人行为的过多思虑:过去的事情就让它过去,不要让任何一件事都在此停留得过久,因为你不是为分析别人而生活,也不是为自己过于敏感而生活,让一切顺其自然最好。

(4)有时间不妨走出室外去看看外面的世界:到大自然中去,到海边去,到丛林中去,让环境的变迁来改变自己过分内向的性格。改变过于敏感不难,生活是一个湖泊,你可以尽量想象出它的浪花和你在上面泛舟的欢乐。此时,过于敏感便会离你远去!

25 如何创造良好的"第一印象"

初次结识他人的方式,常常有可能为两个人今后的交往定下基调。第一句话、第一个动作给人的印象往往是很深的,这就叫"第一印象"。

在和别人第一次交往时,如果你想让对方认真地接受你,那么你最好在最初的几句话中就把基调定好。如果你用拘谨的调子开始,那么交谈将是拘泥的;若用友好的调子开始,别人就会使你在整个交往过程中扮演这样的角色。你去拜访某人,又不知他是否会理睬你,你可以对他讲第一句话:"很抱歉来打搅您!"或"我想占用您一点宝贵时间。"对方往往会不由自主地注意倾听你的谈话,尊重你的意见。人们发现,给别人留下一个良好的第一印象的最佳方式之一,是不要过于努力给别人留下印象,而要让他知道,他给你留下了好印象。在和别人交往过程中,你不要过于谦卑,不要总以为只有谦虚才会给人好感。过分谦虚既会叫人感到别扭,也会不知不觉地将自己置于卑下的地位。与人谈话,不管自己是否了解对方的谈话意图,有一点总是不错的,那就是尽量认真地倾听对方的话。当然也不是单纯倾听,否则对方会觉得你没有注意他。你应该抓住时机适当地进行认同和赞美。必要时,你可以简要说出自己的意见,甚至疑问,以免让人误以为你缺乏真诚或心不在焉,但不应和对方发生争执。

在与人交往特别是初交时,如果你总是不停地对现实发牢骚或者挑剔别人、显示自己,这往往无形中会使对方觉得你是个不合群的人,或者是个不现实的人。我曾经碰到一位同龄人,他刚从旅游学校毕业,在一家宾馆当会计。我问起他的工作,他竟滔滔不绝,说自己所在的环境太糟、自己的顶头上司太刻薄、自己的才能无以发挥,等等。我一边听,一边想,他也许会碰壁。因为在人际交往特别是初交时,人们不仅根据你的外在言行来判断你,而且也根据你对事物的看法来评价你。"第一印象"不仅指初次见面时的言谈方式、外表举止,更指第一次谈话中别人所了解的你的深一层的思想观点。这些"印象"比表面的言行、习惯更能影响你们以后的交往。

与对方初次会面时,着装要整洁,但不要穿新衣服,否则会使你感到拘束,显得胆怯。说话时,应主动问候对方。讲话的声音应响亮、清晰,不可含糊其词,更不要小声嘀咕。临别时要有得体的寒暄。如果与对方打电话,请注意首先询问对方忙不忙,让对方掌握是否听电话的主动权。同时,你应面带微笑打电话,这样会使你的声音更加悦耳。

26 扮演好自己的社会角色

时下有这样的一句流行语:这年头谁都不容易。的确,身处大变革的当今年代,令人彷徨、迷惘的东西太多了。为活出自身的价值、活出人生的精彩,维系身体上、精神上的完整状态,保持良好的社会适应能力,必须学会调整自己的视角、心理和情趣,扮演好自己的角色。就社会心理学的角度来说,您不妨遵循以下行为模式。

(1)要正确地给自己定位:随着体制的改革、机构的重组和利益的重新分配,须审时度势地标正自己的坐标,既看到自己的长处,又看到自己的不足,睿智地从过多的社会角色中解脱出来,扬长避短地把时间、精力运用于适合自己,又能胜任的角色上来,有所为,有所不为。

(2)要有平常心:物我两忘,宠辱不惊,既不应随波逐流、迁就平庸,也不能指望生活的聚光灯永远打在自己身上,尽可能做到"世事沧桑心事定,胸中海岳梦中飞"。

(3)要善于沟通:人生将因人们彼此间温馨难忘的点点滴滴的沟通而更加美丽。所以,摒弃无端的敌意,学会悦纳他人,搞好社区邻里和同事之间的关系至关重要。正如哲人所云:"掌握了沟通,你就掌握了世界,沟通方能产生'双赢的结果'。"

(4)要适度锻炼:现代生活方式五花八门,但适度锻炼绝不可少。适度锻炼意味着要有自己的业余爱好、社交圈子和文体活动,这有助于排遣因"角色冲突""信息超载"所带来的焦虑、困惑、紧张,克服厌倦、冷漠的心态,提高大脑对挫折的承受能力。

(5)要有投入感:敬业、自信,尽量地去喜欢手头的工作,多看到自己的亮点,无怨无悔地投入到自己的社会角色中去,这样一旦成功了,心里也就舒坦踏实了。"细推物理颂行乐,何为浮名绊此身",说的就是这个道理。

27 你为何与别人合不来

常听一些青年朋友这样说道:"我就是和别人合不来""我就是看不惯某些人",为什么合不来,看不惯?还有一些青年朋友因为"人缘不好"调到新的单位,也曾发誓要搞好人际关系,但结果往往事与愿违,短则三五个月,长则一年,与同事的关系就变得很僵硬、很紧张了。这又是什么缘故?

人是社会化动物,每个人都有交往的需要,美国心理学家曾做过一个交往剥夺实验,把受试对象关在隔离室里,不让任何人接触,结果仅几天被试者就忍受不了,甚至出现精神不正常的迹象。可见交往对人是十分重要的。在现实生活中,并非每个人都能很好地与他人交往。社会心理学研究认为,导致人际关系失调的因素很多,就大的方面来说有三类:一是主体(即本人)的因素;二是客体(即他人)的因素;三是情境因素,即主体与客体发生交往时的客观环境条件。如果一个人与大多数人相处不好,那就应从主观上找原因,包括主体的性格、脾气、心理品质、思想境界、道德水准,以及与他人交往时的自我认识、情绪、态度、行为等。这些因素都会影响一个人的"人缘"。因"人缘不好"又是导致心理疾病的重要原因。正如我国一位心理学家所说的,"人类的心理适应最主要的就是对于人际关系的适应,所以人类的心理病态主要是由于人际关系失调而引起的"。众所周知,人与人的关系非常复杂,既可能彼此相容,也可能相互排斥,还可以互不相干,各行其是。人们可能有这样的体验:在集体中被容纳的人会感到轻松愉快,充满信心和活力;被排斥的人会感到孤独寂寞,处境艰难。应当说,良好的人际关系是心理健康的首要的和必备的条件,又是心理健康最具体的表现。一个人如果人际关系失调,势必会导致一系列心理疾患,甚至给健康长寿带来一定的危害。有人分析了60例心理疾病患者的病因,发现人际关系失调(指夫妻关系、家庭成员关系、邻里、同事关系等)共 48 例,占 80％;发现由其他原因引起的心理疾病(如失恋、高考落榜、身体疾病、亲人病丧、事业失利等)共 12 例,占 20％。

心理学家研究表明,一个人的性格特点与人际关系的好坏也有很重要的关系。如果你性格内向,平时寡言少语,不大愿意主动与人交往,那么,你每到一个新单位,别人往往会觉得你很高傲,不易接近,这就影响了你与别人的交往。交往是建立良好人际关系的前提。一般地说,交往水平越高,人际关系就越容易密切,反之就会淡薄。交往内容有工作性交往与非工作性交往,前者容易做到。非工作性交往就是主动的交往,它对形成良好的人际关系有重要的作用。同事之间,在工作之余聊聊天、串串门,或者聚餐、偕游、喝咖啡、打牌、看电影等都是交往的形式。通过这些非工作性交往,双方从中加深感情联系,并逐步形成一种整体感。

防止人际关系失调,在交往中还必须遵循以下原则,也就是注意以下几方面的心理制约。

(1)社会交换。与人交往时,首先要认识到人与人的关系是相互的,彼此都既有所"施"也有所"受"。社会交换与商品交换的不同点是进行感情上或理智上的交流。应当记住:你需要爱、友情、尊重,需要达到某些目标,别人也一样。合理的人际关系是使双方都有机会满足其要求。

(2)自我暴露。心理学家认为,一个人把自我向别人敞开,比死死地关闭自我更能使自己感到满足,并且这种好的感情会感染到自我暴露的对象身上。心理学实验发现被试者们更喜欢自我暴露较深的人。不过,自我暴露也不宜太迅速、太露骨,否则会让人难以接受。

(3)注意相互关系的性质。我们同时和许多人交往,所形成的关系各不相同。有亲子关系、师生关系和一般朋友关系。如果不按照彼此的关系行事,对双方都有不良的影响。

（4）注意全面而客观地认识别人，这样才不至于因自己的偏见伤害了对方。

（5）注意克服不良性格。如心胸狭窄、妒忌心重，疑心重，自以为是，瞧不起别人，在回答别人的问话时显出不耐烦的神情。

总之，处理好人际关系大有学问，社会心理学就是其中重要的一门。我们应当在生活的各个方面以及一切相互关系上，建立和发展平等、团结、友爱、理解、互助的人际关系，使社会安定，人人和谐，情绪舒畅，以减少心理疾病的发生，身心健康地工作、学习。

28 大学生如何搞好人际交往

在大学生人际交往过程中，一些不良的心理因素常会影响大学生人际交往的正常进行，使得有些大学生不敢交往、不愿交往，甚至不能交往，严重影响了他们正常的学习和生活。一般来说，有的大学生在人际交往过程中，出现一些困难或不适应是很正常的，但如果个体的人际关系严重失调，人际交往受阻，则表明个体存在某些不良的心理品质。针对大学生中常见的人际交往问题，专家们提出一些对策。

（1）天生我才必有用，正确地认识和评价自己。一个人自卑、缺乏自信往往与对自己没有形成正确的认识和评价有十分紧密的联系。我们与他人进行社会比较时，一是要注意比较的标准，不能以己之短去比别人之长，这样势必导致比较的误差。二是比较时必须注意要客观，千万不能认为自己某一方面不如他人就什么都不如人。要善于发现自己的优点和长处。只有这样，才能对自己有一个客观公正、符合实际的自我认识与评价。当对自己的认识与评价客观合理时，才会增强自己的信心，自信心强才有可能克服不必要的自卑心理。如果对自己的认识与评价不符合实际，夸大了自己的缺点短处，看不到自己的优点和长处，则只会使自己在别人面前丧失信心，增强自卑感。在交往中，要有交往成功的信心，不要总是被人际交往会失败的心理所困扰。只有通过多与人交往,才能增加与他人进行社会比较的机会,也才能有利于去发现自己的长处,从而有利于形成正确的自我认识与评价,增强自己的信心,克服自卑感。

(2)从我做起,主动大胆地参与社交活动。人际交往是交往双方积极主动的过程,一方主动而另一方被动势必造成交往难以正常进行。主动大胆地与人交往有利于消除胆小、害羞所带来的交往障碍,因为主动大胆地与人进行交往,能够锻炼自己的胆量。只有大胆地尝试,主动地参与社交活动,慢慢地才不会害怕见陌生人,那种害羞的心理也会随之而慢慢被消除。

(3)精诚所至,金石为开,以诚相待,热情待人。与人交往,必须要以诚相待,热情待人,如果能做到真诚对待他人,他人亦必定会以真诚回报你,即"你敬我一尺,我敬你一丈"。人之相交贵在知心。要做到知心,那就必须要求交往双方都能以真心诚意的交友态度来结交对方。不能以怀疑的眼光来看待对方,"自疑者不信人,人亦疑之"。假如交往双方相互怀疑,不但彼此交往困难,而且还会导致彼此产生误解,甚至产生冲突。

(4)修己而不责人,优化自己的性格,宽以待人。性格内向孤僻成为大学生人际交往的一大障碍,要克服和消除它,除了正确地认识自己外,优化自己的性格是关键。大学生要通过多参加交往活动,在活动中有意识有目的地逐步培养自己开朗活泼的性格。不能轻视别人,做到与人平等相处。另外,在注重修己立身的同时,还要做到"宽以待人"。人各有别,人各有志。人与人之间是不可能完全一样的。尤其是人的个性各有特色。因此,在与人交往时,不能过分苛求别人,责怪别人,要学会容忍,宽以待人。如果一个人总要求交往对方与自己一样,势必会缩小交往的范围。当然,宽以待人也还是有原则的,并不等于无原则地迁就别人。

(5)当一个能干的交际者,掌握必要的交往技巧与手段,学会与人打交道。积极主动与人交往,对人以诚相待虽说有助交往的顺利进行,但有时候光凭自己的一腔热忱并不一定就能使交往顺利地进行。其中的奥妙就在于光有热忱、真心诚意还不够,必须要有一定的交往技巧与手段。如果交往的方法得当,能使交往非常顺利,收到事半功倍的良好效果。如培养自己的语言表达能力,注意自己言谈举止的自然朴实、得体,学习别人如何与人交往等,都将有助于自己交往能力和技巧的提高。

作为时代的骄子,大学生应当克服交往中的心理障碍,在良好的人际交往中度过美好的大学时代。

29 走出社交障碍的迷雾

"看,他又摸鼻子了。"正在磕磕绊绊回答问题的高三学生晓峰,听到同学们的议论,更是感到头脑一片空白,本来准备好的答案也消失得无影无踪。他站在那里,张口结舌,心中感到非常苦恼。的确,有些同学在与他人交往或回答问题时,往往过于紧张,面红耳赤,说话结结巴巴,显得思路混乱,难以自我控制,出现一些多余动作。或者大脑一片空白,原来想好的东西都跑到九霄云外。而这些面部表情、行为举止和感觉体验通过反馈更加强了紧张意识,形成恶性循环,最终导致更加恐惧这些场合。这就是我们所说的"社交障碍"。

存在社交障碍的同学,大多比较害羞,性格内向,沉默寡言,不善交际,同时比较敏感,有自卑倾向。如果在学习、生活等各方面稍遇挫折,便会伤害自尊心,在心理上造成创伤。其实,对于这些同学,他们不敢正视的恰恰是"自己的恐怖",把许多并不可怕的情景,在想象中蒙上了恐惧的色彩,又加以无限渲染,致使自己处于恐惧状态中难以自拔。这种社交障碍,并不是什么大不了的问题,只要注意方法,我们完全可以逐渐克服。

首先,应用相同对比法和不同对比法来减轻压力。把自己的情况与别人相比,找出相同之处。比如这样设想,我做的可能不理想,可别人一开始未必也做得就很好,我的情况别人也会有,也许有的人还不如我,我并不比别人差,多锻炼几次就会好的。换个角度,在与别人相比时,既要看到别人的长处,也要看到自己的长处,应该明白"尺有所短,寸有所长"的道理。每个人都有自己的优劣之处,这样便于找出自己的优点和长处,增强自信。

其次,学会正确地评价自己,保持适当的期望水平。有的同学对自己的期望值过高,而一旦达不到自己的预期目标便会感到痛苦。因此,应该客观地评价自己,按照自己的能力、水平确定发展目标,应该允许自己和接受自己存在的局限和不足,适当降低要求,从小的成功开始,循序渐进,积累经验,逐渐树立自信心。

再者,要寻找自身的优势,增强自信。你不妨从自己感兴趣、了解得比较深的方面入手,用自己的"优势项目"使自己获得成功的情绪体验。也许你不善言辞,但你的体育、音乐或别的方面比较突出,你就可以大胆地运用自己的长处,在运动会或其他表演中一展风采。当你的出色表现赢得老师和同学们的一致称赞时,你就会想:原来我也能做得很好,我也行!这样,必然增强了自信心,使你能够有充分的自信面对你从前恐惧的公众场合。

最后,还要抓住机会适当地表现自己,克服"只想不做"的思想倾向。存在社交障碍的同学,大多不敢在公众面前讲话,害怕受到别人的哄笑,常常放弃表现自己的机会,陷入"我不行—所以我不做—因此我更不行"的怪圈中。即使你有独特的长处,如果只愿独自思考,而不实际去做,那么,你的能力和水平就很难得到别人的承认。应该放下包袱,珍惜自己面前的机会,鼓励自己勇敢地面对,哪怕是一次小小的成功,也会使你获得莫大的成就感。开始时,可以不必正视大家的目光,把精力集中于自己的讲话、表演上,然后逐渐训练自己从容面对,用眼神、表情与大家交流。一次次地锻炼,直到消除与人交往的紧张感、恐惧感。

总之,对于社交障碍,最重要的是增强自信,消除自卑、羞怯心理。当你超越自我,克服了这些障碍之后,你会发现,自己以前所恐怖的东西并不可怕,让你可怕的,只是自己的想象。

30 代际关系

"代"不但是以时代来划分,而且还是以不同的社会文化背景来划分的。从时间上讲,像新中国成立前参加工作的属于第一代;第二代是新中国成立后参加工作的;第三代是 1966－1976 年期间参加工作的;第四代就是 20 世纪 60 年代出生,80－90 年代参加工作的。

从家庭角度讲,代际关系是老年人与成年子女之间的关系。所以,代际矛盾冲突一是表现在价值的观念上的不同。如子女择业问题,老年人的观念是求稳,看重铁饭碗,年轻人一般是重发展。二是表现在家庭角色的转换上,原来父母说了算,现在子女说了算。由子女依赖父母变成父母依赖子女。三是表现在生理、心理上。大家都觉得老年人进入更年期以后固执己见,喜欢怀旧,而接受新事物比较慢。四是表现在道德标准观念的不同和差异上。怎样才能建立和谐的代际关系呢?我们既应该看到代与代之间存在的差异,也要看到它内在的和谐,因为每代人的文化和价值观都是上一代文化的延续、继承和发展。几代人在一个社会里共存,要互相谅解、互相尊重。一方面,老年人对子女应从过去的俯视转变为平视,相互间看作朋友。另一方面,作为子女要尊重老人,对于老人的合理化的善意建议,你可能不能接受,但大可不必生气,两代人之间相通和传承的东西远远大于矛盾和冲突,要理解父母的爱心。

31 青年人与父母的关系

青年期所需要面对的一项心理课题就是如何跟自己的父母保持良好的关系。从心理发展的观点来说,当子女还幼小,处于婴儿或幼儿的阶段,父母的主要职责是"抚养"孩子,喂食、照顾、保护,使幼小的孩子能感到安全、舒适,健康成长。当婴儿到了孩童阶段,除了继续养育以外,父母还要学会"管教",帮助孩子知道什么是好的,什么是不好的事;什么是可以做,什么是不可以做的事;指导孩子学会控制自己的欲望,能主动自觉地去适应配合周围事物的规律与要求。青少年阶段,做父母的就要能以"教导"的姿态,关心孩子如何到外面的环境去适应、去学习,去养成勤勉的习惯,练习开始成为社会的一分子;同时父母要能提供性别上的模仿角色,帮助同性子女性别上的认同。到了青少年阶段,父母就要接受少年们开始逐渐跟自己父母疏远而跟同辈朋友亲密的趋向,协助他们进一步地发展,特别要协助他们去建立自我认识的课题。如何去"协助"青少年是父母在这个阶段的责任。

到了青年期以后,青年人与父母的关系会有本质上的调节与变化,父母长辈要学会与子女以比较同等的关系相处,以循循善诱的方式,提供人生的经验,做人的模范。做父母的要学习逐渐放弃上下的"纵"的关系对待已经成长的子女,改为以"横"的关系与子女相处。总的说来,假如做父母的能随着自己子女的年岁增长而以上述的"抚养""管教""教导""协助"与"善诱"的原则做同步的调节与更换,就没有太大的问题;否则,做父母的就会出现适应子女成长困难的现象。临床上我们常看到有些父母在早期很会抚养或管教子女,但只停滞在那种方式,不懂或不习以教导、协助或善诱的方法去对待已经长大的年轻人,这是亲子关系上主要问题的来源。

(1)父母对青年子女应有的认识:子女与父母不尽相同,父母要与自己的子女保持良好的关系,在观念上首先要能认识到:子女跟父母不一样。尤其是子女已成长为年轻人的父母,对这一问题应有所认识。这有几个理由:第一个理由是生物的因素。从生物学的观点来说,一个人的心理与行为都受遗传因素的影响,供给基础。可是每个孩子只有一半的遗传因子是从父亲那里得来的,另一半是从母亲那里得来的。所以,从统计学的概率说来,每个孩子只能有一半的基础与父亲或母亲相同。严格说来,还不一定是一半,因为从父亲和母亲那里得来的因子不见得都各个显现出来(可能保持隐性的情况);而且父亲与母亲的因子相互交叉作用,又可能引起许多变异。总之,你的儿子或女儿并不是百分百的仿制品,只是跟你非常相似的下代亲人。第二个理由,我们也知道一个人的思考、习性、情绪等精神功能的表现会与过去的经验有密切的关系。可是每个孩子从小到青年阶段所经历的个人生活经验常会不一样;也不会与父亲或母亲完全一样。譬如:你做父亲的,小时候是吃母奶或吃奶妈的奶而长大;你的小孩儿却可能是喝牛奶长大的。你小时候,是走路去上学的,可能要走一个小时才到学校;可是你的孩子却是坐公共汽车去上学,甚至是你开私家汽车送他去上学,不用走路,也不必花费很长的时间。你小时候,是玩石头、跳绳;你的孩子是看电视、玩电脑;你可能经历过社会经济困苦的时期,养成了不浪费食物、衣服破了就补来穿等节省的观念与习惯;你的孩子是长在经济快速发展的阶段,只知道食物很多、衣服很多,根本没有节省的想法。总之,每个人都会经历不同的心理发展阶段,建立不同的心理经验。因此,你脑子里所存的知识与情感资料,与你孩子头脑里所储蓄的精神资料,会有明显的差异。你喜欢喝豆浆、吃烧饼;你的孩子却说不一定,而是喜欢可口可乐,吃巧克力。不同的成长环境会形成不同的嗜好与习惯。第三个理由是文化上的影响。由于现代的社会里,待人接物的看法与态度常发生变化,在短短的一二十年里,就可以产生相当客观的价值变化、态度上的变迁。由于这样急速的文化变迁,上一代与下一代可能就会遭遇很不同的文化背景。譬如,你父亲那一代,还盛行经媒人找对象、由父母做主的婚姻;你自己这一代,可能开始自由恋爱的风俗;而你孩子这一代,可能有人开始流行没结婚就同居的风气。单是二十多年两代之间,就可能造成不同的想法、价值观念,影响我们的思维与生活习惯。

我们这样说明,主要是指出孩子与父母的不尽相同,而且可能有许多差异的道理。虽然父母与子女住在一起、生活一起,但是每个人可能有不同的心理背景。虽然都冠有同样的姓,但是孩子并不是父母的仿制品、附属品或继承人。你喜欢盖房子、做建筑工作,你的孩子却并不见得就喜爱建筑,不能勉强孩子去继承你的建筑公司。他可能喜欢文学,想做书写的工作。你比较喜爱温柔的女性,却不能要求你的儿子就娶个很温顺的妻子;你的孩子会喜欢他所喜欢的异性对象。

当孩子还小时,孩子像不像父母并不太重要,只要孩子可爱、乖、孝顺就好。但是当孩子到了青年阶段,要建立他们的个性、选择他们的职业方向、要找他们的对象成家,是否要把我们的子女当作跟我们"相同"的家人,就变成是很重要且必须认清的问题。否则,就容易发生亲子间各方面来往与相处的问题。

(2)亲子间的依赖、独立、亲近与疏远:当孩子到了青年阶段时,还要特别费心去注意的事情是如何调节亲子间的人际关系,把握"依赖与独立""亲近与疏远"的平衡。当孩子小时,需要依赖父母,而做父的,也很喜欢被孩子依赖。可是从进了小学阶段的少年,心理上就开始想逐渐独立,保持个人的天地,跟相同年龄的同伴们亲近,而相对地与自己的父母保持一定距离,这种情况到了青年期会更为明显。譬如:今天在学校跟同学发生了什么很好玩的事,在工厂跟领导发生了什么小误会的事,年轻人可能不会像小时候那样一五一十地和父母讲。这些属于个人情感的事,他们往往会埋在自己的心里,只可能向亲近的朋友透露,但不会向自己的父母谈这些私人感受。假如做父母的,拼命地想知道,甚至去翻看年轻人的日记或书信,就侵犯、超越了孩子的个人心理界限,没有尊重已经长大的年轻孩子的个人尊严。因此,与自己已经长大并快成人的孩子保持多少关系上的距离,建立何种心理上的间隔,可探问何种要紧的事,不干涉何种私密的情感境界,何种事情要提出意见,哪种事情要让孩子自己去决定等,都是很微妙而需要去调节的心理课题。

(3)有乐共享、有难支持:虽然做父母的要与自己的青年子女在"依赖与独立""亲近与疏远"这些表面上能保持适当的平衡点,但这并不是表示父母与子女要完全断绝关系,变成陌生人。父母与自己的孩子还是要保持终身的亲密关系。有了什么高兴的事,要能共同去享受,有了什么伤心的事,要能一起去难过。保持情感上的距离与维持情感上的亲密并不是冲突的事,是可以并存的。父母跟青年子女之间,特别要保持一种关系。即平常当他们能自己去应付事情时,尽量让他们自己去处理他们的事情。假如万一子女遭遇到什么人生上的挫折,面对什么困难时,做父母的要能随时伸出救援的手,去安慰他们,去支持他们,而且去尽父母的职责。这样,希望当父母年纪大时,反过来,成人的子女能随时向年老的父母提供所需的帮助和支持。

(4)父母与青年子女宜建立的关系

①上下与平辈的复合关系:父母要抛弃过去孩子幼小时所保持的上下辈的、只是"纵"的关系,而要适当地加上同辈平行的"横"的关系,两者随机调和运用。假如孩子犯了严重的错误,作为父母,有职责去提出意见,就是忠言逆耳,让年轻人能悬崖勒马,改变主意。特别是有关学习、事业、交友或婚事,关系到人生的方向,做父母的要以"长辈"的身份提供意见,但不要强迫或代替他们做主,决定他们的一生大事,而要由他们自己做最后的选择与决定。只

要不牵涉到重大的事情，尽量让他们自己考虑，做父母的，以"平辈"人的立场，提供一般性的建议，帮助他们自己去思考、抉择，安排自己的生活。特别是属于娱乐或游戏性的娱乐，尽量跟他们以似乎同辈的关系，共同去享乐，犹如同胞一样，这样可增加彼此的乐趣。也就是说，做父母的，能依情况与事情的重要性而随时适当地调节相互的角色与关系。

②相互交流与影响的关系：与上述特点很接近的是：做父母的，要学习与已经长大的年轻子女建立并保持相互交流的新关系。其理由很简单，现代的年轻人，经由书本、杂志、报纸、电视或电影、网络等各种资讯材料吸收了不少新知识，是父辈们可能没有学习到的新奇且广泛的知识。特别是有关科学技术方面的知识日新月异，几乎令人跟不上。譬如有关电脑的操作及经由电脑而可获得世界性资料，这是一代人做梦都没有想到的新的知识获取方法。越是年轻，越有机会去很快地学习；年纪大的人，可向年轻人学习，也不用觉得是个羞耻。除了这样的实际情况以外，还有心理上的意义。让年轻人向父辈提供他们的资料或意见，可以增加年轻人的自我信心，可帮助他们的心理发展，这是做父母求也求不到的结果，应该让年轻人在父母面前有多多表现的机会，千万不要把这样的情况看成是对长辈的威胁或侮辱。作为长辈，要能大大方方地去接受与鼓励，并为子女的成长高兴。让年轻的孩子在父母面前自由自在地表达他们的思路及想法，包括他们的私人心事，还可以增进亲子间的情感与关系，是难能可贵、最重要的收获。作为父母，应跟自己的子女保持良好的感情，相互依赖与帮助。要能达到这样好的关系，必须学会与自己的孩子沟通和交流。

③提供私人性的知识与经验：青年人所需要的，是尽量获取人生的知识与经验，包括一般人的看法与感觉。假如做父母的能给他们提供父母本身的知识与经验，可给他们很多帮助。譬如：父亲第一次与母亲见面时送给她什么礼物，让还在交际中的母亲很喜

欢、也很有印象;或者,他们想结婚时,是如何跟双方父母去说,获得他们的赞成与祝福的。有时供给子女的私人性资料,可包括父母过去所做的小错事或所经历的痛苦,如婚礼时几乎忘记了戒指,或生孩子时兴奋地跳而几乎撞了头等。这样可尽量除去"权威者"的面具,让子女能感到父母"常人"的一面,这样他们才会与父母产生情感上的接近。

④提供生活哲学与人生道理:做父母的可以提供的最后一项课题是:乘机给孩子提供有关人生的道理。这并不是指给予道德上的训斥,而是供给人生经验的要领与心得。不管是社会共知的说法,或者父母本人的见解,都可以帮助年轻人从不同的层次、不同的方面去体会生活的意义或要领,帮助年轻人成长。

⑤身体力行,言传身教:父母对子女的影响不在如何教导他们,供给什么知识或道理,而在于供给实际的生活样板。假如父母本身的夫妻关系好,有良好的婚姻生活,对孩子关心,热衷于他们的职业与工作,对人生始终保持积极的态度,这样的父母无形中就给孩子很多自信与安全感,让青年子女知道他们也可以像父母那样经营稳定与快乐的生活,可说是最难能可贵的保障。专家的研究证实,许多成熟且稳定的人,就是从父母那里得到了基本的信赖与支持,这是父母给予子女的最好的人生礼物。

(5)青年子女对父母应有的态度:人际关系是双向的相互关系。父母要注意跟自己的子女交流,同样的,子女也要注意与自己的父母沟通与相处。下面让我们提出几个要点。

①尊敬长辈、体会家长的用心:当孩子小时,总认为做父母的,什么都知道,什么都会,是很能干、可靠的万能保护者。可是随着认知力的发展,到了少年期以后,孩子开始对自己父母的看法不同意,到了青少年期更是如此,还常常认为父母的想法不对、不合时宜、太顽固,等等。到了青年期,更认为父母的知识、观点并不适合现代的趋势。由于对父母的失望,而可能表现不礼貌的行为,说些

伤父母自尊心的话,影响与父母的关系。到了成人以后,特别是自己成家有了自己的孩子以后,才会逐渐地改变对自己父母的看法与态度,变得能体谅父母,能理解父母的用心。因此,作为子女,要能提早体会父母的立场与用心,能时时以长辈的身份尊敬他们。

②建立"横"的关系、协助父母:除了保持对父母态度上尊敬、在关系上继续与父母维持"纵"的上下关系以外,青年子女也要学习能开始以"横"的关系与父母相处。所谓与父母保持"横"的关系,就是能适当地把父母看成是大哥或大姐似的,以同辈的身份,去征求他们的意见,去获得他们的生活经验,同时也能沟通给他们你所知道的事情,提供你的看法。如此能以相互的"横"的关系来往,而不只是父母教训你,你服从他的"纵"的关系。父母有时也会遭遇他们职业或工作上的困难,或者出现人际交往上的矛盾。作为子女,不一定要能提供有效的帮助,提出特殊的参考意见,但起码可以同情他们的处境,提供感情上的支持,让他们觉得你是替他们着想,是站在同一个立场在帮他们,让他们得到心情上的安慰。换句话说,"横"的关系,可表现在知识资料的相互传达,还包括情感上的相互给予。

③练习沟通,减少时代的差距:最后一点青年子女可以做的,就是与自己的父母多谈话,谈谈你自己的见解与想法,帮助父母了解年轻人到底在想什么、关心什么,跟他们上一代有何不同的思考与观念。经过这样的沟通与交流,可减少时代的差距,免除不必要的误会和矛盾。两代间的沟通,要站在一个基础,就是不要去判断哪方是对,哪方是错;而应了解双方思想、观念之所以不同,是由于时间与时代背景的不同。同时应坚信,两方能沟通,并想办法去体会、谅解对方的出发点与想法,可减少因不了解而带来的冲突。拉近与父母之间的差距,这是做子女的一份责任。

假如一个人能与自己的父母保持良好的关系,是可受用一辈子的好处。做父母的,可以时时供给人生方面的经验,可以提供上辈的智慧。反之,做父母的,能跟自己的孩子很接近,也会感到幸福,享受日后的余生。青年期是建立良好的亲子关系的关键时期,宜好好珍惜与善用。

32 你会与人合作吗

如果我们能把复杂的事情变得简单,把简单的事情变得很容易,我们做事的效率就会倍增。在现代社会中,赢得别人真诚的合作是人生取得成功的重要条件之一。如何赢得合作呢?

(1)多赞美别人:人人都喜欢赞美之辞。在生活中,人人都喜欢给自己积极评价的人,不喜欢给自己消极评价的人,也愿意同那些对自己的品性和才华及在工作中的表现给予好评的人合作。如果你经常赞美别人的德识才学、工作实绩,你就会得到许多合作者,别人会报以知遇之恩的。

(2)以帮忙者出现:以帮忙者的面目出现是赢得合作者的最好方法,因为帮忙的角色不仅显示出了你对对方的真诚关心与慷慨相助,而且维护了对方的主导地位。对方会因此真诚地欢迎你来合作。如果你的合作对象在共同合作的领域里没有你的造诣深,说不定会主动以你为主,甘当配角。因为你的真诚换取了对方的真诚。

(3)请求对方帮忙:先请求对方帮自己一次小忙,然后表示感谢,渐渐地,对方就会心甘情愿地帮你的大忙。因为你这样做,不仅维护了他的自我形象,而且使他享受到了自己有益于人的美妙心理体验。在现实生活中,求助于他人而使自己的事业取得成功的例子是很多很多的。

(4)激起对方的歉疚之情:在与人合作的过程中,要非常大度,不要斤斤计较得失。即使对方有对不起自己的言行,也要一切如常。以此激起对方歉疚感,从而尽力地与你合作。

(5)巧妙使用"同意":①同意在他人未发表意见之前。在对方还未发表意见之前,就先讲述了同意他的意见的看法,这样会赢得对方格外的信任。当然对方的意见你必须事先了解到,或者猜到。在对方已发表观点之后再表态,会有顺水推舟之感,引不起别人的特别兴趣。②不要随便"同意"。当你对合作者的意见或合作者中的某个人的意见不同意时,则需明确表态,并且详细地陈述理由。这种审慎的态度,可以赢得包括对方在内的其他同事的信任。当然非原则性的问题可以灵活一些。

(6)直呼他人名字:经验告诉我们,被自己喜欢的人直呼名字是愉快的。直呼其名,向对方传递的是一种亲密情感。但是在使用时必须根据生疏程度,深思熟虑,而且必须使用得当,否则会适得其反。

33 职场人际交往

以良好的人际关系为基础,才能充分调动人们的工作热情和积极性。在某市政府机关某个部门,近一段时期工作开展得不顺利,工作效率低,市民的投诉明显增加。因此,该部门几次出台新的政策以期改变现有状况,但效果甚微。情急之下,有人提了个建议,做一次民意测验,了解大家的想法。于是,以不记名形式,以"如何提高工作效率"为题,征求大家的意见。整理出来的结果出人意料,其中像办公室光线暗、办公室应该装饰得漂亮些、卫生条件不好、走廊和厕所太脏等意见竟占30%左右,剩余的绝大部分都集中在一点上,那就是"领导,你要学会问候和答话"。其中有几份写道:"某年某日,在某地方,与领导打招呼,却没有反应。某月某日,在某地方,仍然没有回话。"

写得相当具体,可以肯定,提意见的人当时一定很生气,就记到了本子上。还有一份明显是用左手写的:"领导,如果不想问候、打招呼的话,请放弃机关工作。"当领导看到这些意见时,面部表情严肃起来。没有想到员工们如此看重这个问题,甚至让他们产生反感,失去工作热情。找到了问题所在,领导改变了以前的做法,亲切地与员工互相问候,有问有答。不久,机关里的气氛发生了明显的变化,而且,大家的工作热情高涨,干劲十足。人们在一句亲切的问候声中心情变得明快起来,一边体味着良好的人际关系带来的愉快,一边全力以赴地投入工作,效率也随之大大地提高了。

(1)与其改变别人,不如先改变自己:所期待的事情变成对方也想做的事情,才会有效果。在决定对方能否满足自己的要求和期待时,有各种各样因素,其中带有善意的因素是最基本的条件。人类被称为感情动物,在听别人讲话时,即便说的是同一件事,也由于个体好恶的不同,是有微妙差距的。实际上,想改变对方不是件容易的事情。首先要从改变自己做起,自己变了,对方才会改变。那么适应各种性格的人,并非像用语言表达那么简单。为了创造良好的人际关系,就要积极、努力地去发现对方好的方面,只看对方的缺点,是不会喜欢他的,当然对方也不会喜欢你。因为,沟通是相互的。对他人抱有关心、爱心、善心,以诚相待,以信任为基础,你就会与周围的人融洽相处。

(2)微笑是通行证:整天严肃的样子,阴沉的表情会令人敬而远之。草木都知道迎着太阳生长,人们大多喜欢明快的东西。一个人的服装再高档、再漂亮,表情不轻松,也不会为周围的人所欢迎。在国外,有人说评价初次见面的标准是对方的表情和发型。面带笑容地说:"幸会、幸会""今天得以与您相会,实乃一大幸事""能与各位一起工作,非常高兴"。很快,你就会被对方所接受。当然,人非草木,孰能无情?谁都有生气、伤心、难过、失落的时候,但如果将这些情绪带到工作中去,就会使周围的人感到困惑。遇到以上情况,可以回想愉快的过去,也可以描绘未来,或让自己大声发笑,或找知心朋友聊聊天儿,发泄出来。通过情绪转换,将自己从不快中解脱出来。要打动人心,与人友好相处,就不要吝惜你的微笑。

(3)创造畅快的人际关系:与陌生人初次见面时会产生某种不安,这种不安来自于不了解对方而产生的戒备心。明快的表情自然可以缓和这种不安,但消除这种不安的最确切的方法就是一声亲切的问候。人类是以自我为中心的动物,具有很强的不愿被人忽视的欲望。举个简单的例子,在看集体照片时,很多时候都是先找自己;而在看名册时,见到自己的名字就安心了,不想被人忽视。也就是想得到别人的关心,这是同一个道理。同事之间互致问候是尊重他人的具体表现。清晨来到公司上班,同事之间一声"早上好",会使这一天心情都愉快。下班时,一声道别,又为明天的见面打下良好的基础。

(4)通过自我介绍解除对方的戒备心理:人们对未知的东西会有不安感,特别是不知道对方姓名的时候。因此一声问候之后,需要做自我介绍,表明自己的身份。解除对方的不安。因为在介绍自己的同时,也意味着减少了对对方的戒备心,所以,对方就能安心地与你进行交往。

(5)共同的话题加深人际关系:有共同的话题,说话才起劲。说得起劲,心情才能高兴。心情一高兴,彼此的心就能靠近。平时要留心对方的兴趣、爱好及所热衷、期待的事情,并用心准备尽量与之相吻合的话题。交谈过程中不能只顾自己说,而忽略了对方的感觉,要给对方留有表达自己的机会。如果一味地局限于自己喜欢的话题,对方觉得无聊,就会尽早结束谈话。通过打招呼、自我介绍相识之后,交谈将起到进一步加深人际关系的作用。谈话进展得顺利,会产生良好的气氛,为进一步交涉奠定了基础。因此,选择共同的话题是深入的基础。交谈中,一个话题中断,或者对方不太感兴趣的话,应注意改变话题。注意,不能太唐突,以保证下一个话题的顺利进行。

34 和不喜欢自己的领导怎样相处

如果说你感到某位领导与自己之间存有隔膜,原因可能是:其一是领导的工作不够深入,不够耐心细致,或者他对你的工作态度和工作方式不太满意,有一些看法。其二是你个人身上或许的确存在着一些需要改正的缺点和不足(至少从这位领导的角度来看)。俗话说:金无足赤,人无完人。你不是完人,领导也同样不是完人,谁的身上存在一些缺点都是正常的。另外,你和领导所处的位置不同,看问题的角度也就不同。如果有了看法之后,相互之间缺乏理解和沟通,就容易猜测和不满。在现实生活中,真正影响人际关系的不是人们之间的看法存在差异,而是沟通不畅带来的误解和猜忌。关于与领导的关系及如何相处这个问题,很需要寻找到一个解决问题的好办法,是否能从以下几个具体方面着手。

(1)你可以试着理解对方的想法,学会换位思考,主动寻求沟通的机会。如果有必要的话,可以选择适当的时间和场合,与领导交谈一次。

(2)了解一下他是怎样看待你的,同时也验证一下你的猜想是否有道理,或许一切并不像自己所认为的那样糟糕。即便真的有些误会也不要紧,交流可以使你们增进了解,缩短心理距离感。

(3)检讨一下自己。作为一名下属要服从上级组织,服从命令是天职,这是不容争辩的道理。你需要严格要求自己,如果真的是自己有些方面未达到要求,就要尽快改正。如果上述两点你都认真做到了,领导仍然不满意你,关系没有任何改善,就只好暂时放下这件事情(或不去介意)。因为你只能把握自己怎么想、怎么做,至于领导的行为方式,是你无法改变和控制的。你完全没有必要为此事过分在意,尤其是影响自己的情绪和工作。必要时,也可以考虑寻求他人的帮助。

35　办公室里的心理卫生

随着人们办公"硬件"水平的逐渐提高,按说工作效率也会相应地提高吧?其实,并非如此。"硬件"环境的改善仅仅是提高工作效率的一个方面,而更为重要的往往是"软件"即办公人员的综合素质,尤其是心理素质。当人们走进办公区时,情绪是积极的、稳定的,就会很快进入工作角色,不仅工作效率高,而且质量好;反之,情绪低落,则工作效率低,质量差。在办公区内,如果工作人员善于协调与控制自己的情绪,就会充满活力,工作卓有成效。

在日常工作中,人际关系是否融洽非常重要。相互之间以微笑的表情体现友好热情,以健康的思维方式考虑问题,就会和谐相处。工作人员的言谈举止、衣着打扮、动作表情等,均可体现出健康的心理素质。

在办公室里接听电话,也能体现出工作人员的心理素质与水平。微笑着平心静气地接打电话,会令对方感到温暖亲切,尤其使用敬语、谦语收到的效果往往是意想不到的。不要认为对方看不到自己的表情,其实从你打电话的语调中已经传递出了是否友好、礼貌、尊重他人等信息。

办公室的桌椅及其他办公设施,要保持干净、整洁、井井有条。正如鲁迅先生所说,"几案精严见性情",如果心理状态欠佳,自然在几案或其他方面体现出来。总之,办公室内的"软件"建设和重视心理卫生是很重要的,因为"精神污染"从某种意义上比大气、水质、噪声等污染更为严重,它会涣散人们工作的积极性,乃至降低工作效率,影响工作质量。

为此,建议在办公室内不断提高心理卫生水平,不妨从以下几个方面着手。

(1)学会选择适当的心理调适方式,使工作人员不被"精神污染"。

（2）领导主动关心员工，了解员工的情绪周期变化规律，根据工作情况，采取放"情绪假"的办法。

（3）工作之余，组织一些文娱体育活动，不仅能丰富生活，还能通过采用积极方式宣泄不良情绪。

（4）建立心理宣泄室。

（5）有条件的单位可建立员工心理档案，并定期组织"心检"，不要等到问题严重了，才寻求解决的办法。

（6）经常组织一些"健心活动"，使工作人员能够经常保持积极向上、稳定的情绪，掌握协调与控制消极情绪的技巧与方式。

36　化解冲突的几招

任何争吵都与沟通不畅或者是根本就没有进行沟通有关，故说到化解冲突，实际上是不能回避沟通问题的。在我们生活中，有冲突是必然的、永恒的，关键是怎样适时巧妙地化解它。方法是多种多样的，只是在选择上因人而异。

（1）如果双方尚能做到心平气和，用适当的言语表达自己的想法，直接接触是化解冲突的首选办法。如果不愿或不能与对方见面，或许以发送电子邮件、字条留言等方式作为"铺垫"或"中介物"，也是可取的。

（2）找个方便的场合个别交流一下。交流不一定是要说服对方，而是各自阐明自己的想法，交流给予双方的是表达的机会。讨论中要准备做出让步，找一找有没有可使双方都能接受的解决问题的办法。如果你希望谈话保密，可事先说清楚。

（3）就事论事，只涉及具体问题，不要将过去的恩恩怨怨牵扯进去，有利于解决当下的问题。

（4）冲突源于双方，当事人要对自己的态度负责，而不要强调对方有什么过错。怪罪对方或纠缠枝节均无益于缓解双方的关系。

（5）注意聆听。善于聆听意味着不打断别人的谈话和不马上做出反应。如果你能做到这一点，其他人也会采取同样客气的态度。

（6）避免揭短，学会宽恕。有时，问题本身不一定非要论出个是非曲直来，而对方的态度难以接受是引起冲突的主要原因。如果我们能够做到不直接指出对方短处，宽容大度，公平协商，就有可能化干戈为玉帛。

（7）如果解决冲突需要外力相助，可以考虑求助于有经验和公正的职业调解人。调解人的作用是与各方交谈，为讨论问题创造条件，指导各方做出大家都能接受的决定。

37 说服他人的"战术"

在日常生活中，人们常常会遇到这样一种情景：与别人争论某一问题，表明自己的观点正确，但就是不能说服对方，有时还会被对方驳得哑口无言。怎样做才能"转败为胜"呢？

（1）利用"居家优势"：一个人在自己熟悉的环境中比在不熟悉的环境中更有信心说服他人，应该巧妙地利用这种心理优势。如果不能在自己家中或办公室里讨论事情，也应该尽量争取在相对能使自己放松的环境中进行。

（2）修饰仪表：人们通常认为，自己受到别人言谈的影响要比外表的影响大得多，其实不然。我们会不自觉地留意对方的衣着，衣冠作用在交往中是有意义的。仪表整洁、气质高雅的人比起那些不修边幅的人有更多的成功可能性。

（3）与对方认同：研究发现，如果你试图改变他人的某个方面，与对方认同是拉近距离的一个好办法。你越是使自己等同于他，你的说服就越有力。这是因为人类具有相信"自己人"的倾向。

（4）在同感中共议话题：说服他人时，平庸的劝说者往往"开门见山"地提出要求，双方易发生争执，陷入僵局；而智慧的劝说者则会留意在正式交流之前先建立信任和同情;老练的劝说者往往会重新陈述对方的意见,承认其所具有的优点,或者在下结论前,展示双方的观点,这要比只讲自己的观点更有说服力。

(5)提出有力的证据:向听众提供可靠的资料而不是个人的看法,会明显增强说服力。但要注意的是,听众不仅受到证据的影响,也在不同程度上受到证据来源的影响,引用权威的看法更能消除听众的"先入之见"。

(6)运用具体情节和事例:个别具体化的事例比经验概括的论证或一般性原则更有说服力。在日常生活中,要想说服人,旁征博引不可少,需要使用具体的例子加以说明,而不是一味地空洞说教。

38 处世经典

少谈自己,不为虚荣而自夸,不因失败而自责,不为成功而洋洋得意。过多地谈论自己不等于正确地评价,这一点在朋友之间很重要,尤其是对于处在显赫位置的人。

(1)学会等待:等待实际上是延迟自己的需要,这类人颇具耐性,懂得宽容。做事不过分仓促,不为情绪所左右,能制己者方能制人。命运对有耐心等待的人给予双倍的奖赏。

(2)见好就收:退得妙恰如进得巧。一旦获得足够的成功——即使尚有更多的成功概率,也要见好就收。接连而来的好运值得可疑,常态是好运和厄运交错而来,使人体验到苦中之乐。

(3)博不如精:完美靠的是质量而非数量。世上的好东西时常少而难求,过多必无益。只靠广博则难免成为平庸之辈,所谓通才总想在学业上门门皆精,结果却常常不遂人意。

(4)永不抱怨:抱怨不会引来怜悯与安慰,反会煽起激情冲动和傲慢无礼,并促使那些聆听我们抱怨的人仿效我们所抱怨的人。称赞别人对你的恩惠,才是得体的做法。

（5）减少嫉妒：没有比用智慧和品行战胜狭隘的嫉妒更令人起敬的了。心里充满嫉妒的人，每当竞争对手成功一次，他就会"死去"一次。若被嫉妒的人成功不断，对嫉妒者就是持久的惩罚。人各有活法，嫉妒有什么真正的意义呢？

（6）欣赏他人：人总是能在某一方面胜过别人，因为每个人的"盲点"不同。每个人都是一道风景，学会欣赏他人会让你受益无穷。智者尊重每一个人，因为他知道人各有所长，明白成事不易。愚者鄙视他人，一半出于无知和轻视，一半是因为其中意的东西不出色。

（7）警惕恭维：不要为客套的恭维话所惑，因为大多数恭维并非出自真心，满口承诺的人实际上很难践约。真诚的谦恭是忠顺，虚伪的礼貌是欺诈，过分的殷勤并非尊敬而是依赖。

39　合作是永恒的

晓兰正在上高中，她和班上的芳芳是一对好朋友，天天形影不离。从成绩上看，晓兰比芳芳好，所以芳芳常常找晓兰问问题。可是几乎每次晓兰都摇头说："不会。"一次偶然的机会，芳芳看到晓兰的作业本，发现自己问过的问题，晓兰都能做出来，芳芳觉得心都凉了。她不明白好友之间为什么也不能真心相待。问及晓兰，晓兰觉得，当今社会是个竞争的社会，即使好友之间也不例外，因此应该留一手，以保持竞争的优势。

确实，现实社会是一个充满竞争的社会，经济的竞争，军事的竞争，科学技术的竞争，教育的竞争，等等，可以说，竞争充满了现代社会生活的各个领域、各个层面。人与人之间，企业与企业之间，地区与地区之间，国家与国家之间都存在着激烈的竞争。在竞争中，新产品、新技术、新工艺、新方法不断产生，从而推动了人类的生产、生活不断向更高的阶段迈进。因此，现代社会鼓励竞争，鼓励通过竞争调动人的潜能，实现人的充分发展和全面进步。

然而，在强调竞争意识的同时，现代社会也把"合作"作为高扬的旗帜。可以这样说，现代社会既是张扬主体性、独立性的时代，又是主张合作性、群体性的时代。在我们的生活、学习、工作、娱乐中，都离不开人与人之间的配合与合作，尤其是现代社会。譬如，一个医术高明的外科医生，必须有几个好助手和技术熟练的护士配合才能完成高难度的手术。所以，如果一个人缺乏与他人合作的精神与能力，他不仅在事业上难以有所建树，甚至连适应社会都会感到困难。美国哈佛大学心理学教授乔治·赫华斯博士根据多年的研究成果认为，一个人事业的成败在于人品的优劣，他把"与同事真诚合作"列为成功的九大要素之一，而把"不善与人合作"列为失败的九大要素之首。因此，适当或适度的竞争，合理互利的合作构成了现代社会的突出特征，也是现代人所应具有的观念。

学校是社会的一部分，社会上的竞争也必然会反映到学校生活中去。从目前的情况来看，学校的教育强调了竞争的一面，比成绩，看分数，争名次。当然，适度的竞争能够激发学习兴趣，强化学习动机，激励自我实现和自我超越，最大限度地发挥个人潜能。然而，竞争也要讲究"度"，超过了这个度，负面效应也就出来了，不但不能在竞争中成功，反而可能导致惨败。

以前有位农民，找到一些小麦的优良品种，结果他种的小麦比别人种的小麦都要高产。周围一些农民找到他，想要些良种回去种。然而为保持优势，他拒绝了。没过几年，他发现自己的良种优势渐渐无存了。原来，周围农民地里种的差劣的庄稼，通过随风飘扬的花粉把他的优良品种"同化"了。

竞争是相对的，合作是永恒的。合作是竞争的基础，善于合作才能提高你的竞争力；竞争激发合作，也把合作带进了一个更高的层次。竞争不要搞"水落石出"，让别人都落花流水下去而你自然高了，此时的"石出"仍在原有的位置，并没有提升高度。竞争要讲究"水涨船高"，不怕别人进步和提高，因为"水涨"带来的"船高"才是真正地提高了。

所以,本文开头晓兰的做法是不妥的,甚至可以说是十分狭隘的。明明可以在学习上为朋友提供帮助,她却拒绝提供,这是一种不健康的竞争观,不论对自己还是对别人都是一种伤害。学习活动包括对知识的认识、理解掌握和运用,在这个过程中,离不开同学之间的相互交流、切磋与讨论。交流讨论可启发思路,进一步激发创造性;而给同学讲讲题,不仅仅是对同学的帮助,增进彼此之间的友情,也是对自己思想的整理和检验,使之更清晰透彻,它绝不仅仅是单向的输出。助人从来都是利人也利己的,更重要的是,在这种助人的过程中,可以体会到人与人之间合作的愉快及帮助别人之后心理上的满足感、成就感,也可以培养自己的合作精神和合作能力,为将来参与社会竞争打下良好的基础。一个具有合作精神与合作能力的人,也容易获得他人的支持与合作,因而会大大地增加成功的可能。

40 人际交往的心理期待

任何社会活动,都离不开人际交往;而任何人际交往,参与者都带有各自的动机。动机是直接推动人们从事某种活动的内在动因或动力。

我们进行人际交往的最根本的心理期待,就是为了满足生活中的各种需要。在人类社会中,任何人都不可能脱离群体而独自地存活下去,都或多或少地要仰仗群体的支持和帮助。在寻求帮助和支持的过程中,人际交往就产生了。可以说,需要是人际交往的前提,人际交往是需要的外在表现形式。

体验亲和力是进行人际交往的动机之二。似乎没有人愿意与世隔绝,不和他人来往。渴望与他人亲近、和谐相处的心理状态,是人类最基本的需求。这种愿意和他人交往的本能就是亲和力。亲和力源于人类的求生动机、安全动机以及情感归属动机等,出于这种本能的动机,人类渴望相互亲近,建立友好的关系。有这样一件事:在一所管理严格的寄宿制幼儿园里,孩子们普遍情绪抑郁、不思饮食,医生检查的结果却是他们都很健康。尽管幼儿园改善了伙食,可孩子们面对美味佳肴,依旧没有欢颜。后来,心理学家告诉老师,每天对孩子微笑,不时摸摸他们的头,多和他们进行情感沟通,多让他们和自己的父母在一起。结果,孩子们的情绪很快好转,食欲也大增。这是为什么呢?因为孩子们缺少情感的交流和母亲般的爱抚!

期待认同和赞许也是进行人际交往不可忽视的心理期待。人们无论做什么,都希望做好,并渴望得到他人的赞许。在赞许和认同中,人们的工作热情更高,信心更足,生活得也更快乐。

了解了人们在社会交往中的这三种心理期待,我们就可以更进一步地了解人们在交往中的心理过程,也就可以更好地把握自己和他人在人际交往中的心理需求,从而更好地满足这种心理需求,获得和谐的人际关系,并运用心理调适,解决交往过程中出现的各种问题。

41 为人处世

(1)真诚地赞赏他人,使他人觉得自己重要:天底下只有一种方法可以促使他人去做任何事情——给他想要的东西。那么,人们灵魂深处到底想要什么呢?按照著名心理学家弗洛伊德的说法,一个人做事的动机不外乎两种:性冲动和渴望伟大。美国学识最渊博的哲学家之一杜威则有另一种说法,他认为,人的本质里最深远的驱动力就是"希望具有重要性"。"希望具有重要性"是人类与禽兽的最大的分别。心理学家詹姆士也说过:"人类本质里最殷切的需求是渴望被人肯定。"这种渴望不断地啃噬着人的心灵,少数懂得满足人类这种欲望的人便可以将他人掌握在手中。所以,不要老是想着自己的成就、需要,而应尽量去发现别人的优点,出自真诚地去赞赏他们,赞美要真诚、慷慨,它不费什么,但产出颇多,它使得者获益,给者不损,它发生于转瞬间,而对它的记忆有时却永存。

(2)恰当地自我表露:社会心理学的研究表明,良好的人际关系是在人们自我表露逐渐增加的过程中发展起来的。随着我们对一个人的接纳性和信任感越来越强,我们也会越来越多地表露自己,同时也要求别人越来越多地表露他们自己。因此,我们要想知道自己同别人的关系深度如何,要想知道别人对我们有多高的接纳性,只需要了解别人对我们的自我表露深度如何。过多过少的自我表露都会造成个体的适应困难,从来不表露自己或很少表露自己的人永远不能与他人建立亲密的关系,没有知心朋友,缺乏社会支持系统,面临困难时无法向他人求助,很容易被挫折和烦恼压垮;而将自己心理的所有事情一股脑地倒给别人会使他人感到威胁,他人会采取避而远之的态度,这种人也得不到真正的支持。自我表露遵循对等原则,一般来说,人们往往根据别人的自我表露来判断自己做出什么样的表露。当一个个体开始表露自己的心声,信任的纽带即开始建立。对方会以同样亲密的自我表露作为接受信任的信号。自我表露不断增加,直到形成了恰当的亲密关系。但是,如果过分地自我表露,双方就会感到不舒服,就会离开那个最佳的亲密程度。

(3)主动显出你的友善、豁达与宽容:要想赢得爱情,先要值得被爱;要想赢得友谊,先要表示友善;要想赢得别人对我们的兴趣,就得先对他们感兴趣——没有什么方法可以一劳永逸。这就是人际交往的交互原则,即别人对我们的态度很大程度上取决于我们对别人的态度。人际交往的喜欢与被喜欢、尊重与被尊重、接纳与被接纳是相互的。不矫揉造作地、真诚地、主动地喜欢别人,是我们赢得别人喜欢的最有效的途径。我们应尽量大气一些,豁达一些,宽容一些,友善一些,别老是让别人的缺点与不足过多地占据我们的心灵,上帝都可以原谅年轻人犯错误,何况我们自己呢? 对于别人芝麻大的错误总是耿耿于怀的人，未免精神负担太重，活得太累。况且我们自己也是平常人，也避免不了犯错误。宽容和爱是一种境界，一种美，是一个人人格成熟的标志，从某种意义上说，没有宽容和爱就没有幸福。

（4）不要争论不休：从人际交往的角度来说，天下只有一种方法能得到辩论的最大利益——那就是避免辩论。在进行辩论的时候，你也许是对的，绝对是对的，但在改变对方的思想上来说，你大概毫无所得，一如你错了一样。因为如果你辩论失败，那你当然是失败；如果你得胜了，你还是失败。为什么？假定你胜过对方，将他的理由击得漏洞百出，并证明他一无是处，会使他觉得脆弱无援。你伤了他的自尊，他要本能地保护自己的自我价值，反对你。辩论可能赢得暂时的胜利，但可能带来长久的麻烦。

（5）把握批评、建议的艺术：当人们犯错误的时候，也许会私下承认。当然，假如别人的态度温和些，或显得有些技巧，我们也会向他们认错，甚至坦白，做到心胸宽广。但是，假如对方有意让你难堪，情况就有些不同了。对方剥夺了人们的自尊，也会使他们成为我们不欢迎的人。所以很多情况下，人们人际交往的效果，不在于我们说了什么，而在于我们如何说。说话时的语音、语调、节奏、速度、情绪、身体语言的不同，所起的效果决然也大不一样。心理学家甚至提出这样的公式：信息的表达＝7％语言＋38％声音＋55％表情。批评和建议应把握的原则是：要心存善意，勿要恶意攻击；要讲究场合，尽量勿要当众批评；语调要低沉、平缓；要对事不对人，勿要攻击人格；要留有余地，不要一棍子打死。一言以蔽之，是要保护一个人的自尊，勿触动他人的心理防御机制，引起敌视与对抗。

（6）怀有一颗"感恩"的心灵：心理学家指出，人与人之间的交往本质上是一个社会交换过程，发生在人际交往中的交换与发生在市场上的交换所遵循的原则有相似性，也就是人们都希望交换（包括物质、情感、信息、服务）对自己是值得的，不值得的交换没有理由去实施和维持,否则,我们就无法保持自己的心理平衡。因此,我们在同他人交往时,不要过分地以自我为中心,要经常作心理换位,进行"移情",不要漠然地视别人对自己的付出为"应该",一味只利用而不"投资"。只索取而不奉献,这样会使亲密的关系变得疏远。

(7)别有习惯性的谦逊:有些人习惯性地说:"我总觉得自己的能力有限","我在这方面是很一般的"。虽然你的出发点是为了谦虚,但如果你不希望别人觉得你是个平庸、无能的人,最好不要用这种对自己不利的语气谈论自己。习惯性地总是这么说,会产生一种"累积暗示效果",让人觉得和你交往没有意思,更有甚者还会令人产生一种想法,这人不是谦虚,而是真正没有实际能力。贬低自己的说法,对自己是消极的心理暗示,长期的消极暗示会使自己真的趋近如语言标签所示的那样,能力平平也缺乏人格魅力,"谦虚"重复千遍可能成为"无能"的标签。

42 人际关系的互补规律

一般而言,性格、志趣相同的人更容易相处,但在现实生活中,性格、志趣不同的人结为密友或夫妻的也并不少见,这就是互补因素的作用。互补有两大类:一是需要的互补,二是作风和性格上的互补。

(1)需要的互补:个人在特定条件下的具体需要或优先需要不尽相同,在某些条件下,可以互补。也就成为相互吸引的一种因素。一个人如果打算筹办一个小企业,那么他一般会选择自己所缺乏的才干和能力的人合作。如果自己善于经销,那么就会选择精通会计业务的人合作。在这种情况下,两者正好能取长补短,各得其所,有利于事业的发展。

(2)作风和性格上的互补:比如,一个控制欲强烈的人与一个依赖型较强的人合作,就是典型的作风和性格上的互补。下列这些不同类型作风和性格的人,都可以互补,并建立融洽的人际关系:支配型与顺从型;关怀型与依赖型;给予支持型与愿意合作型;压抑型与对抗型;自信自强型与优柔寡断型;急躁型与耐心型;倔强型与柔顺型;阳刚型与阴柔型;外向型与内向型;急性子与慢性子。然而作风和性格上的互补有一个前提条件,那就是他们的价值观应该一致。

43 生活不需要"构思过度"

这个世界很简单,复杂的只是人心而已。有一位老领导,将他一生中所有的经验教训总结为简单的四句话。

第一句:不要盘算太多,要顺其自然。

做人做事不要盘算太多,只要自身努力就行,不要拼命去求人,有时想得太多,可能会适得其反。是你的就是你的,不是你的不要太渴望,要顺其自然。

第二句:压抑自己没必要,奉承巴结也没必要。

相对于趾高气扬的人,你再怎么尊重他,他也不会平等对你。不论出身低微,还是处境艰难,都不要寄希望于他人礼遇。当说时就说,当做时就做,该出手时就出手,只要别心虚和畏首畏尾,就不会轻易让人看不起,而你也将赢得更多的机会和尊重。

第三句:不要对谁特别好,也不要对谁特别不好。

任何群体,人际关系结构都离不开"三三制",具体到个人身上就是1/3的人对你一般,1/3的人对你不"感冒",1/3的人对你好。所以,必须因人而异,好的要保持,中立的要争取,敌意的要宽容。

第四句:相信自己比依赖别人重要。

一个人必须要有思想,有社会责任感,相信自己比依赖别人重要。不论人生际遇如何,及时努力都不会错。世界上的真理永远是朴素的、自然的、简单的。仔细研究一下现代成功人士的道路,就会发现,他们的共同点就是——简单行事,且极具思想。

励 志 篇

1 对自己持肯定态度

对自己持肯定态度的人,做事一般都会成功。你对于自己的看法是一种蒙太奇式的混合物——也就是你为自己摄下的所有心灵的影片。这些影片反映出你怎样做好家庭的一分子,你的下属或同事对你的看法,你以前的种种成功和失败,你所表现出的形象,以及如果你采取某种行动,如在大庭广众面前发表言论,处理一件新业务,或参加一个新团体时,那又将会怎样等。

对自己持肯定态度的人大多有这些特征:他们尊重别人也尊重自己,他们知道自己不错,甚至比别人更优秀,他们做事光明磊落,将自己所有的一切都奉献给了家人、工作和社会。他们坚忍不拔地向着更美好的生活、科技的进步、创造性的工作和帮助他人成功的目标前进,他们一般都会成功。

同那些对自己充满自信的人共处是很有意义而且很有益处的,假如他们身处领导地位,他们就能够拥有美好的生活,而且能够为他人树立良好的榜样。

对自己持否定思想的人则深信自己是二流的,他们对自己一般不太尊重,甚至看不起自己。他们回避生活中的挑战,而且他们自认为无力帮助别人,因为他们认为自己的帮助对别人可能根本就派不上用场。

那些否定自己价值的人将会最终失败，即使不会失败，最多也只能碌碌无为度过一生。他们忍受着许多不满、挫折、痛苦和厄运，并且认为别人心中对他们也持有相同的看法，甚至觉得他们的世界就像一座牢狱，他们只有永远住在里面，直到死亡才得以解脱。

但这不是一种健康的生活态度，每一个人都不应当否定自身的价值，因为每个人都有属于自己的闪光点。

2 给自己以勇气

做出决定并据以行动的能力是善待自己的要素之一。要培养这种能力，就要给自己以勇气，勇敢地面对生活中的一切。

对某些人而言，勇气和力量来源于严厉的督责。巴斯特在12岁时挨了邻居一个"孩子王"的一顿揍，因此决心整天待在家里，因为在他看来，留在家里不出门比较安全，至少可以保证不挨揍。几天之后，父亲给他一些钱去看电影、买冰淇淋吃，以奖励他帮忙割草。

他收下父亲给他的钱，但并没有去看电影——平常巴斯特是最喜欢看电影的——因为他怕遇见那个揍他的孩子。父亲问巴斯特是不是生病了，他只是支吾以对。第二天傍晚，巴斯特冒险到巷子里去玩打弹子，可是不巧，他立即就看见了他最不愿碰见的人，这时候的"孩子王"看起来简直就像圣经里那个被"大卫王"杀死的菲利斯丁大巨人一样可怕——而且，向他冲过来了。

巴斯特拼命跑进自己家里的车库里，气喘吁吁，吓得全身发僵——然而巴斯特发现他正跟父亲面对面。父亲问他："你到底在干什么？"巴斯特软弱地解释说我们正在玩捉迷藏。这时候巷子里冒出一个声音："出来，你这胆小鬼。"

这时，父亲拿了一条大约两尺长的厚厚的汽车皮带走过来，然后平静地告诉巴斯特说,要不出去面对巷子里的那个男孩,就得躲在车库里挨皮带。他犹豫得太久了一点——皮带落在他的屁股上,那种痛楚超过打架时挨过的拳头。于是,他像颗炮弹般地冲出车库,出其不意地攻击那个孩子。第一拳打过去,那个男孩子没有心理准备,因此他痛痛快快地揍了他一顿,最后巴斯特终于把他赶出了巷子。

接下来的几天应当说是巴斯特童年记忆中最快乐的日子,巴斯特充分享受了勇气所带来的报偿,重新找回了自尊。从那以后,巴斯特学到一个他长久以来一直珍藏的真理——善待自己,不要逃避现实,而要勇敢地面对它。巴斯特从一条汽车皮带和一个明智的父亲那里学到了这个真理。

因此,做出决定并据以行动的能力是善待自己的要素之一。虽然生活对大多数人说,大部分时间都是循着常规前进,但谁也无法预知什么时候发生紧急情况,因此,培养迅速采取行动,衡量具体可行的办法,并择取其中最有效的一项付诸实施的习性,可能有一天会成为左右我们在关键时刻能否善待自己的具体依据。

3 相信自己能行

没有什么不能做。永远也不要消极地认定什么事情是不可能的。要想成功,最好和最宝贵的药方就是自强不息。路德是一个很不幸而又很幸运的人。路德出生时只有半只左脚和一只畸形的左手。但他的父母从来不让他因为自己的残疾而感到不安。结果是任何男孩能做的事路德也能做。如果童子军团行军10里,他也同样走完10里。

后来路德要踢橄榄球。因为他发现,他能把球踢得比任何在一起玩的男孩子还要远。路德让人专门为他设计了一只鞋子参加了踢球测验,并且得到了冲锋队的一份合约。

但是教练却尽量婉转地告诉路德,说他"不具有做职业橄榄球员的条件"，并请他去试试其他的事业。最后路德申请加入新奥尔良圣徒球队，并且请求球队能给他一次机会。

教练虽然心存怀疑，但看到他这么从容自信，便对他有了好感，因此收下了路德。

两个星期之后，教练对路德的好感更深了，因为他在一次友谊赛中踢出55码远而得分。他因此获得圣徒队职业橄榄球员的工作，而且在那一季中他为球队赢得了99分。

其后，在一场关键比赛中，到了最伟大的时刻。球场上坐满了6万6千名球迷。球在28码线上，比赛只剩下了几秒钟；球队把球推进到45码线上，可是根本就可以说没有时间了。

"路德，进场踢球。"教练大声说。

当路德进场的时候，他知道他的球队距离得分线有55码远，是由对方球队的队长踢出来的。

接着，路德接到一个很好的传球，于是他用尽全力猛踢一脚，球笔直地前进。但是踢得够远吗？

6万6千名球迷屏住呼吸观看，接着终端得分线的裁判举了双手，表示得了3分，球在球门横杆上几英寸的地方越过，路德所在的队以21比17获胜。球迷狂呼乱叫，为踢得最远的一球而兴奋。

这是只有半只脚和一只畸形的手的球员踢出来的！

"真是难以相信！"有人大声叫。

但是路德只是微笑。他想起他的父母，他们一直告诉路德的是他能做什么，而不是他不能做什么。路德之所以创造出这么了不起的记录，正如他自己说的："他们从来没有告诉我，我有什么不能做的。"

永远也不要消极地认定什么事情是不可能的。首先你要认为你能，然后去尝试、再尝试，最后你就会发现你确实能做任何事，这样，在任何领域你都能获得成功。

4　看准你的目标

向目标迈进是动力的源泉,如果你无法知道自己向目标前进了多少,你就会泄气,甩手不干了。

1952 年 7 月 4 日清晨,美国加利福尼亚海岸笼罩在浓雾中。在海岸以西几英里的卡塔林纳岛上,一个 34 岁的女人涉水下到太平洋中,开始向加州海岸游过去。

要是成功了,她就是第一个游过这个海峡的妇女。在此之前,她是从英法两边海岸游过英吉利海峡的第一个女人。

那天早晨,海水冻得她身体发麻,雾很大,她连护送的船都几乎看不到。时间一个钟头一个钟头地过去了,她知道千千万万的人在电视上看着她,有几次,鲨鱼靠近了她,被人开枪吓跑。她仍然在游。在以往这类渡海游泳中她的最大问题不是疲劳而是刺骨的水温。

15 小时之后,她累极了,又冻得发麻。她知道自己不能再游了,就叫人拉她上船。她的母亲和教练在另一条船上。他们都告诉她海岸很近了,叫她不要放弃。

但她朝加州海岸望去,除了浓雾什么也看不到。

几十分钟之后——从她出发算起 15 小时 55 分钟之后,人们把她拉上船。又过了几个钟头,她渐渐觉得暖和多了,这时却开始感到失败的打击,她不假思索地对记者说:

"说实在的,我不是为自己找借口,如果当时我看见陆地,也许我能坚持下来。"

人们拉她上船的地点,离加州海岸只有半英里!

后来她说,"令我半途而废的不是疲劳,也不是寒冷,而是因为我在浓雾中看不到目标。"

应当说,她一生中就只有这一次没有坚持到底。两个月之后,她成功地游过了同一个海峡。她不但是第一位游过卡塔林纳海峡的女性,而且比男子的纪录还快了大约两个小时。

这个故事告诉我们:在你的生活中,有一点很重要,即你的目标必须是具体的、可以实现的。如果计划不具体,无法衡量是否能实现,那会降低你的积极性。为什么?因为向目标迈进是动力的源泉,如果你无法知道自己向目标前进了多少,你就会泄气,甩手不干了。

5 凡事要做计划

时间支配专家阿伦·莱克恩说过:"不做计划就意味着计划会失败。"你努力去干的每一件事情都要有一个计划,你要完成的大多数任务都必须制定出切实可行、行之有效的计划。每一个星期的事情都应提前做出计划,但要注意,不要使自己负荷太重。如果到了周末仍有些剩余工作未完成,应把它们列入下一个星期的计划。你应该列一张表,以便随时检查进度。所有的时间支配专家都同意,成功在很大程度上取决于行之有效的计划。一天之中,有一段时间是你精力的高峰期,而其余时间你则处于不振状态。要尽可能找出这段高峰期,将重要任务放到这段时间去完成。

过于关注他人的需求也是形成紧张感的主要原因。只有你自己才能够让其他人占用你的时间,正是你本人造成了有压力的紧张局面。大多数成功人物都牢牢把握自己的时间,他们清楚,时间属于自己,可以同其他人共同支配时间,但决不浪费一寸光阴。他们知道,时间是自己最有价值、也是最有限的财富,不论自己能活多久,都只有一定量的时间是由自己支配的。

6 学会忙与闲

生活是由忙与闲共同构成的。忙与闲是生活的两个不同方面,两者是统一的。但忙与闲又时常是一对矛盾。忙,就无闲;闲,就不忙。忙时想闲,闲时想忙。忙的人总是很忙,闲的人总是很闲。只不过,忙有忙的好处,闲有闲的滋味。

人生在世,忙,可以使人过得很充实,很实惠,很有价值,很有意义。因为只有忙,才有所进取,有所作为,有所成就,这是闲所不能得到的;闲,可以使人过得很轻松,很自由,很有情趣,很有韵味,这又是忙所不能得到的。如果说,忙是创造生活,那么,闲就是享受生活。人不可不忙,也不可太忙;人不可不闲,也不可太闲。

人太忙,神经就紧张,就容易心烦意乱,身心疲劳,就没时间冷静思考问题,更没有时间享受生命和生活。日本人可以说是世界上最忙碌的民族,有将近三分之二的日本人平均每天工作十小时以上,一年的休息时间不到十天。由于工作太忙太紧张,许多人患有高血压、心脏病、胃溃疡等疾病,国民健康状况已亮起红灯。男性死亡中有 10% 是"过劳死"。

人太闲,神经就松弛,就感到无所事事,空虚无聊,要么会变得懒散,要么会贪图享乐。纨绔子弟,浪荡公子,无一不是有闲阶级,他们有的是金钱,有的是时间,有的是精力,无须为生存而奔忙,无须为幸福而创造。他们在花鸟虫鱼、声色犬马中消磨岁月,堕落自己的灵魂。

在现代生活中,人们在处理忙与闲的关系时,往往容易顾此失彼,其主要表现是忙而无闲。

忙而无闲的人,被西方国家称为"雅痞族"。他们疯狂地将工作奉为时代的风尚,以为努力工作就可以达到成功的巅峰,丰富的物质享受就是幸福的人生。但是,由于他们工作成瘾,工作拼命,许多"雅痞族"患有各种心理疾病。为此,一些西方国家的政府不得不出面宣导,教育国民如何休闲。日本劳工局发布一系列海报,劝导全国员工多休假,其中一句口号是:"大家一起来实现一周工作五天的社会。"有的国家还以法律的形式规定,休息日不准工作,否则以违法论处。这说明休闲是必要的、神圣的。

有人说，闲，是生命的自由空间。只有忙，没有闲，人就会丧失灵性，忘掉人生之根本。

当然，工作同样是神圣的，游手好闲的懒汉和忙忙碌碌的工作狂，都是生活的极端主义者。

法国哲学家柏格森说："紧张与弹力，这就是生活发动的两种相辅相成的力量。"忙中有闲和闲中有忙，是生活节奏张与弛的最佳结合，是时间安排紧与松的合理利用，是精力、体力聚与散的优化状态。

毛泽东就是善于处理忙与闲的高手。他常在很忙的一段时间内找一些人谈哲学、文学等问题，平时也喜欢抽空读一些闲书，以使大脑得到休息，神经有所松弛，紧张的生活节奏得到有效的调剂。

可见，闲，是为了更好地忙。

美国哈佛大学前任校长约翰·柯曼博士，利用放假期间到费城当收集垃圾的清洁工；后来，他又在另一次假期中加入街头流浪的行列；他退休前的最后一个假期，是到旅馆去当餐厅厨师的助手。他在闲时找事忙，是为了不因闲而闷得发慌，不因闲而精神不振，而是利用闲时的轻松、安宁、从容的心情，利用空闲做一些忙时做不到或不容易做到的事情。

可见，忙，是为了更好地闲。

忙，有利于创造生活；闲，有利于调剂生活。创造生活需要调剂生活；调剂生活有利于创造生活。

美国著名企业家李·雅科卡，被美国人推崇为"企业界的民族英雄"，照常理，他应该是个大忙人，但他善于处理忙与闲的经验之谈，是值得我们借鉴的。他说："只要能够专心致志，善于利用时间，做生意就一定能够成功——其实做任何事都一定能够成功。自上大学以来，我每周一直在平日努力搞功课，设法空出周末，陪伴家人，或者娱乐一下。除非是紧张关头，我永远不会在星期五晚上、星期六或星期天工作。每星期天晚上我都集中精力计划下一周要做些什么。这基本上是我在利海大学养成的习惯。"

忙的时候,就应该专心忙,认真工作,讲究效率。如果忙的时候老是想着闲的乐趣,是忙不出什么效果来的。闲的时候,就应该专心闲,如逛街、郊游、听音乐等。如果闲的时候老是惦记着没忙完的事,是闲不出什么乐趣来的。

忙与闲应该有机结合。在人生之路上踏着和谐的生活节奏前进,才有利于工作和身心健康。如果顾此失彼,本末倒置,不仅会影响工作效率,也会影响生活质量。

7 学会改变

世上没有不能改变的模式。消极的旧模式或许很顽固,但绝非不能克服。你对自己和自己的处境应该保持积极的看法,要做到这一点可能需要相当艰苦的心理锻炼,但相对的报酬也会很大。常说自己的好话,并经常假想人生一切都能如你所愿,才能创造快乐的新模式。

多听加强奋斗动力的录音带、常看讲座成功的书籍,多用肯定语句,聆听潜意识训练录音带,跟值得效法的人相处,你一定可以改变旧模式,成为自己想做的那种人。

除此之外,更别忘了循序渐进地摆脱生活中拖着你往下掉的事物,集合能推动你向前的模式,让它们充分发挥力量。你会发现,改变自己很容易。

你可曾注意到:当你觉得满意的时候,别人也对你特别和善?他们的态度转变是否很有趣?

世界就是自我的投影。恨自己的时候,也会恨每一个人;爱真正的自己,全世界都会变得可爱起来。

自我形象(Self-lmage)就像一幅蓝图,决定人们的行为模式、跟什么样的人为伍、做什么或逃避什么;人们每一个思想和行动都源于人们对自己的看法。

我们为自己描绘的面貌,还得着上经验、成功、失败、自我观感和旁人反应等色彩。我们会把这一面貌当作百分之百的真实,努力在它的轮廓内生活。

因此,自我形象决定了:我们多么喜欢这个世界,又多么喜欢生活在这个世界里,我们的一生就能有多大成就。

8 试着改变某些习惯

每个人都有很多好的和不好的习惯,这些习惯说不定正是掩蔽你真实个性的罪魁。比如你可能经常性地待在家里看电视,以打发你的剩余时间;你可能习惯于用打麻将的方法排遣孤独;你可能忧闷之时习惯把自己独自关在家里……这些习惯很多并不是你自己的最佳选择,而仅仅是习惯。如果你要发现你的个性,不妨打破这些习惯,发展更多的爱好,以挖掘自己的个性。例如你可以减少看电视的时间,改成看书,你会发现你并不需要激情刺激,而更喜欢冷静地思考。你如果把打麻将换成散步,也许你会发现闲适的宁静正是你的真实个性……冲破习惯的牢笼,你会发现另有一个自己存在于你的心中。

不过分压制自己,挖掘自己的个性。

人生不如意的事十有八九,生活在现代社会的人也一定有很多不如意的地方。在不如意的时候,不过分压抑自己,有时有助于发现你的个性。

比如,我们有可能在愤怒之极的时候,一改平日温顺屈从的性格,与上司大干一场,并因此对自己的行为极为满意,那么,你会发现,温顺并不是你真实的个性,你其实具有极为强烈的抗争力、斗争精神,并相当有魄力。如果你时时保持这种状态,你将改变温顺屈从的个性而变为一个强悍、有魄力的人。在这种状态下,你更为愉快和坦然。

个性是需要发现和发展的,人本身具有非常丰富的个性基因,我们要尽可能地挖掘它、发展它、丰富它,使自己成为一个丰富多彩、魅力四射的人。

9 相信自己的能力

心理学家告诉我们,我们可以借身体行为的改变,来改变自己的态度。比方说,如果你强迫自己笑,你就会想笑;如果你让自己站在高处,不要无精打采,你就会觉得比人强;反之,如果你深锁眉宇,即使无事可愁,也会觉得愁自心中起。因此,你应自信地想、自信地做,照你想要的感觉去做。下面是培养自信的五种方法,请详读说明,勤加练习,以增进你的自信。

(1)坐在前头:你有没有注意到,每次集会,不论是教室或其他场所,后面的座位都先坐满。许多人抢着坐后排,这样他们就不会太醒目,而他们怕太醒目,就是因为缺乏信心。坐在前面会增加你的自信。从今以后,多加练习,尽可能靠前面坐。坐前面当然会比较醒目,但记住,成功本来就是惹人注目的。

(2)练习正眼看人:从一个人的眼睛可以了解一个人的心思,你会发自本能地自问:"他想隐瞒什么? 他怕什么? 他有什么没告诉我?"通常,不敢正眼看人意味着两种情况,一是认为"站在你旁边使我逊色。我不如你,我怕你";另一是"我觉得内疚。我背着你做了或想了什么事。我怕一旦正眼看你,会被你看穿。"

不敢正眼看人,表示"我没有自信",强迫自己看着对方的眼睛说话,有助于克服交往恐惧。看对方的眼睛说话,表示"我很诚实,我没有骗你,我不怕,我有自信。"善用你的眼睛,正视对方,它不但给你信心,也替你赢得信任。

(3)比平常走快 25%:特别是自信的人走起路来也特别快,他好像在冲锋陷阵,像在告诉世人:"我要去重要的地方,办重要的事,不出 15 分钟,我就会成功"。用比平常走快 25%的技巧,来建立你的信心。抬头挺胸，走快一点，你就会感觉更有自信。试试看就知道。

（4）练习把意见说出来：在集体讨论时，许多人有敏锐的观察力，可是却不敢加入讨论，并不是这些人不想加入讨论，而是缺乏自信。这些会议上的哑巴自认为"我的意见也许一文不值，如果说出来，别人也许会笑话，我还是不说的好。更何况在座的其他人也许知道的比我多，我不想让他们知道我这么差劲。"会议上的哑巴在会议上愈不说话，就愈发现自己能力不足，不如人。他常独自发誓"下次"一定要开口，但他也知道一定不会兑现。注意：哑巴每失去一次说话的机会，就像吃了一剂损伤自信的毒药，久而久之，自然就变得愈来愈没自信。

（5）开怀大笑：大部分人都听过"一笑解千愁"这句话。笑确实是增强信心的良药。可是许多人不相信，因为他在害怕时，从来没想到要笑。

试试看，一面想不如意的事一面笑，开怀大笑会给予你信心，击败恐惧，赶走忧愁，战胜沮丧。发自内心的笑不但驱走你的不快，也消除他人的不悦。你对他诚挚地一笑，他绝对生不起气来。

10 征服自己

善待自己并不是要求你全然地对自己好，让自己生活在安逸之中，松懈斗志。在征服自己的过程中才能体现自己的价值，体现自己对生命的诠释。

唐华的朋友酷爱登山，工作之余，他把自己大部分的时间和精力都投入了登山中，当然还有大量的金钱，为此，妻子闹着要跟他离婚。对此，唐华十分不解：登山真的那么重要吗？为什么一定要登山？

朋友看看唐华，摇摇头，说："我也不知道为什么。就像你真正的爱一个人，找不出一个理由。如果你一定要问我为什么，我只能说:'因为山在'。""登山是一种什么感觉？快乐吗？"朋友苦笑着摇摇头:"登山的过程中非常苦,而且非常危险。有时候一边往上攀登,一边在心里骂自己:这是干什么呀？自讨苦吃！今年五一节,我去拉萨登山,快登顶时,有一个陡坡非常危险,一只脚踩空了差一点掉下来,掉下来就没命了！登顶后下山回营地休息,第二天返程,就在机场准备登机时,接到中国登山队打来的电话,告诉我有几位队员在攀登玉珠峰时相继遇险,问我能不能赶去救援？我当时拿着电话没说话,说心里话,我真不想去,因为刚刚登顶,体力消耗尽了,精神也松懈了,但是我犹豫了一会儿,还是说:'好,我去！'我迅速调整好自己的心态、体能,赶到玉珠峰,参加救援。当时山上天气非常恶劣,100米的路,走了三个小时,我们用了三天时间才找到一名遇难者的尸体,当时看着他躺在雪地里,我的眼泪一下子就掉下来了。心想,也许有一天躺在那儿的就是我。登山就是这样,每时每刻都有生命危险,每一次启程,都可能踏上不归路。可是,所有这一切,在登顶的一瞬间,全忘了,留下的都是快乐！"

"征服的快乐？"

"对,征服的快乐。"

"那么,到现在,你已经登了那么多山,这些快乐还不够吗？你还要继续征服多少座山才肯罢手？"

朋友看着唐华,连连摇头:"不,不是去征服大山,如果你一边登山,一边想着我要来征服你,非常可笑,也非常危险,你根本登不上山顶！"

"为什么？不征服山,征服什么？"唐华有些疑惑不解。

"征服自己。我们每个人,最需要征服的就是自己。只有自己征服自己,才能保证自己不被山征服,才能一路向前,登上山顶！"

"征服自己！"那一刻,唐华忽然理解了他,也理解了登山的全部意义。

为什么要登山?

因为山在。

为什么我要登山?

因为,我在!

11 懂得放弃

懂得放弃是人生的大智慧,适时的放弃是自知与明智的美丽结晶。

记得一位老师给我们讲过一个故事。在森林里有一个部落,捕猴方法甚是独特。首先,做一个如鸟笼一般的笼子,木棍与木棍之间的缝隙恰能让猴爪子伸得进去,笼中放一些蜜桃。然后,找一个空场将笼子牢牢地固定住。负责捕猎的人在周围埋伏好,手持大鼓。待顽皮的猴子发现笼中的至爱,伸进爪子,向外拿桃的时候,埋伏的人立刻擂起大鼓,顿时,鼓声震天,人们群起而围之,受惊的猴子束手就擒。为什么呢?因为猴爪抓住桃子不放而不能抽出,只好任人处置了。

人生何尝不会沦落到猴子的境地?!在我们苛求尽善尽美的时候,在我们被物欲横流的社会搞得纸醉金迷的时候,在我们精疲力竭追求一个不现实的目标的时候,或许这个故事能给我们一些启示。

人生有太多的诱惑,不懂放弃就只能在诱惑的旋涡中丧生;人生有太多的欲求,不懂放弃就只能任欲求牵着鼻子走;人生有太多的无奈,不懂放弃就只能与忧愁相伴。

懂得放弃是可贵的人生品质!

12 敢于表现和善于表现

表现自我绝对称不上是什么错误,这个世界上如果没有了"表现"，恐怕也就没有天才和蠢材的区别了。

人生是一发展的过程，它包含着两个相互联系、相互渗透的方面：一个是建构自己，它是指人对自身的设计、塑造和培养；另一个是表现自己，也就是把人的自我价值显现出来，获得社会价值的实现、他人的承认。有些人往往把"自我表现"贬为"出风头"，殊不知，人们时时刻刻都在表现着自己，生活本身就是表现。

然而，由于长期受传统观念的压抑和束缚，我们的民族在"表现自我"这点上，还没有"放得开"，大家一向以"谦逊"为美德，不习惯大大方方、直直接接地"宣扬"自己，同时也对他人的"争强好胜之心"存在非议。此外，缺乏足够的自信与胆魄，也是许多人不敢表现自我的重要原因。

在中美两国中学生的夏令营里，中国营员最不能适应的一点便是每个营员必须处处表现自己，如果你没有或不肯拿出一点真本事来，那就请"一边待着"。如果美国中学生请你在某一方面亮一手，你明明有这方面的特长，但是只要你自谦一句"才疏学浅"，他们就真以为你"才疏学浅"，他们可没有兴趣在这些方面劳神费力，去识你的"庐山真面目"，于是你只好失去了表现自我的机会。可见，你大胆表现自我的精神是值得肯定和提倡的，你不必因同学们一时的不理解和非议就退缩。看到许多人因自己的"谦虚过度"，错失良机而后悔不迭时，你还愿意重蹈他们的覆辙吗？

不过，你光有"敢于表现"这一点是不够的，你还需要懂得如何"善于表现"。应注意两点：

首先，你不要让人感觉你的表现欲过强。如果对方看出你的表现欲过强，看出了你的一举一动都是为了表现，那么他们将认为你没什么本事，反而会轻瞧你。另外，如果让人感觉到了你的表现欲过强，则别人会觉得你是为了表现而表现，是在"弄虚作假"。而人们最不喜欢不坦诚的人了。觉得这种人不可交、不可信。曾有位女孩，以前过于文静内向，为突破自己的羞涩拘谨，她一改以前的行为模式,放肆地大笑,高声地哭叫,抢着发言,与男孩开过分的玩笑,表现得比外向人还外向,想借此引起别人的注意和青睐。然而,大家都觉得她太假,连以前的知心朋友都不敢再接近她,弄得她更加苦恼了。所以人要表现自我,还是以大方、自然、真诚、坦然的方式为最好。

其次,要给别人以充分表现自我的机会。某中学有个女孩,相貌出众,活泼大方。然而令人不解的是她的人缘却很不好,在班里显得孤零零的。后来才得知原因是她"太爱表现自我"了。上英语课时,她总抢着发言,课堂成了她和英语老师的单独对话,剥夺了其他同学学习和锻炼的机会;大伙儿在一起聊天时,只能听她一个人说,或者只能谈她所感兴趣的话题,否则她就不感兴趣或不参与。

实际分析起来,别人未必是反感这位女同学的"爱表现",因为每个人从内心深处来说都有"爱表现"的欲望;别人反感的是她只顾自己表现而不给别人以表现机会的自私做法,因而就不买她的账。如果你老以自己为"主角",老把别人当"观众",这台戏是唱不久的。别人会拆你的台,冷你的场,让你孤零零地唱"独角戏"。试想,你连一个观众都没有了,还给谁去表现呢?

13 赞美自己

记得一位教育大师曾说过:"激励和赞美,是教育的灵魂,是让学生按照教育者理想成长的阳光,犹如小树都朝着有阳光的方向生长一样。"其实,渴望得到人们赏识和赞美的岂止只是学生?激励和赞美,对任何人来说都是一种巨大的精神力量,都是点燃一个人信心的火种。在这个世界上,没有一个人希望生活在他人的批评和挑剔的阴影中。然而,我们感受最深刻的往往并不是人们对我们的欣赏,因为在我们身上常常不可避免地存在着许多的弱点和缺点,更多的时候却是因为别人对我们的期望值过高。所以,总会受到人们许多的批评和挑剔,总会有人怀疑我们的能力,以致会让我们的心灵常常陷入一种无助和自卑的境地……

其实,在我们每个人的精神世界中,都有一轮炽燃的闪耀着激励和赞美之光的太阳,这轮太阳就是一个人发自内心地对自我的赞美和欣赏,只要这轮太阳不被自卑自叹、自怨自艾的乌云所遮掩,她的光芒,就会照亮你的心灵,照亮你前进的道路,照亮你未来的岁月。拿破仑·希尔曾这样说:"自我欣赏或自我赞美,其本质正是对自我成功的一种最直接的暗示。如果一个奋斗者不断地告诉自己:'我是最优秀的,我一定会成功!'那么,他就会像得到神助一般,必将取得成功。能常常赞美自己的人,实质上正是敢于向命运宣告:'我是不可战胜的!'这种对自我的赞美,正是一颗深深地植根于自己灵魂中的种子,最后一定会在现实生活中结出无数颗能展示生命之美的果实。"

自我赞美,会成为创造奇迹的动力。当年拿破仑在奥辛威茨不得不面临着与数倍于自己的强敌决战时,拿破仑对即将投入战斗的将士们说:"……我的兄弟们,我请你们记住:我们法兰西的战士,是世界上最优秀的战士,是永远都不可战胜的英雄!当你冲向敌人的时候,我希望你们能高喊着'我是最优秀的战士,我是不可战胜的英雄'的口号。"他们以一当十,摧枯拉朽般地大败奥俄等国的联军。

赞美自己,你就可从中获得不可战胜的力量;赞美自己,你就可使自己自信的阳光融化心中的任何胆怯和懦弱;赞美自己,你就可以唤醒自己生命里沉睡的智慧和能力,从而推动自己事业的蓬勃发展;赞美自己,你的灵魂从此将不再迷失在绝望的黑暗里……

不断地赞美自己吧,这正是你生命的果实走向成熟的过程所需的雨露和阳光!不断地赞美自己吧,赞美是富有磁性的,她会为你吸引过来更多的赞美!

14 路在脚下

电视剧《西游记》的主题歌有句歌词："敢问路在何方,路在脚下。"对于创业者来说,何尝不是这样?一个流浪汉,行乞40年,足迹遍及大半个地球。有一天,他来到比尔·盖茨的门前,打算讨顿饭钱。盖茨对他说:"你打算要1美元,还是要10000美元?"流浪汉知道他是个大富翁,便说,对你来说,10000美元不过是1美元,我看你给我1美元吧。盖茨给了他1美元,外加一张签了"发挥你的长处,以知识致富"的名片,说:"这是1美元,这是9999美元。"第二天,流浪汉给市政厅工商部写了一份申请报告,申请成立纽约乞讨咨询公司,其理由是:市场广阔、服务社会、具备资格、时代需要。经过一段时间的经营,这家纽约乞讨咨询公司取得了很好的经济效益和社会效益,其资产突破千万,并帮助许多人解决了生计问题。前不久,该公司以"知识乞讨"为主题到欧洲开辟市场,颇受欢迎。

有一位年轻人,随着淘金的浪潮来到美国的西海岸,然而他的运气不好,尽管很努力,却不曾挖到他梦想中的金子,他感到一筹莫展。有一天,他偶然发现淘金工人们穿的裤子很容易磨破,于是他便把自己搭帐篷用的结实的帆布剪下来,缝制成几条裤子卖给了他们,没想到非常受欢迎,这一下他明白自己该干什么了,于是他弄来帆布,购置了机器设备,成立了制衣厂,专门制作牛仔裤,生意非常兴隆,他得到了梦想的成功。他的秘诀在于"此门不开开别门",活人不能让尿憋死,灵机一动就顺利地得到需千辛万苦地挖金也难得到的成功!

常听人们说竞争激烈,工作难找,这当然是事实。但是,大路朝天,各走一边,成功的道路还是很多的。常言道:"条条大路通罗马。""三百六十行,行行出状元。"在别人走过的大道旁边,仍然还会有许多不为人知的小路,只要你选择得当,坚持走下去,便可通往成功,创造辉煌。在这里,关键是要正确地评价自己,充分地开发自己,抓住时机,以积极进取的心态和不畏困难的勇气,更好地发展自己。盖茨说得好:"发挥你的长处,以知识致富。"有人把长处看得很神秘,把知识理解为高文凭,这就把自己束缚住了。其实,每个人都有自己的长处,都有自己独特的知识。你看,乞讨几十年,只对大街小巷很熟悉的流浪汉办起了乞讨咨询公司,搞得红红火火。看来,每个人都有自己的长处和知识,关键在于你要认识它、使用它,使其充分发挥作用,派上用场。如果这样去做你就会找到适合自己的工作,找到通往胜利的道路,开拓出亮丽的人生风景线。

15 善用自己的光环

有一个有趣的实验。研究者给大学生们看三张照片,第一张相貌很漂亮,第二张一般,第三张较差。研究者要求大学生们对这三个人的人格特质做出评价,并对他们的未来是否幸福做出估计。结果,最令人满意的特质、最幸福的预言都给了相貌漂亮的人。无论是男人评价男人,男人评价女人,还是女人评价男人,女人评价女人,结果都如此。人们习惯于把一切好的特征都安在漂亮的人身上,这就是心理学中的"光环作用"。

然而现实生活中,却不能一概而论。人一生下来,长相的美丑是不能选择的,一个生理发育成熟的人,身材的高矮也是无法改变的。但是,并不是一个人眼睛的大小和鼻子的高低就注定了他一生的命运。如何运用它,却是我们自己的事情。

你可能长得并不美,但是你的脸部表情却比脸蛋儿的丑俊更为重要。日本的"推销之神"原一平,又瘦又小,而他却以独特的矮身材,配上经长期练习而刻意制造的表情,拉近了与客户之间的距离,为自己铺设了一条成功之路。幽默大师卓别林个子不高,却有很多人愿意效仿他。著名演员赵本山,凭着自己的一身"土气",成功塑造了许多人们耳熟能详的角色。因此,一位具有愉快、活泼、宽容美德的人,他的神色比美丽更讨人喜欢,更受别人尊敬。

我们应该充分认识自己,发掘自己的潜力,不为自己身体的某些缺憾而沮丧。随时暗示自己:我是世界上独特、唯一的自己。满面春风般的微笑,昂首挺胸的自信,会使我们的人生道路更加平坦。

16 天赋是积累出来的

只要你在某方面做得好,就可能会有人说你在这方面有天赋。当你听到这些话时,你千万别当真,因为这很可能是他们在逃避,不愿意正视自己不努力的现实。

如果说有天赋,那只是在漫长过程中不断经历痛苦,不断尝试失败,不断学习从而培养起来的。

比如说大名鼎鼎的乔布斯,他的合作伙伴沃兹说乔布斯从来没给苹果电脑写过代码,他被赶出苹果后做一个叫 NeXT 的电脑公司,没什么起色。1997 年他重新回到苹果后一直到 2000 年,四年时间里,电脑的彩壳该换的也换了,但对 Wintel 阵营几乎没什么影响。开始做 iPod 的时候,这个 MP3 播放器也不是他的主意。我相信这个过程,乔布斯肯定有痛苦的时候、迷茫的时候,但这个过程并不是没有价值,就像火山岩浆喷薄而出之前,它一定是在地壳下默默酝酿、积累,这不就是人们常说的"厚积薄发"吗?

所以当你立下宏图大志时,应该问问自己,你是不是有这样的韧性,你能不能坚持下去。

这个积累,就是要不断尝试、不断努力,要有韧性,要坚持。坚持才有成绩,坚持就是胜利。你的直觉、观察力和判断力,都需要基本功的积累。

17 多想半步

有一个故事:马其顿国王亚历山大 15 岁时,他父亲获得了一匹烈马,许多优秀的骑士做了种种努力,但没有一个人能跨上马去。亚历山大便对父亲说:"只要您允许,我就能驯服它。"父亲答应后,亚历山大走过去。开始,他和别人一样,也是慢慢拉过缰绳,轻轻抚摸马的身体。就在这时,他突然把马背向太阳,趁马看见自己的影子,略显慌乱之际,一跃跨上马背。马竖起前蹄,飞起后腿,又就地转来转去,可亚历山大却面不改色,镇定自若,终于驯服了这匹烈马。为什么唯独亚历山大能够驯服烈马呢?原来,当人们一味地认定烈马难以驯服是因为性子太刚烈时,亚历山大却比别人多想了半步:会不会有其他原因呢,有没有其他办法呢?他仔细观察,发现马害怕自己的影子。所以,当马背向太阳,看到自己的影子时,顿时胆怯、软弱,亚历山大趁机出击,因此轻易获得了成功。

亚历山大能够驯服烈马,只是因为他多想了半步而已。其实,很多人之所以能抓住机遇,获取成功,甚至创造奇迹,也不过是因为多想了半步。

还有一个故事:一个人在街头看见一个老妇人叫卖一只黑色的玩具猫,标价 500 美元。他用手举猫,发现玩具猫很重,似乎是用黑铁铸就的。不过,那一双猫眼则是珍珠的,少说也值上千美元。于是,他花了 300 美元,只买下两只猫眼。回去后,他将这件事讲给同事听,同事询问一番后,赶过去,花 200 美元把玩具猫的躯体买了回来。这个人很不理解,将同事嘲笑了一番。同事不声不响地坐下来,用小刀刮铁猫的脚,当黑漆脱落后,露出的是金灿灿的一道金色的印迹。这猫的躯体竟是纯金做的!原来,同事凭常理推断:猫的眼珠既然是珍珠做成;猫的躯体就不会是不值钱的黑铁所铸的。他不过是多想了半步,就换来了一笔可观的意外

163

之财!

那些伟大的发明、发现,并非都是经过了漫长而艰辛的探索研究才得到的,很多只不过是发明、发现者对习以为常的生活现象多想了半步的结果。奥地利一个名叫益布鲁格的医生一次在解剖一个胸腔积液病人的尸体时,忽然联想到父亲在经营酒业时,常用手指关节敲击木桶来估量桶中还有多少酒,便萌生了叩敲病人胸部,根据音响来诊断的大胆想法。后来,他发明了"叩诊"方法,而这种诊断方法一直沿用至今。有一次,牛顿在爬梯子时不慎失足摔了下来。一般人摔倒了只知疼痛难忍,而牛顿却对摔倒这种寻常的现象多想了半步,从身体笔直坠地的偶然现象中,领悟、发现了物体总是沿着阻力最小的路程运动这一重要的力学原理。

不过是多想了半步,其结果说来难以置信,但成功的秘诀就是如此简单。让我们凡事也多想半步吧。只有那样,我们才不会与机遇失之交臂,才有可能赢得更多的成功!

18 多走一步

有一所大学邀请一位资产过亿元的成功企业家到学校演讲,在自由提问时,一位即将毕业的大学生问:我参加过多次校内创业,可是没有一次成功,最近参加多次校园招聘也没有获得一次签约机会。请问我什么时候才能成功,怎样才能成功?这位企业家没有正面回答,而是讲述了自己登山的经历。

一次,这位企业家攀登海拔8848米的珠穆朗玛峰。由于登山经验不足,加上高原反应很强烈,没有控制好呼吸,氧气消耗得很快。当他爬到8300米左右时,突然发现有些胸闷,原来氧气已经不多了。此时,摆在他面前的选择有两个,一个是一边往下撤,一边向半山腰的营地求救,生命应该没有危险,但登顶机会就只能留到下一次;另一种选择是,先登上顶峰再说。不肯轻易认输的他选择了后者。当他爬到8400米时,发现路边扔了很多废氧气瓶,他逐个捡起来掂量。在8430米左右的一个路口,他捡到了一个有半瓶以上氧气的瓶子。靠着这半瓶氧气,他登上了顶峰,并安全撤回到营地。这位企业家的登山经历告诉我们,干事业,就像登山,受挫时,不要轻言失败,更不要轻易放弃,很多的时候,只要再坚持一会儿,成功就在下一个路口等你。

而有的时候,你觉得迷茫,是因为你还未悟得要领,只要再坚持一会儿,掌握了要领,就可能获得成功的喜悦。

有一位汽车推销员,刚开始卖车时,老板给了他一个月的试用期。29天过去了,他一部车也没有卖出去。最后一天,他起了个大早,到各个单位去推销,到了下班时间,还是没有人订购他的车,老板准备收回他的车钥匙,辞退他。这位推销员坚持说,还没到晚上12点,我还有机会。于是,这位推销员坐在车里继续等。午夜时分,传来了敲门声。是一个卖锅者,身上挂满了锅,冻得浑身发抖。卖锅者是看见车里有灯,想问问车主要不要买一口锅。推销员看到这个人比自己还落魄,忘掉了烦恼,请他坐到自己的车里来取暖。两人开始聊天,推销员问:如果我买了你的锅,接下来你会怎么做?卖锅者说:继续赶路,卖掉下一个。推销员又问:全部卖完以后呢?卖锅者说:回家再背几十口锅出来卖。推销员继续问:如果你想使自己的锅越卖越多,越卖越远,你该怎么办?卖锅者说:那就得考虑买部车,不过现在起……两人越聊越起劲,天亮时,这位卖锅者竟订了一部车,提货时间是五个月以后,订金是一口锅的钱。

因为有了这张订单,推销员被老板留下来了。他一边卖车,一边帮助卖锅者寻找市场,卖锅者生意越做越大,三个月后,提前提走了一部送货用的车。从说服卖锅者签下订单起,推销员就坚定了信心,相信自己一定能找到更多的用户。同时,从第一份订单中,他也悟到了一个道理,推销是一门“双赢”的艺术,如果只想到为自己赚钱,是很难打动客户的心的。只有设身处地地为客户着想,帮助客户成长或解决客户的烦恼,才能赢得订单。秉持这种推销理念,15年间,这位推销员卖了一万多部汽车。

当一次又一次地被拒绝时,请对自己说:"我还有机会。"因为,成功就在下一个路口等你。

19 早年受挫是动力

公司破产后,职工都失业了,一位老职工对忧心忡忡的年轻职工说:"与我比起来,你们是幸运的。"年轻人不解:"年纪轻轻就丢了饭碗,有什么幸运的?"老职工继续说:"是的,你们很幸运,因为你们可以鼓起勇气重新做起,开辟人生的新征途。不像我,多年来运气一直很好,到了五十出头却突然失业了。就算我要重新做起,年纪也已经太大了。"

这位老职工的话说得很有道理。在我国的企业家队伍中,不少人年轻时都受过这样或那样的挫折,有的甚至遭遇过灭顶之灾,几乎丧失了继续活下去的勇气。然而,正是年轻时一次次的挫折,使他们获得了一个个重新奋起的机会,并在一次次绝地重生中增长了才干,创出了大业。一帆风顺的人有没有?有。但可以肯定地说,所谓一帆风顺,只是相对而言,就其本人来说,一辈子总会遇到这样或那样的磕磕绊绊。既然挫折是难免的,那么,年轻时遇上它总比年老了再遇上要好。早年受挫回旋余地大,即使是在重新做起中再走几回弯路,时间也来得及。而年轻时一路坦途,到了年老时却突然灾祸临头,很可能会因为没有心理准备而一下子被击垮,即使心理素质好,有重新做起的勇气,时间、条件也远不如年轻人优越了。为什么下岗再就业并成大业者几乎都是年轻人,而下岗老职工就很少有自己再创业并取得成功的,原因就在于此。

众所周知,人天生是有惰性的,在处处顺心如意时,开拓新路的意识不强,时间一长,就会丧失创造的欲望。而挫折使人无法安逸下去时,为了生存,我们不得不克服惰性,勤勉地开辟新的生存空间,从而进入新的创业领域。"树挪死,人挪活",在早年受挫后而不得不进行的"挪位生存发展"努力中,说不定就会找到一块最适合自己生存发展的空间。从这个意义上说,在年轻时遇上挫折,被逼"挪位生存",正是创新自我、发展自我的绝好契机。而到了一定年龄时,一切已成定数,再想"挪位生存发展",往往心有余而力不足了。正因为此,讲早年挫折是一种幸运,是很富有哲理的。

当今社会竞争变得越来越激烈,我们生存环境的不确定因素越来越多。可以肯定地说,遭遇挫折将会是家常便饭。挫折是块人生的磨砺石,对于年轻人来说,尤其如此。既然这样,年轻的朋友们,就让我们将挫折当作人生的幸运,勇敢地微笑着面对吧。

20 善待机遇

有一位年轻人,25岁时,只有初中文化程度,但已是一家电脑公司的首席工程师。许多人都非常羡慕他,说他真是机会好,连他那些读过大学的初中同学也这样认为。

他16岁念完初中,由于家境贫寒,跟着别人来到广东打工。起初,是干泥瓦工,每天十几个小时的重活实在吃不消,他又找了一家电脑公司当保安。时间久了,员工们对这个小老弟非常友好。

他想学电脑,但公司有严格的规定,保安不允许碰电脑,可他又没钱也没时间上电脑班。

后来,他发现每天都有人加晚班,而老板并不来。他想,这正是自己学习的好时机。这天晚上,他来到工作室,正在考虑该怎么提出他的请求,有个员工随口问:"你会电脑吗?不会就跟我们学吧。"

这是一次十分重要而又难得的机遇。于是,他每天晚上都来学电脑,大家都非常乐意教他。他也十分刻苦,每天都学到很晚才休息。三年下来,他把基本的东西都学会了。

他于是向老板提出辞职,想找一家电脑公司干技术,老板说:

"既然你会干,为什么不在我们公司干呢?"于是他跟其他员工一样,坐在了电脑前工作,这又给了他继续学习的机会。两年后,他还是辞职了,来到了一家小公司。

又干了三年,小公司成了一家比前一家还大的公司,他成了这家公司的首席软件开发工程师。

按理说,他是挺不走运的,初中毕业就辍学,不能像别人一样可以继续学习。但是,他会善待机遇,抓住了身边的每个学习机会,充实自己,提高自己,最后,从一个平凡又普通的保安到电脑公司的职员,再到另一家大公司的首席工程师。这个过程,与其说是他职业的转型与提升的过程,还不如说是他利用每个机遇,改写自己人生轨迹的过程。

在生活中,我们经常羡慕别人遇到那么多好机会,而从未想过自己又放弃了多少好机会。其实,对每一个人来说,机遇都是有的,就看你怎么对待它了。善待机遇,拼搏进取,你就会拥有殷实富足的人生。

21 做该做的事

做该做的事,这是一个连小孩都明白的生活常识,可在现实工作中,不少人却偏偏将这个常识忘得一干二净。在一些单位,我们经常可以看到虽然机构健全,但很多应该解决的事情却无人过问,其中一个重要的原因就是员工不明白哪些是自己应该去解决的问题,结果一天从早忙到晚,该做的没有做,不该做的事情倒是做了一大堆。

据说某单位招聘总经理助理,经过严格挑选,有三位应聘者进入面试。面试由总经理亲自把关,应聘者进了总经理办公室,刚刚坐下,就碰到了"停电"。总经理于是笑着对应聘者说:"停电了,空调也关了,你们能不能说个笑话给大家解解闷?"其中的两个应聘者不知有诈,均拿出自己的看家本领,说出了自己认为最好笑的笑话,只有一位应聘者没按总经理的话去做,而是拿起总经理的电话找公司的电工,询问发生了什么事。结果这位应聘者被录用了。

总经理助理对于总经理来说犹如左右手,能称职将使总经理如虎添翼,不称职则是一个包袱。衡量一个助理是否称职有两个标准,一是看他是否知道哪些事情是自己应该去做的,哪些事情是不应该自己去做的,也就是说既不能越权,又要做好分内的工作;二是看他办事的能力和解决问题的能力。

对于停电这个突发事件,应该解决的问题当然是尽快找到停电的原因,并尽快恢复供电。可惜的是那两位应聘者抓不到问题的实质,不能用正确的方式解决该解决的问题,这样的人招来又有什么用呢?

面对突发事件,不要被眼前的情景所迷惑,要迅速弄清什么才是自己真正面临的问题。

(1)视面试为第一天上班:大多数人将面试看作是雇主提问,自己回答。这是面试的一大误区。美国著名的猎头专家科迪洛斯给应聘者的忠告是:"你应该把自己当作雇员,正在那里讨论一项新计划,而不应把自己看作是渴望获得录用的求职者,并因而表现得卑躬屈膝、唯唯诺诺。"如果你真的是一位总经理助理,你当然该知道面对突发情事自己应怎样做,因为你应明白:总经理花钱请助理,是用来做事的,而不是用来逗乐的。

(2)注意解决问题的方式:对于"总经理助理",处理停电事件有两种方式:一是亲自去查找问题的原因;二是向电工了解停电的原因,并根据问题的原因做出相应的处理。

第一种方式有越位之嫌,因为查找停电的原因和修复电路应该是电工去做的;第二种方式才是总经理助理处理此类事件应有的方式。

22 挖掘潜能

中国古代医书《医部全录》中记载着这样一个故事:明朝年间,一位山村姑娘因为发困伸了一个懒腰、打了一个哈欠,两个上肢竟然再也放不下来了。面对如此怪病,家人万分着急,只好从外地请来郎中为她诊治。郎中一边说此病必须用艾叶敷灸脐下的丹田,一边便动手去解姑娘的裙带。姑娘羞得赶忙用手掩护,不知不觉中两个胳膊都放下来了。

无独有偶。在沙特阿拉伯塔伊夫城,有一个25岁的姑娘,长得非常漂亮,可惜她是一个哑巴,并且已经不明原因地哑了20年,虽然四处求医多方治疗,却没有丝毫效果。一天,媒婆领来一个50岁的老头,姑娘的父亲逼着女儿嫁给他。情急之下,姑娘脱口而出:"不,我宁死也不嫁给他!"姑娘的哑症竟因此不治而愈。

这些令人称奇的趣事逸闻,昭示着一个奇特的医学现象:一个人如果处在特定的环境之中,给他一个特别的刺激,往往会激起体内潜在的一种神秘力量,使原先的"症状"彻底消除。这就是潜能的神奇作用! 也即所谓的"老虎追来无跛子"。

潜能,是每个人身上固有的却未被开发和挖掘的内在能力或能量。研究生命科学的专家发现,人的能力有90%以上处于休眠状态,未曾得到挖掘开发。美国一名心理学家曾经运用整体分析的方法,系统研究了一些历史名人的成功经验,如杰斐逊、林肯、罗斯福、卢梭、弗洛伊德、歌德、爱因斯坦等,最后得出这样一个结论:高水平地承认自己,相信自己具有超常的自动力和创造力,是促使他们获得成功的主要原因;而那些所谓超常的自动力和创造力,恰恰是一般人所共有的。

潜能虽然人人都有,但绝大多数人往往一无所知。现实生活中,许多人都以为十分清楚自己能力的大小和极限,其实,他们往往不知道或并不完全知道自己究竟有多大"能耐"。正是对自己潜能的无知,才使许多事情不能做成,许多目标不能实现。德国科学家卡费尔德指出:"对自己超限制作用的错误感觉是创造高水平业绩的最大障碍。"古往今来,无数有着辉煌成就的杰出人物原本并没有什么超越常人的特别才能,但无不具有超越常人的发掘自己潜能的特别功力。他们勇于挣脱潜能的束缚,相信自己一定能够做成自己想做的事情,然后放手大胆地去拼搏、卓有成效地去努力,直至发掘出自己的最人能量,发挥出自己的最高水平,创造出事业的最佳成果。

23 克服惰性

惰性常常是阻碍潜能发挥的一大羁绊。人是惰性极强的超级动物,有些人之所以能够取得常人难以取得的成就,主要在于最大限度地克服了与生俱来的惰性;有些人之所以一生庸庸碌碌、无所作为,原因也在于走进了惰性这个死巷而难以折返,结果终其一生也不知道自己到底有多大潜能。这是人生的悲哀。假如我们多一点自信,多一点勤奋,多一些敢为人先的尝试,多一些勇往直前的干劲,或许就会造就一个威力无比的自己,许多事情我们不但会做,而且会做得非常出色。

一位生命科学家说:人的潜能犹如一具尚未启动的引擎,看上去似乎毫无特别之处,可一旦点燃启动,就会爆发出难以估量的自动力和前驱力。是的,在一个人奔向成功的道路上,外力的推动固然重要,但关键是清楚地认识自己,勇敢地超越自己,自信自励,自强不息,善于用自己的主观能动性钥匙去开启潜能的引擎,使自己的"内力"得以最大限度的发挥,"有志者事竟成",奇迹往往就在引擎启动、潜能发挥的刹那间产生。

24 人生不言放弃

前不久读到一则故事,有两个旅行者,因为缺水而被困在沙漠里。

没有水,就等于把生命交给了死神,唯一生存的希望就是找到水。一个旅行者把自己的水壶交给同伴,叮嘱同伴一定要耐心等待他找水回来,并拿出一支猎枪告诉他说:"枪里有五粒子弹,每隔一小时就向天空放一枪,这样我就不会迷失方向,找到水后就能循着枪声的方向返回。"

4小时过去了,猎枪里只剩下最后一粒子弹,找水的同伴还是不见踪影,是被风沙吞噬了,还是寻到水后独自走了?一种恐惧与绝望咀嚼着他的心。在精神极度崩溃的一瞬间,他把第五粒子弹射进了自己的胸膛。其实,找水的同伴已寻到了水源,此刻他正循着最后的枪声赶回。

这则故事令人深思。坚持与放弃,成功与失败,有时往往只差那么一步,但结果却截然相反。

记得一位名人曾说:"人生永远不要绝望,即使绝望了,也要在绝望中不懈努力。"应当相信,努力就有机会,努力就有希望。

人生旅途中难免会遭遇挫折与打击。现实生活中,也许你正被下岗的苦恼困惑;也许你正为事业的失败而焦虑;也许你正被失恋的痛苦所缠绕。朋友,振作起来!下岗并不是对人生价值的否定,它是新生活的一条起跑线。失败并不意味失去了挑战的勇气,它是一次精神修整,一种力量的蓄积。失恋并不证明你缺少魅力,而是还没给你展示才华的机会。面对困难,我们总有千万种办法解决,也会有千百条逃避的理由。其实,人生中困难并不可畏,痛苦并不可惧,厄运也不可怕,关键是我们以一种什么样的心态对待它。要战胜困难,就必须战胜自己。调整好心态,用一种积极的人生态度去迎接命运的挑战。坚强的人会在逆境中创造出奇迹,在抗争中寻找希望。他们相信,幸运之神总是垂青于那些面对困难不言退缩、身处逆境永不言败的强者。

"天行健,君子以自强不息",坚强的意志品质,顽强的追求精神,勇敢积极的人生态度是人生旅途中永恒不变的主题。不可轻言放弃,坚持到底就是胜利。

25 成才不一定非上名校

高考能上名校当然是美事,但对于一个人的成功与否,不能全靠上名校来决定,而是靠一个人的不懈努力,因为学业后期的路还很长很远,并还有其他诸多因素。

改革开放几十年来,特别是近几年来高考录取率的连续大幅度提高,而考生减少,挤"独木桥"的现象大有改观,给考生进大学的桥越来越宽了。但新的问题又出现了,现在考生关心的已不是能不能上大学,而是能不能上名校,在人们的传统观念里,似乎只有上名校才有出路,才能发达,但上不了名校就不能发达吗?答案是否定的。请看下面的事例。

马云,阿里巴巴集团董事会主席,毕业于杭州师范学院。周迅,著名女演员,是华语电影界荣获多项最高电影奖项影后桂冠的人,她毕业于浙江艺校。

或曰,如果搞科研,非名校毕业的就没戏了。未必!杂交水稻之父袁隆平,毕业于西南农学院。两院院士、化学工程专家李洪钟毕业于太原理工大学,生态学专家方精云毕业于安徽农大,物理化学家姚建华毕业于福建师大,还有几位分别毕业于南华大学、长江大学、扬州大学。

还有一组统计数字也足以说明,学历的出身并不代表个人能力的高低:国内近千名青年企业家中,只有 10％毕业于清华、北大、复旦等名校;80％均毕业于国内普通的大中专院校;其余 10％的学历从小学到高中不等。虽然财富并不代表成功,但学历的高低也不一定能见证财富的多少,只要不懈努力,不是名校生,也能成功。今天的青年,岂能为上了非名校而悲悲戚戚、自怨自艾,被不是"出身名门"挡在成功大门之外呢?

26 榜上无名,脚下有路

20世纪90年代初由于计划经济、计划招生,使不少高考者榜上无名,名落孙山。有一位18岁的男孩,带着几分幼稚和天真,带着些憧憬与幻想,只身闯入外面的世界。

外面的世界是那么的精彩,又是那么的无奈,令人向往也令人惆怅。

流浪的日子,只身于异乡,举目无亲。长沙、武汉、佛山……最后落脚于繁花似锦的广州。光阴荏苒,日月如梭,一年半载转眼即逝。蓦然回首,一切如梦。一年半的岁月,短暂而又漫长,打工生活,一路坎坷。所以他想,不如归去。对于广州这片沃土,他也许只是一个找到天堂而错过花期的旅人。因在科技飞跃发展的今天,独自在外闯荡,没有足够的科学文化知识,在繁华的都市是难以立足的。

由于对儿时梦想的执着和追求更加强烈,第二年便踏上了回乡的列车,报名参军。也许一切都是天意,一切都是命运,此道一帆风顺。

入伍以后,往日的榜上无名,使人倍加珍惜光阴。家境不太宽裕的他,有了这个良机,便下定决心从"黑色七月"的阴影中走出来,勇敢面对人生,在军旅生涯中圆大学梦。

离开了学校,就只有靠顽强的毅力走自学成才之路。在自学过程中,他花费大量的心血,每天早晨四点多钟就起床读书,晚上也常常藏在被子里偷偷地学习到深夜;当周六、周日别人都上市里吃喝玩乐时,他却在用自己积攒的津贴在书店仔细挑选自学辅导资料;当别人在球场上飞奔时,他在宿舍埋头苦学;当别人两人一堆、三人一群聊天时,他在图书馆翻阅《自学考试报》,让它引导自己成才……

　　有一年寒冬,由于哨所一老兵回家探亲,临时把他派到哨所站岗放哨。有个周日轮上他休息,他便利用这个机会到山下 10 公里的部队去向刚毕业的大学生请教。赶巧那天下着鹅毛般的大雪,刺骨的寒风刮得树梢发出刺耳的尖叫,外面难见行人,哨所的战友都劝他"这样的天气就别去了,一两个问题弄不懂没事。"他却不甘心,尽管路上是没膝的积雪,而他也毫不畏惧。一次次跌倒,一次次爬起,到部队时,已成了一个雪人,浑身湿透,手、脚、脸都麻木了,讲话也口齿不清,同志们见后都感动不已。弄懂问题后他又踏上归程,上哨更是举步维艰。回哨后他患上重感冒,发热头痛折磨得他几天吃不下饭,睡不好觉,生活全靠战友照顾。尽管这样,他还是书不离身,自学仍按计划进行。"功夫不负有心人",就这样通过几年坚持不懈的学习,坚忍不拔的拼搏,自学让他走进了"1999 年的全军统考",并以优异的成绩考上了军校本科,终于如愿以偿。

　　美梦未圆的学子们,在失败面前不要低头,在荆棘面前不要却步;坚信榜上无名,脚下有路!路在自己脚下,勇往直前,在失败中摸索,在失败中提高。抓住有限的青春不断完善自己、充实自己,努力创造属于自己的一片蓝天!

27　失意不失志

　　在人生的道路上,每个人都渴望成功与喜悦;但是,在不经意中失意却往往悄然而至,紧紧地握住我们的手。

　　有的人很努力地想办成某件事,结果却失败了,好不失意;有的学生学习很用功,但考试临场发挥差,结果名落孙山,也很失意;有些伤心的事我们不愿意它出现,结果偏偏出现了,令人失意……当代社会,充满竞争与诱惑,失意更多,芸芸众生,都是食人间烟火的凡人,谁也无法避免失意。

记得有位哲人说过："每个人的一生都是战役——多事多难的漫长战役。"这就较好地说明了人生的坎坷。成功和失败总是相伴而生,如意和失意也总是相随而来。

失意能使人消沉,失意也能令人振作,关键是我们采取什么样的态度去对待它。

面对失意,最重要的是要学会心理上的自我调节,并树立坚强的意志。失意的时候,我们不妨平心静气地想一想,为什么会失意,原因出在哪里?找出症结,对症下药,坚强地面对现实,努力攻克难关,失意的阴霾就会烟消云散。失意有时也是因为不切实际的希望造成的,做好心理调适,心理平衡后,失意的感觉自然也就是荡然无存。

失意是人生五线谱上的音符,只要我们的心是乐观、坚强的,它就会发出人生的最强音;失意是未成熟的青橄榄,它很苦涩,但是只要我们善于用心血去浇灌生命之树,最终就一定会收获甜蜜。朋友,在人生的旅途上,失意总会不期而至,但并不可怕,有一天如果你失意了,愿你失意不失志。

28 苦难给人以机遇

一位28岁的谢姓女性,遭到下岗和离婚的双重打击。她带着一颗破碎的心,拉扯着两岁的女儿来到广州打工。没想到广州的就业形势那么严峻,来了半个月竟然一无所获。她日夜在外奔波着找工作,为了女儿,也为了生存。

一天上午,正准备去一家电子厂面试,房东王大妈走过来对她说:"小谢,麻烦你替我打听哪有修脚的师傅,我家老伴被脚病折磨得没法走路了。"在白云区,她一连进了7家洗浴中心,里面有药物泡脚、洗浴的,就是没有修脚的。问经理能否给找位修脚师傅,他们无一例外地摇摇头:"如今学这行人的很少,不好找。"在杏花洗浴中心,一位得了甲沟炎的左脚化脓、红肿的老太太一连用药水泡了 6 次,均不见效。老太太感慨地说:"唉,想不到找个修脚的这么难!"她的心突然一动,何不学修脚?在人们的传统观念里,替人修脚是下贱活,很少有人愿意学,正因为学的人少,干这行成功的机会一定很多,只要肯付出一定会有收获。想到这里她兴奋得脸泛红,心发跳,手心汗津津的。在电子厂门口,折身大步流星往回走。

可要找个师傅还真难,她四处打听也没结果。一次,她偶尔从报纸上看到刘师傅一心一意为病人修脚的先进事迹,颇费了一番周折,找到了刘师傅的地址。60 多岁的刘师傅红光满面,身体硬朗,双目炯炯有神。在得知她的来意后,刘师傅不解地问:

"你一个年轻漂亮的女人,学什么不好,非要学这个?"她说:"因为学这行的人少,成功的机会多。"

他摇摇头:"你吃不了这份苦,以前也有几个年轻人满怀信心地跟着我学,可没过几天,都一个个跑了。"不管她怎么说,刘师傅就是不肯收这个徒弟。她没有气馁,每天赶到刘师傅的脚病修治所,不声不响地把打水扫地、清扫卫生等所有的杂活都干完后,一声不响地离开。

精诚所至,金石为开。终于,刘师傅被她的诚心感动了,答应收她这个徒弟。她高兴得差点跳起来。1998 年 5 月,她成了广州首届脚病修治技术培训班的一员。

参加培训班要缴1800元培训费,她身边只有 800 元钱。只好打电话向父母求援,父亲气不打一处来:"干什么不好,偏要学那下贱活!"姐姐也劝说:"你一个女人家,一天到晚摸人的脚丫子,别人会怎么想?"昔日的朋友同事听说她要学手艺,都愿意解囊相助,但听说是学修脚,都纷纷反对。开课的日子越来越近,培训费迟迟没着落,她急得像热锅上的蚂蚁。报名截止的最后一天,收到了父母积蓄了一辈子的1200元钱,她感动得哭了。

培训地点离租住的地方有 8 里路。她每天早上 5 点钟就起床,做早餐给女儿吃,然后送她上托儿所。为了省下一块钱车费,她每天跑步去上课。中午其他人或回家或到附近餐馆吃饭,她就着自来水啃两个干硬的冷馒头。

她每天从培训班回来都要到附近一家餐厅的垃圾堆中拾一次性竹筷,用肥皂水洗净晾干后扎得整整齐齐的供练习刀功用。一次,她又在家提筷练习,削着削着,忽然觉得自己找到了修脚的感觉。她很想给房东大爷修修脚,可第一次在人脚上用刀,又怕万一有个闪失,于是她就在自己的脚上练开了。由于太紧张,一刀下去,将指甲划破了,鲜血淋漓。尽管很痛,她却舒心地笑了。

深知自己学艺的不易,因此,比别人付出更多的心血和汗水。她阅读了不少有关的医学书籍,并虚心向师傅请教,因此她的技艺提高很快。1998年10月,培训班组织学员们到医院实习,她成功地为三位老人治好了脚病,看到他们兴高采烈的样子,自己很满足。尽管世俗认为修脚工很低贱,但她却对自己从事的职业充满了自豪感。

技艺在身,却找不到工作,她决定自己推销自己。终于有一位老大爷同意让她试一试。老人的脚病并不复杂,只是常见的甲沟炎,由于没有得到及时治疗,已经感染化脓。她马上动手替老人修起脚来。她找准伤口,用力一剜,快速一拔,一块带着臭味的趾甲被夹了出来。老人忍住短暂的疼痛,治好后马上站了起来,连着走了好几圈,高兴得像个孩子。接着,她又治好了三个有脚疾的人。房东王大妈也认可了她,让她给大爷治脚病。王大妈见她每天起早贪黑,四处奔波太辛苦,建议她开个诊所。于是,她租下一个破旧的门面,自己动手、粉刷一新,又到旧货市场买来几件家具,1999年4月,一家"脚病修治所"正式开业了。随之也成功了。后来记者采访她,她说:"我清楚地记得开办诊所后我接待的第一个病人。那天中午,一辆漂亮的桑塔纳轿车'嘎'地停在我的诊所前,一位年轻人从车上走了下来。我立刻热情地迎了上去。年轻人说:'我这脚在豪华浴室和美容院修治了好几次,花了几千块钱,一点效果也没有。今天到你这儿来碰碰运气。'我马上让他坐下准备为他治疗。他告诉我,他是一家建筑公司的包工头,一年前被铁钉扎了一下,因为没有及时治疗,引起感染,病情已较严重。我运用我所学过的知识精心地为他治疗脚伤。一周后,年轻人上门给我送来了一面锦旗。"

她的名字渐渐传开了,上她这儿来看病的人络绎不绝。她不仅尽力为他们治疗,而且收费很低,遇到特别困难的病人,不仅分文不收,而且还管饭。2000 年 8 月,为了方便客人就诊,也为了发展业务,她把诊所搬到了繁华地段,同时还聘请了一位足部按摩医生。诊所生意红红火火,每月收入 5000 余元。对一个两手空空闯荡广州的外来妹来说,能走到这一步已经很不容易了。大千世界,她终于找准了自己的坐标。

29　卑微也可创造奇迹

在我们的现实生活中,其实也不乏这种鲜活的事例。东南沿海有一个靠近内陆的小岛,由于一直未受过台风的袭击,岛上巨树擎天,灌木成林,绿草如茵,景色非常迷人,是一个远近闻名的旅游胜地。可就在不久以前,一场罕见的台风,却突然席卷了整个小岛。台风过后,人们才惊讶地发现:那些参天大树有的已经被连根拔起,有的已经被拦腰折断。甚至连小岛上那些用钢筋水泥浇铸的旅游设施,也被肆虐的台风弄得一片狼藉。但那些矮小的灌木和柔弱的小草,却安然无恙。依旧是绿意葱茏,生机盎然。横扫千军的台风,轻易地摧毁了那些高大挺拔的大树,但却奈何不了那些卑微而弱小的灌木和小草。

其实在整个自然界中,无论是小蚂蚁也好,小草小灌木也好,可以说它们都是卑微的、弱小的,但就是这种被我们司空见惯的、平时不显山不露水的卑微与弱小,在生死攸关的时刻,反倒显现出了一种巨大的力量。

我们有许多人在平时都会犯这种错误：只对高贵和强大崇仰有加，而对卑微和弱小不屑一顾。其实，每每到了生死攸关的时刻，高贵和强大往往会成为一种致命的"短处"，而卑微和弱小呢，反而常常能够成为保障自己得以平安生存的"长处"。

30 改变只需一句话

有一位年轻人说："大概是幼年的生活养成我倔强的性格，不肯轻易服输。父母说我是牛脾气，嘴上这么说，但心里还是十分欣赏的。"

因为这脾气，的确为父母争了一口气，从农村考上大学，然后分配工作，城里购房，结婚生子，一切在别人看来，十分顺利。

其实，这些年，因为我的脾气，吃了不少苦头。在学校中，同学们都学会了溜冰，他们的技术都不错，每到星期天，他们三三两两到溜冰场中玩耍，但我不喜欢这项活动。有一次，宿舍中一位同学说："我们宿舍里只有你不会溜冰了。"他的口气充满了轻视。我的那种不服输的性格一下子被激了起来。第二天，我就买来了旱冰鞋，学起了溜冰。这样坚持练了半个月，我可以十分熟练地在场地上滑行了。但没有想到，溜冰会给我带来飞天横祸。那是个星期天，溜冰场上的人特别多。我在上一个陡坡的时候，突然从旁边蹿出几个人，他们抢先滑上了陡坡，我在躲闪的时候，摔倒在地，由于头部先着地，结果，我被摔得满脸是血，还断了一颗牙。那几个有点恶作剧的人早已在我清醒过来时逃之夭夭。这事对我打击很大，一口洁白整齐的牙就这样离我远去。

而造成这一切，起源就是因为我的那种好强的性格。其实，会不会溜冰对自己能说明什么呢？但为了证明自己，在技术没有过关的情况下到人员众多的溜冰场，很容易出意外。在学校的几年里，我觉得活得很累。希望自己功课比别人好，能拿到奖学金。作文写得要比别人好，最好老师能在课堂上把我的文章当范文。这一切的结果是,我要比别人多花更多的时间去看书,有时,晚上我会点上一根蜡烛加班学习,而此时我的同学,都已躺在床上高谈阔论了。除此之外,我还十分容易受伤,也许好强的性格特别敏感。有时同学之间开玩笑,听到对我不利的话,我会认为这是真的,常常会耿耿于怀,搞得心情烦闷不已。其实,我当时也知道这样的心态肯定不正常,但无法扭转过来。促使我改变的是一堂很偶然的心理辅导课。那年,我所在的那个城市发生了几起大学生自杀事件,于是学校请来了一位心理学教授。那天,教授讲了什么我记不得了,但最后那句话,却记忆犹新。教授讲完课后,他一边擦着黑板上的字,一边对我们说:"有些情感就像黑板上的字,你要再写上,只能把原先的擦去。"改变我的就是这句话,很普通,但影响了我多年,直到现在。

31 信念产生奇迹

美国有位小说家写过一篇小说,叫作《最后一片叶子》。说的是一位年轻艺术家得了严重的肺炎,生命垂危。她看着窗外的树叶一片一片地飘落,绝望地感到自己的病再也不会好转了。她认为当最后一片叶子落下时,她也将孤独地死去。而那最后一片树叶在寒风中随时可能被风吹落。一片平常的树叶维系着一个艺术家的生命。一位好心的艺术家在寒风中画了一片不会凋落的树叶。靠着这片树叶;年轻人终于产生了生的希望、信念,战胜了疾病。如果没有这片蕴涵着希望、信念的树叶,她很可能被病魔夺去脆弱的生命。这虽然是小说,却科学地反映了内心的信念对人的生命力的重大作用。

1989 年发生在美国洛杉矶一带的大地震,在不到 4 分钟的时间里,使 30 万人受到伤害。

在混乱和废墟中,一个年轻的父亲安顿好受伤的妻子,便冲向他 7 岁儿子上学的学校。他眼前,那个昔日充满孩子们欢笑的漂亮的三层教学楼,已变成一片废墟。

他顿时感到眼前一片漆黑,大喊"阿曼达,我的儿子!"跪在地上大哭了一阵后,他猛地想起自己常对儿子说的一句话:"不论发生什么,我总会跟你在一起!"他坚定地站起身,向那片废墟走去。

他知道儿子的教室在楼的一层左后角处,他疾步走到那里,开始动手。

他在清理废墟时,不断地有孩子的父亲急匆匆地赶来,看到这片废墟,他们痛哭并大喊:"我的儿子!""我的女儿!"哭喊过后,他们绝望地离开了。有些人上来拉住这位父亲说:"太晚了,他们已经死了。"这位父亲双眼直直地看着这些好心人,问道:"谁愿意来帮助我?"没有人给他肯定的回答,他便埋头接着挖。

救火队长挡住他:"太危险了,随时可能起火爆炸,请你离开。"这位父亲问:"你是不是来帮助我?"

警察走过来:"你很难过,难以控制自己,可这样不但不利于你自己,对他人也有危险,马上回家去吧。"

"你是不是来帮助我?"

人们都摇头叹息着走开了。他们都认为这位父亲因失去孩子而精神失常了。

这位父亲心中只有一个念头:"儿子在等我。"他挖了8个小时、12个小时、24个小时、36个小时,没有人再来阻止他。他满脸灰尘,双眼布满血丝,浑身上下破烂不堪,到处是血迹,到第38小时,他突然听到底下传出孩子的声音:"爸爸,是你吗?"

是儿子的声音!父亲大喊"阿曼达! 我的儿子!"

"爸爸,真的是你吗?"

"是我,是爸爸,我的儿子!"

"我告诉同学们不要害怕,说只要我爸爸活着就一定来救我,也就能救出大家,不论发生什么,你总会和我在一起!"

"你现在怎么样? 有几个孩子活着?"

"我们这里有 14 个同学,都活着,我们都在教室的墙角,房顶塌下来架了个大三角形,我们没被砸着。"

父亲大声向四周呼喊:"这里有 14 个孩子,都活着! 快来人。"

过路的几个人赶紧上前来帮忙。

50 分钟后,一个安全的小出口开辟出来。

父亲声音颤抖地说:"出来吧! 阿曼达。"

"不! 爸爸,先让别的同学出去吧! 我知道你会跟我在一起,我不怕。不论发生了什么,我知道你总会跟我在一起。"

这对了不起的父与子经过巨大灾难的磨难后,无比幸福地紧紧拥抱在一起。

信念来自奋发向上的精神状态。1944 年,美国有个名叫约翰·戈达德的少年,把一生想做的大事列了一张表,作为他一生的志愿。他想要干的事有:"到尼罗河、亚马逊河和刚果河探险;登上埃佛勒斯山(即珠穆朗玛峰)、乞力马扎罗山和麦特荷恩山;驾驭大象、骆驼、鸵鸟和野马;探访马可·波罗和亚历山大一世走过的道路;主演一部《人猿泰山》那样的电影;读完莎士比亚、柏拉图和亚里士多德的著作;谱一部乐曲;写一本书;游览世界上的每一个国家……"他的目标共有 127 项,现在已经完成了 100 多项。正是这种奋发的精神才使他的生命充满了力量。

歌德说过:"失掉财富,你几乎没有失去什么;失去荣誉,你就失去了许多;而失掉勇气,你就失去了一切。"心理学的大量研究告诉我们,一个健康的人,应该一直保持良好的心态,要有乐观的情绪,美好的信念,无坚不摧的勇气。这样的人,将永远充满力量。

32 珍爱自己

曾看到两位著名电台节目主持人自杀的有关文章:两位主持人风格迥异,但同样受听众欢迎。并且,他们主持的节目都是热线节目:解开思想的谜团,帮助他人迈出心灵困惑的泥沼,诊治灵魂的疾病。多少人在他们的热切帮助下迷途知返,多少人由此体悟到了生活的蕴涵,多少人对他人表示了宽恕和谅解,多少人从消沉中悄然走出,"而今迈步从头越",多少人重新发出生命的活力。然而,令人不解的是,他们帮助了无数人,却没有能帮助得了自己,他们把心灵的圣水一滴一滴普天挥洒,而自己却没有留下一滴;浇灌了别人的花园,却没有一泓溪水放进自己的园地。他们把自己完全献出去之后,仿佛油尽灯枯,便无情地毁灭了自己。

奉献是必要的,但活着不是更重要吗?为什么于自己如此无情而不珍爱一点呢?在许多时候,珍爱自己也是一种能力。

有人将一次偶尔的失误,当成终身绕不过的坎儿,把自己当作永远受鞭笞的靶子,让悔恨的老鹰不停地撕扯自己的心肺。在痛恨、自责、自谴中不断折磨自己。"一朝被蛇咬,十年怕井绳",最后闷闷不乐,畏首畏尾,失去生活的勇气,一次次、一回回不断将自己推向深渊,终至彻底毁灭。

有人面对生活的一次变故,经不住意外的打击,仿佛自己成了驶入黑夜的不归之车,看不见一点光明,听不见一丝歌吟,沉浸其中不能自拔,远离人群,郁郁独行,未老而先衰,心如死灰,任凭石破天惊,也难起波澜。

其实,无法拯救自己就是不会珍爱自己。珍爱自己,不是说自我姑息、自我放纵,而是要在生活中学会矫正自己,做自己的园丁,培育自己。赏心乐事不可能始终在身边,亲朋的关爱帮助也不可能始终陪伴左右,更何况,还有爱莫能助的时候。"越是艰险越向前",越是这样的时候,就越需要静下心来为自己生命的根须浇水培土,让自己休养生息。使自己不至于因挫折而一任荒芜疯狂,不至于因为风狂雨骤而伏地长卧。

珍爱自己,就是怀着美好的愿望,怀着一种惊异的心情:幸好,沙漠中还有一个苹果,水壶里还有一滴水,树枝上还有一片绿叶,远方还有一片灯火闪烁。

你会发现,珍爱是点金棒,生命因它的点触而灿烂发光,深刻而又丰富多彩;生活因它的点触而烛光灯影;灵魂因它的点触而自由健壮,像时刻准备扑击一搏的雄鹰。珍爱自己,始终做自己精神家园的主人,落下一两片黄叶,凋谢一两朵花蕾又有什么呢? 放眼四望,不还是入眼皆绿,遍地花红吗!

33 人生不是一杯苦酒

漫漫人生路,风雪伴你行。困难、困惑、烦恼、忧愁,往往十倍百倍地多于欢乐和幸福。据此,人们常常感叹:人生是杯苦酒!

孩提时,流着鼻涕,穿着开裆裤,牙牙学语,蹒跚学步。那时候,骂人不害羞,跌倒不觉疼,纯真无邪,无忧无虑,尚不知人生为何物。

豆蔻年华,天真烂漫,嘴上无岗哨,心中不设防,想哭就哭一场,想笑就笑个够,幻想如云,血气方刚。那时候,人生犹如万花筒,千姿百态,如醉如梦,在这个年龄段,对人生的甘苦和真谛,十有八九,说不清,道不明。

四十不惑,两鬓染霜,此乃人生的"更年期",尤其是那些天刚过午,年已半百的"中老年",这时辰,世事的纷繁,人间的冷暖,工作的劳碌,肉体的疲乏,包括:明枪、暗箭、口刀、冷笑、苦笑、奸笑,等等,业已司空见惯,了然在胸。于是乎,这才有能耐揭开人生的谜底:一杯苦酒,相伴终生,苦得浓烈、苦得悠长。处理得当,苦中有乐,苦尽甜来;处理不好,苦如黄连,苦不堪言!

人生不易,人生本来就是一杯苦酒。这杯酒,不是从银河上掉下来,也不是有谁在刻意酿造,而是在事业、生活、爱情、家庭以及在复杂多变的人际关系和日复一日、年复一年的春夏秋冬中,自然而然地孕育而生,且无处不在,如影随形。人,只要活在世上,只要工作、生活、奋斗,不管你是身居高位,还是平民百姓,也不管你情愿还是不情愿,总是要面对人生这杯苦酒,总是要品尝人间的苦辣酸甜。俗语说,不吃苦中苦哪有甜上甜。苦与甜,苦与乐,乃是辩证统一的一对矛盾。现实生活中,原本就是苦中有甜,甜中有苦,苦苦甜甜,苦乐参半,只不过因人而异,大同小异罢了。不同的苦乐观,对人生有着截然不同的理解,对苦乐有着迥然各异的态度。本人认为,人活在世上,要想活得堂堂正正,有滋有味;活得有价值、有意义,就是要不畏苦,不惧难,乐于吃苦,奋力前行。只有心甘情愿地在风雨中劳作,在千难万苦中陶冶情操,磨炼意志,增长才干,才能更自觉、更有效地为祖国、为人民服务。一个拈轻怕重的人,一个喊苦叫累的人,是最没出息,最没毅力,也是不被人所尊重和信赖的人。只有度过严冬,才懂得太阳的温暖;只有尝遍了人间百草,才能体味人生的苦辣酸甜。其实,苦这个玩意儿也挺怪,你越是怕它,它越是难为你,捉弄你,甚至让你龇牙咧嘴,痛苦不堪;你若是藐视它,不怕它,直面相迎,满不在乎,它也就不那么"威风"和苦涩了。这就是生活的辩证法。

乐观、豁达、坚毅、耐劳,是成功者跋涉的脚步,也是善饮人生苦酒的强者的倩影。让我们面对人生这杯苦酒,少一分忧郁,多一分轻松;少一点沉重,多一点潇洒。

34 面对危险积极适应

过去,日本渔民出海捕鳗鱼,回到港口后鳗鱼几乎都是死的。只有一个渔民,他的船及船上的装备和别人的一样,但他的鳗鱼却是活的。直到临死,他才向儿子讲了他的秘密:在捕了鳗鱼之后,再放一些别的鱼进舱里,这些鱼进去后会乱钻乱咬,激起鳗鱼的反击,这样他的鱼自然是活的。

某地区有一条河,两岸都有鹿群活动,但人们发现,北岸的鹿强壮,并且奔跑及生殖能力都很强,而南岸的鹿则远远比不上。同是一个品种,差别为何如此大呢?后来,经过人们仔细考察分析,原来河北岸有狼而南岸没有。

没有鳗鱼希望有别的鱼咬它,也没有鹿希望与狼共处,而客观的事实却是,正是这些别类鱼及狼的存在,才保证了鳗鱼的生存及鹿的强壮;正是环境中的危险因素激发了它们的斗志,从而使生命更为精彩。

也许你正在抱怨环境如何不适,也许你正面临危机而焦虑不安,看了这两则故事,是不是有所启发?心理应激理论认为,危机是一种催化剂,可以打破我们原有的思维定式或习惯,唤起新的反应,寻求新的解决问题的方法。只要你积极地去适应,就会增强我们抗挫折的能力,提高我们适应环境的毅力和耐力,从而可以很快适应环境的变化。

适应也有多种方式,消极地适应是一种不健康的适应,它以牺牲我们的发展为代价,逆来顺受,"打掉牙往肚里咽",久而久之,甚至会导致你患上精神疾病。而积极地适应是一种健康的适应,它有两种含义,一是改变你自己,顺应环境或顺应环境中的某些变革;二是不断地抗争和选择,以积极的态度,提高自己各方面的能力,从一个目标走向另一个目标,这是发展的适应。

生活就是这样,没有人会愿意自找倒霉,但危机一旦降临,你躲是躲不过的,我们别无选择,只有去积极适应。

心理学家曾做过这样的实验:我们把一只活蹦乱跳的青蛙丢进沸水里,这只青蛙千钧一发之际突然蹦出了水面,死里逃生了。半小时以后,又把这只逃跑的青蛙放进盛冷水的锅里,然后慢慢加热,青蛙开始悠然自得享受着温水,等到水温已使它熬受不住时,它已欲跳无力,终于葬身于热水之中。或许你正在可怜这只不幸的青蛙,但你有没有意识到,也许它就是我们在生活中的某些人生现象的再现。越是在"悠闲"的环境中,越应有危机意识。

美国肯尼迪总统曾留下一句这样的名言:"在中文中,'危机'这个词是由两个字组成的,一个是'危',一个是'机',说明危机当中有生机的道理。"一颗潜水艇鱼雷,其力量甚大,可以把巨大的军舰炸得粉碎,但是普通的"击撞",是不可能产生巨大的爆炸的。

我们对于自己最大的才能,最高的力量总不能认识,除非大责任、大变故,或生命中的大危难的磨炼,才能把它催唤出来。同样对于生活的磨炼,有人则认为是不幸,有人把它看作发展的机会。曾有记者采访球王贝利,问他的儿子将来是否会跟他一样有名,他说:"不可能,因为我的父亲是一个穷人,而他的父亲不是!"

我们的一生,可谓是在与各种逆境和挫折做斗争,在很大程度上,这不是你愿意不愿意的事情,而是你尽力不尽力的问题,你无路可退,只有勇往直前。除此之外,你还能做什么?不要让生活去挑战你,而是你要去挑战生活!会骑自行车吗?你肯定知道,骑得快,车子反而稳,骑慢了就会晃,停下来车子就会倒。积极适应也是如此,只要以积极的态度,提高自己各方面的能力,还有什么风浪过不去呢?

生活是未知的,成功也并非是难以企及的,而积极适应将是你走向成功的阶梯!

35 信心是路

陈光岳说:我第一次离开校园时,只有 14 岁。父亲对我说"娃,你已读完 7 年书了,你读书,只能保你自己,弟妹都大了,让他们也发愤读几年吧!"就这样,为了下面 4 个弟妹能上几年小学,我这个当哥的只好忍痛割爱。

然而,我并不死心,我坚持要读书,我相信自己能考上大学,能和其他的山里娃一样走出那"兔子不拉粪"的穷山沟。于是上山挖土带着书,下田干活书也不离左右。父亲无奈,辍学两年后,给了我一个特别优惠的政策:"想读书,自己想办法弄学费。"

从此,我开始了艰难的赚钱之路。这年年底,我跑到几百里之外找给别人做砖瓦的外公,请他借钱给我读书。外公年已 70 岁,家里不好过,万不得已才出家混日子的,一年忙到头,手里见不到几个钱,面对 30 多元钱的学费,他也无可奈何地摇了摇头。但是外公给我出了个主意,当地毛竹多,要我和当地的小伙子去砍毛竹卖。

12 月底的冬天,到处已是白雪茫茫。我和当地的农家小伙子们脚穿草鞋,爬十几座山去砍毛竹。其实,那地方砍毛竹卖钱很不容易。清早出门,到下午 4 点左右才能往回赶。在回家途中,有一个特别高的山口是必经之路。山口是当地的最高处,海拔2000多米,别的地方的雪,踩上去有一个深深的脚印,而山口的路面是坚冰一块,草鞋踩在冰上,毛竹压在肩上,几十人的长队在宽不盈尺的山路上一步一步地爬行。爬过山口是陡峻的下坡,弯弯曲曲的山路下面是一片苞谷地,一望无边,深不见底,稍不小心滚下去一定会粉身碎骨的。我拖着 3~4 米长的毛竹,脱掉草鞋,用袜子垫膝盖在同伴前后夹持下一寸一寸地挪过山口。想起那时的光景,现在心里还在打战。

大年三十的前一天,室外下着大雪,同伴们走了十几里路后不想走了。这时有人提议:何不就近取材,去偷附近农民的毛竹?他说:要过年了,看山的人一定回家了。不久,十几个小伙子一下子溜进了路边的毛竹山。谁知,进山不到半小时,一声接一声的哨子声从四面八方蜂拥而来,几十杆鸟枪包围了这片竹地,我们被"俘"了,放人的条件是每人罚款 5 元。轮到我时,仅从我身上搜出了一本英语单词手册和一支才值几角钱的钢笔。问我话时,我如实交代了我来偷毛竹的目的,也许是我的故事太悲壮了,那些农民不仅破例没有追要我的罚款,还把单词手册和钢笔还给了我。

近十天的劳累我如愿以偿,我用我的汗水换来了 38 元钱,过完春节,父亲兑现了诺言,让我重新回到了学校。此后,我考上了大学,离开了山沟,到城里找到了工作,实现了一个山里孩子梦寐以求的理想。

在人的生命之旅中,信心是路,有信心才有希望。在纽约街头,一位商人看到一个衣衫褴褛的铅笔推销员,顿生一股怜悯之情。他把1元钱丢进卖铅笔人的杯中,就走开了。但他又忽然觉得这样做不妥,就连忙返回,从卖铅笔人那里取出几支铅笔,并抱歉地解释说自己忘记取笔了,希望不要介意。最后他说:"你跟我都是商人。你有东西要卖,而且上面有标价。"几个月过后,在一个社交场合,一位穿着整齐的推销商迎上这位纽约商人,并自我介绍:"你可能已忘记了我,我也不知道你的名字,但我永远忘不了你。你就是那个重新给了我自尊的人,是你给了我一颗信心的种子。我一直觉得自己是个推销铅笔的乞丐,直到你跑来并告诉我,我是一个商人为止。"没想到纽约商人简简单单的一句话,竟使得一个处境窘迫的人重新树立了自信心,并且通过自己的努力终于取得了可喜的成绩。纽约商人给他的那颗信心的种子成了他能站起来的希望。

信心是颗希望的种子,只要有适宜的土壤,它就会生根、发芽、开花、结果,事有成败,其关键就在于能否呵护好信心这颗希望的种子。成功的人往往勤勉、自律,从培育这颗种子开始迈出人生关键的第一步;相反,失败的人,常常一开始就让信心这颗种子枯了、死了、烂了,一生都生活在苦苦的失望和挣扎中。有了希望才有动力和方向,呵护希望你一定能走向成功。

36 提升能力,丰富人生

不要去追一匹马,用追马的时间和精力种草,待到春暖花开时,就会有一群骏马任你挑选;不要刻意去巴结一个人,用暂时没有朋友的时间去提升自己的能力,待到时机成熟时,就会有一批朋友与你同行或交流。用人情做出来的朋友是暂时的,用人格吸引来的朋友才是长久的,所以丰富自己比取悦他人更重要、更有力量。种下梧桐树,引得凤凰来。你若盛开,蝴蝶自来;你若精彩,天自安排。正如有人所说,"时间抓住了就是黄金,虚度了就如流水;

书,看了就是知识,不看就是废纸;理想,努力了才叫梦想,放弃了那只叫妄想。"

37 不避平庸

世上有一些东西,是你自己支配不了的,比如运气与机会、舆论和毁誉,那就不去管它们,顺其自然吧。世上有一些东西是你自己可以支配的,比如 兴趣与志向、处世和做人,那就在这些方面好好努力,至于努力的结果是什么,也顺其自然吧。

我们不妨去追求最好的生活、最好的职业、最好的婚姻、最好的友谊,等等。但是能否得到最好,取决于许多因素,不是光靠努力就能成功的。因此,结果得到的不是最好,我们也应该坦然接受。人生原本就是有缺憾的,不肯妥协,其实是一种痴愚,是对人生的无知。人不经忧患,则德慧不成。所有的负面都可成为正面,不要回避困难,不要怕平庸。

要有平常心,人到中年以后,也许在社会上取得了一点虚名浮利,这时候就应该牢记一无所有的从前。事实上,无论谁来到这个世界上,都是一条普通的生命,有平常心的人,看自己、看别人都能除去名利的伪饰。

最低的境界是平凡,其次是超凡脱俗,最高的境界是返璞归真的平凡。平庸也是一种伟大,不拒小情调也是一种大气度。成功未必非要有显赫的地位与名声。

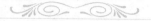

求职篇

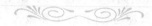

1 克服求职中的从众心理

张九江高中毕业后以较高的分数考入了一所商业高等专科学校的计算机系。他性格内向，一与陌生人或异性谈话就脸红。在班中年龄最小，经常与大他两三岁的同学一起玩。平时去干什么或不干什么他从来不做决定。面临毕业分配时，其他几位朋友根据自己所学专业决定到公司去。一来能将市场营销的专业用于实践，二来争取将来能有出息，当个公司经理或总裁什么的。于是，几个同学纷纷行动，很快与大小公司签了约。而张九江呢？他深知自己的性格不适合于从事竞争激烈、商业气息太浓的工作，但又想，几个朋友都去了，自己不去，不是显得太不合群了吗？于是，他也和一家中型商场签了约，同时拒绝了一份较适合自己的到中专学校当计算机老师的工作。但工作没几个月，他觉得自己实在无法融入单位的商业氛围中，也觉得自己的能力在这里不能充分发挥，因而感到压抑，情绪低落，而此时他的朋友则专业对口，学有所长，在所在的公司干得有声有色。最后，他还是回到那所学校当老师。

张九江的曲折在于他的从众心理。从众心理是指个人由于受到团体压力，而在知觉、判断、行为方面做出与众人趋于一致的行为,当一个人的行为动机是"别人都这么做"的时候,那么他的行为就是从众行为。

从众心理的产生也有多方面的原因。主要表现在以下 3 个方面。

(1)从众心理的主要原因是团体压力,如团体的信息压力和规范压力。张九江主要受朋友的信息压力,而导致他不十分情愿地也进了公司。因为每个人对外部世界的认识,包括对自己的认识,主要是通过别人获得的。经验似乎告诉我们这样一个道理,多数人都赞同的意见正确的概率高。因此,是否同意多数人的意见就成了人们评价自己个人的判断和行为正确与否的依据。致使别人提供的意见、信息成为个人行动的重要参照依据。

(2)从众心理使人获得安全感。比如有时我们在街上溜达,看到许多人排队买东西,虽然不知买什么,但想着这么多人买的东西准不会错,于是也跟着排队。在毕业分配时也一样,许多人都想去的单位肯定好,于是,也跟着凑热闹,也不想想各人之间的差异,自己的兴趣与特长。

(3)从众心理使个体容易为群体接受,使人有一种归属感。人是社会的人,需要群体生活,每个人都希望从群体中获得自己想获得的认同和情感满足。尤其是在毕业分配的关键时期,任何一名毕业生都想得到一份同学认为好的、合适的工作,以得到亲戚朋友的赞许。因此,一些毕业生还来不及考虑自己的实际情况就草草地决定了自己的工作单位。性别、年龄、个性和从众心理也有一定的关系。岁数小的人易从众,个性随和、自卑感较重的人也容易倾向从众。

那么,怎样才能避免不良的从众行为呢?

培养自己独立思考的能力。从众行为有积极的方面也有消极的方面。在毕业分配的时候,就要对自己有一个客观积极的评价,扬长避短,具体情况具体分析,争取找一份适合自己的工作。

在生活中不断完善自己的个性,增强自信心。从众心理在不同的人身上表现程度是不一样的。一般来说,自信心和个性强的人,从众行为少;缺乏自信、个性软弱的人从众行为较常见。因而,毕业生应该在毕业分配过程中保持充分的自信,敢于面对社会中的问题,相信自己能在求职大战中战胜对手,找到一份满意的工作。

充分认识自己,根据自己的情况寻找适合自己的工作。好工作成千上万,然而并非都适合自己。因为任何工作都有其特殊要求,如学历、专业、性格、性别等。我们每个人只能根据自己的性格、气质、能力、兴趣、特长,确定适合自己的地方、岗位和任务。

在分配时,如果觉得自己年龄还小,阅历不够丰富,看问题不够深刻,易受他人影响,你可以求教于自己的父母、长辈及老师,听听他们的意见和建议,集思广益。这些都可以有效避免不良的从众行为。

2　跳槽与"应激反应综合征"

时下,许多人为了选择更适合自己的工作而频繁跳槽。选择跳槽的人心理一般可以分为理性和非理性两类,前者一般具有明确的个人定位,并且做好了迎接挑战的准备;后者则往往不是因为目前工作不好,而是出于"习惯"——想换个工作环境。

据统计,后一类人的结果往往越跳越郁闷,甚至因此生活在焦虑、抑郁之中,最终患上了"应激反应综合征"。

"应激反应综合征"是伴随现代社会发展而出现的病症,近些年来在世界各国日益引起医学界和心理学界的注意。国内外有关专家调查、研究后认为,"应激反应综合征"多见于企业管理人员中,其中又以心理素质较差和不善于自我心理调适的人更易罹患。

陶磊是在一年里跳了三次槽后才跳进现在这家美国著名饮料公司的。在进公司前,陶磊信誓旦旦一定做满两年,但刚过一星期,他就发现目前的公司也不过如此,他又犯了心神不宁的老毛病,工作敷衍了事,和同事也无法打成一片。

渐渐地,陶磊感到有点力不从心,先前对自己的那种自信一点一点地被蚕食。他的身体越来越差,经常失眠、做噩梦,记忆力也开始下降,心情变得烦躁不安。一些属下常犯的小错误,以前他根本不会在意,但现在却变得无法容忍,有一种发泄的冲动。对工作越来越感到厌倦,有时甚至什么事也不想做,一些重要客户的电话,他也懒得去接。

心理学家认为,盲目跳槽使人越来越孤僻,不爱与人交往,总是以灰色的眼光看待外界的一切事物,凡事总易从悲观、消极的角度去思考。陶磊的症状是目前正蔓延在白领阶层中的"应激反应综合征"的典型表现。一般来说,失眠、极易疲劳、心惊肉跳、烦躁不安、注意力难以集中、记忆力减退等都是"应激反应综合征"的先兆。

如果"应激反应综合征"长期得不到治疗,超出机体能够承受的极限,将会造成身心的损害,严重的可出现内分泌失调、免疫功能紊乱、溃疡病、心肌梗死等病症,也可出现悲观、绝望、焦虑等心理方面的问题。

如何应对"应激反应综合征"?就像在地震前必有预兆一样,在染上心理疾患之前,或多或少也会有一些先兆症状。由于个人的处境、情况不一样,先兆症状也各不相同。例如,睡眠情况发生改变,不仅是睡眠时间减少了,而且睡眠质量也差了;话题总是围绕着工作情况,言谈中充满着忧虑的语气;对别人的规劝,虽能听从,但不一会儿又故态复萌,整日唠唠叨叨,使听话的人由同情转变为厌烦;自感"恐怕我胜任不了此工作",产生了跳槽的想法。这一切均是焦虑性(或抑郁性)心理障碍的先兆症状。

对于那些心理障碍刚出现"萌芽"者,可以通过以下几方面进行自我心理调适。

第一,"跳槽"要慎重。想"跳槽"未尝不可,但在"跳槽"前先得对自身情况做认真评估。不仅要从自己的能力上去评估,还要考虑到自己的心理承受能力。不能光看到经济效益,更应考虑到可能会遇到哪些新的困难。

第二,找好友倾诉,内心不悦,郁闷心中,既解决不了问题,更会影响身体健康。此时,可找些信得过的亲朋好友,向他们倾诉自己内心的不悦。有时候,肚中的"苦水"倒出来之后,心情就会感到畅快得多,这就是"一吐为快",心理治疗中称之为"宣泄法"。

第三,自找乐趣。人烦恼时,不要整日沉湎于其中,要学会自寻乐趣,例如友人聚会、跳舞、逛街、听音乐、看电影……

第四,求助心理咨询。一旦发生心理困惑,而自己又无法走出阴影时,那就得去接受心理咨询,请心理医生借助心理治疗,解开"心结"。

"应激反应综合征"说到底是心理上的问题,所谓心病还需心药医。暗示就是一种有效的治疗手段。尤其是针对那些由于心理暗示作用而产生的疾病或症状。

心理专家指出,预防"应激反应综合征"必须提高自身的心理健康水平。健康的心理模式应该具有弹性,能够根据外界的变化做出相应的调整。每个人的心理模式都不一样,家庭、环境的影响对心理模式的形成至关重要。心理素质差的人其心理模式存有盲点。必要时求助心理医师,可以从局外人的角度为患者找到心理盲点。

而"应激反应综合征"患者自身也必须勇于改变不良的思维方式,勇于突破已有的心理模式,换个角度看问题。发泄和转移注意力,尤其是"暗示疗法"对"应激反应综合征"都有一定的效果。"解铃还须系铃人",转变的根本还是要患者积极调整自己的心态,大声地告诉自己:"我行,我可以!"

3　犹豫性格与择业

有关学者指出,犹豫型性格的人可以通过依赖集体,获得事业成功的机遇。在集体中承担非决策类事务性工作,只要做得好,成为集体中不可缺少的一员,仍然会有成就感,仍然是有意义的,这是因为,具有这种性格的人,有以下两个特点。

(1)优柔寡断:犹豫型性格的人第一个消极特点是遇事优柔寡断,犹豫不决。比如,老张下岗了,朋友劝他到工商局去办个执照,做个小买卖。开始,他挺高兴,答应了。又一想,办了照就得纳税,好不容易赚几个钱都交税了,还不如不办照,到商场租个摊位;可又一想,摊位费每月也千八百元,一共能赚多少钱啊,交那么多摊位费,若赚的钱不够交摊位费岂不亏了,还不如街头摆地摊。可听人说,街头摆地摊就怕遇上工商、税务、市容突击大检查,有时那真是望风而逃,想起那情景够让人害怕的,还是再想想吧……就这么着,已经想了一年了,还没动静呢,连老婆带孩子三口人天天吃老爹老妈的,据说每当他端起饭碗就抬不起头,可是一直还不能决定干点什么赚钱的事呢。老张的这种思维方式是犹豫型性格的典型思维模式,几乎千篇一律,即使不同人对待不同事,也是这种思维方式,情形大同小异。

(2)人云亦云:犹豫型性格的人面对别人的意见,缺乏辨别能力和表明立场的勇气,总是人云亦云,听人这么说有道理,听人那么说也有道理。如果作为领导,他显得软弱无力,不能驾驭局面。曾有这样一个案例:某广告公司在与主办单位签订年度承包合同时,内部发生了分歧。一种意见主张把利润指标分解到人,理由是便于完成总的承包额,分散管理比较方便;第二种意见认为分得太散不利于发挥整体优势,主张灵活机动,个别人愿意单干就分给他相应的指标允许其单干,其他人可分成几组;第三种意见认为公司是个整体,不同意任何形式的各立门户。而公司经理恰恰是个犹豫型性格的人。他对这三种意见都没有明确表示支持或反对,给人以默许、迁就的印象。结果,主张独立的事实上单干了,但年底并没向公司交任何他原来答应上缴的利润额,等于自己白捞;主张分组的事实上也是几个人搭成班子运作,年底也没向公司上缴利润;主张维持公司整体运作的,因得不到经理的有力支持也成为空话。就这么着一年下来,公司里有的个人赚,有的小组赚,整体名存实亡,宣告垮台。这个案例中的经理是典型的优柔寡断的人,他事事迁就,被别人牵着鼻子走,公司垮台也是必然的。而这位经理受到这个挫折后竟一蹶不振,长吁短叹,不知自己错在哪里。这也是规律,犹豫型性格的人往往心理承受能力很差,稍一受挫便元气大伤,很难在自己摔倒的地方重新爬起来。

需要提醒的是,犹豫型性格的人,不要因为有人批评你优柔寡断而故作果断状,那样你可能上其大当。对自己的这个弱点也不必自惭形秽,不假思索,凡事都不匆忙决定,而是经过周密思考审慎决定。也可以请知心朋友当参谋。久而久之,人们或许认为这是审慎的风格。

犹豫不决是人们心理思维活动中的普遍现象。面对重大决策,谁都会有犹豫不决,只不过有人稍加犹豫就迅速从"不决"的泥潭中爬出来;而有的人在泥潭中挣扎很长时间才爬出来;还有些人陷入泥潭不能自拔。因此,生活中有些犹豫是正常的、难免的,关键是要看犹豫多长时间才做决断。能够迅速决断的人适合于创业,个人闯天下。而相对比较犹豫的人最好限定一个国有企业或私营企业,随集体生活,荣辱与共。在集体里,由于你能与大家友好相处,勤劳肯干,也许能发挥你其他方面的特长,得到领导的赏识。你的机遇在集体,因此不宜自己开业或从事自由职业。

4 大学生择业自负与调适

在择业过程中过高地估计个人的能力、过度地自信,即为择业自负。一部分大学毕业生自认为是"天之骄子",应得到优待,于是在择业过程中抱有自负、自傲心理。择业自负是择业过程中的一种自我膨胀,与择业自卑相对应,择业自负心理是择业中自我意识的偏差,是自信的误区。

择业自负是心理上的欺骗行为。认为"我有知识你就得用我",相信自己不会找不到工作,表现出很强的优越感,自命不凡,骄傲自大,把自己的学历作为资本,认为到某个单位求职就是"屈辱""赏脸";面试时,夸夸其谈,海阔天空,常常挑剔攀比,提出过分的要求,使用人单位难以接受;择业失败时,又缺乏自知之明,不进行自我批评,总认为自己是对的,全是用人单位的错,抱有"此处不留爷,自有留爷处"的想法。看到别人签约时,常常牢骚满腹,怨天尤人,对社会、学校和他人都怀有不满情绪。

我们鼓励大学生择业时树立自信心、不自卑,但也不能过了头,产生自负的心理。择业自负心理多见于名牌高校毕业生、热门专业毕业生和优秀毕业生。择业自负,容易使毕业生产生错误的择业观念,心理定位偏高,结果是高不成低不就;择业自负会埋没毕业生的才华,给用人单位留下不好的印象,在择业中失去机遇;择业自负也会挫伤毕业生就业的积极性,引发思想情绪的波动和心理失衡,让毕业生沉浸在牢骚、不满、冲动的心理痛苦之中,有时也会向相反的方向发展,出现比较严重的择业自卑心理。

那么如何才能避免产生择业自负的心理呢?

首先,应当正确地认识自我。适度地设计自我并追求与社会相适应的自我价值,养成良好的自我意识,对大学生择业具有重要的意义。大学毕业并不代表自己就是一个完美无缺的人,要客观冷静地做一些自我分析,清楚自己的优势、特长与不足,对自己有一个全面、客观、正确的评价。只有自我认知,才可以避免求职中的盲目性,不把工作目标定位过高,使自己在工作中尽快实现自我价值;只有通过自我认知,才可以避免因个人自负、清高而遭遇就业失败；只有实事求是地对待自己，才能避免心理冲突，防止择业受挫和焦虑带来的痛苦。

其次，要及时调整就业期望值。调整就业期望值不是降低职业理想，而是说在迈出择业的第一步时，不要过于追求职业声望，不要对职业条件要求太高，不能过于讲工作条件和物质生活待遇，应在职业理想的引导下，立足现实的社会需要，抵制功利主义、享乐主义的影响，充分体现发展事业、服务社会、奉献社会的精神面貌，在现实可能的条件下积极就业，在实践中去开拓事业，增长才干。

再者，保持达观的择业心态。择业心理是与个人的思想、品质、修养分不开的。大学生应不断加强自我修养，达观大度，宽容悦纳，不尽如人意之事莫耿耿于怀，自己力所不能及之事莫强求。找一个好工作是每个毕业生的共同愿望，但在如今"买方市场"的情况下，不会有许多好的工作等待你去挑选。在择业的过程中，不能一步到位属正常现象，但毕业生不能因此而沮丧。只要保持一种谦虚平和的心态，不急不躁，不图虚荣，能退而求其次，毕业生还是有很多就业机会可以选择，哪怕是暂时的；只要能够脚踏实地，一步一个脚印地向前走，就能够在工作中积累经验，为以后的重新选择和发展创造有利的条件。同时，在择业受挫后，能正视现实，敢于自我解剖，找出差距，主动提高和完善自我，也是很值得提倡的积极心态。

5 应聘要会"察言观色"

应聘时，一双眼睛要表露出自信的神态，头脑也要一刻不停，摸清别人的心思，你就能变被动为主动、应对自如，立于不败之地。

(1)透过眼睛看心灵：俗话说，眼睛是心灵的窗户。在你走进办公室之后，主考官会叫你的名字，与你打招呼；在提问过程中，他会用眼睛注视你。如果你的眼光游移不定，逃避他的注视，这既表明你还比较拘谨,也表示你对他提的问题有一种自卑心理。如果你与对方打招呼或提问时都能热情地注视对方,则显示你既有坚定的性格又有自信心。一个人诚实与否,可以从他的眼睛里反映出来。如果内心为某种事情担心,而又无法坦白地说出时,眼睛是忽东忽西的,有的人会突然做出一些姿态转移别人的眼神;而诚实的眼睛哪怕是避开别人,也会显得是在认真地思考,而不是在打其他主意。

(2)一眼识别考官心理:你要重视主考官的肢体语言。从中体察他对你的态度。当主考官厌烦时,表现为坐立不安,眼看桌面的小东西,手指轻敲着桌面;当主考官分神时,表现为眼睛在你身上到处游移,或眼睛看着桌上的东西,你说的什么他都没有听进去;当主考官不太愉快时,通常表现为双手在胸前交叉,身体向后靠,明显地改变坐姿等。这时候,你可以试着改变话题或主动提问题,让主考官重新注意你。当主考官听了你的话而感到有兴趣时,表现为坐姿向前倾,眼睛注视着你。

(3)察言观色巧应对:最令人担忧的是这样的面试主考官。他的脸上似乎洋溢着笑容,但眼睛却无一丝笑意,这"笑意"就是一种眼神中的光亮。如果始终不能改变他那双变化的眼睛,就说明你还未能使他满意。有人把这种面试主考官的脸叫作"扑克脸","扑克脸"毫无真实的表情,笑容仿佛是印在脸面上。但是你要紧盯对方眼神动态,推测其内心的变化。如果对方眼光黯淡,一双眼睛仿佛收缩到眼眶中去了,甚至低头看手中的东西,说明他对你产生了不信任。如果对方对你的回答产生厌烦,会有什么表现呢?他会把视线抛到老远的地方去,例如抬头望天花板,侧身视窗外,不论你在说什么,他都不会留心,他也许会"嗯"一两声,内心却已在盘算另外的事了。这时,你应立即意识到自己说走了题或说得过于冗长,应设法快些结束。有时对方的提问不当或理解不了你的话也会使你产生防御、抗拒的心理,但作为应聘者,绝不可以来这么一番表情,交谈的其他方面还包括你的声音要听起来流畅、轻松、友好、自信,不要动用感叹语气,或强求幽默,一切要自然。

6 "曲线"求职

2000年7月,颖在一所大学的通信工程专业毕业,此时通信行业正处于低谷。颖度过了一段很长的希望与失望交织的求职日子。直到翌年的5月,她才联系到一家公司。

据说这家公司在国内相关行业内还有不小的知名度,其招聘岗位的职责和颖毕业设计的内容比较接近。于是,她就抱着试试看的想法,投了简历。没想到,没几天,公司一位负责研发的老总便通知颖去面试。老总问了一些技术性的问题,这些都是颖所熟知的内容。她的回答令老总很满意,当即就拍板要她了。

上班以后,颖发现工作一点都不吃力,而且公司还把她当作技术骨干来使用。有意思的是,这家公司居然没有几个专业对口的职员。尽管公司对颖很器重,但她在公司的感觉并不是很好,每天工作的内容机械地重复着,几乎看不到前面的路。于是,时间不长,颖就辞职了。

在寻找第二份工作的时候,颖告诫自己,得认真规划一下自己的职业道路。她觉得继续从事原先的专业是很难有发展前途的,她决定转行。于是,她去找一家著名IT公司的人事经理。可是人家认为她缺乏相关工作经验,拒绝了她。这时颖才意识到,相关工作经验是进入这家公司的"绿卡"。可是,怎么才能弥补自己这方面的先天不足呢?她认为,"麻雀虽小,五脏俱全",从相关行业的小公司做起未尝不是一个亡羊补牢的办法——既有灵活的运行机制,又可以积累工作经验。

后来,颖在网上查到一家规模很小的IT公司,便去应聘。虽然一个月才给颖900元,还不提供食宿,但颖还是选择了这家公司。她工作很卖力,很快从中积累了不少工作经验,成了一个行家里手。工作一段时间以后,颖感到翅膀硬了,便开始了第二次跳槽。

颖又去了先前拒绝她的那家著名的 IT 公司,并且很顺利地通过公司的笔试、面试和复试。由于她有业内相关的工作经历,再加上参试成绩出众,终于迈进了心仪已久的这家公司。现在,颖工作得心应手,看来提拔重用是早晚的事。

颖的经历说明,在求职过程中,不能轻易"随遇而安",以免亏待了自己。为了谋取高端市场的一席之地,不能一味猛冲猛打、奋力厮拼,在不能"一步到位"的时候,不如退而求其次,先找一些运行机制灵活、具有发展潜力的小公司暂且安顿下来,增强业内经验和能力附加值,以图长远发展。因此,退不是放弃,而是为了"曲线求职","退一进三",踏上成功路。

7 端正心态好择业

大学生毕业,总希望选择一份自己较为满意的职业,这是完全可以理解的。怎样才能达到这一目的呢?专家认为,重要的是要有好的心态。

首先,要克服依赖心理。不少大学毕业生认为自己拥有一定的本领,是国家培养的人才。毕业后,由组织帮助找工作是理所当然的,因而完全依赖组织出面,坐等安置分配,想进工作稳定的国家公务员单位。当然,妥善安排好每一名毕业生是安置部门应尽的职责,同时依靠组织选择职业也比自己找"关系"、托"熟人"要稳妥得多,但依靠并不等于依赖。在择业过程中,要积极配合组织,主动参与市场竞争,寻找自己的职业定位,变被动为主动。

其次,要克服好高骛远心理。有的大学毕业生在选择工作岗位时,将目光聚集在党政机关、公安政法等"热门"单位,一旦不能如愿,要么找组织调单位、换岗位、要么拖着不按时报到。大学毕业生们千万别忘记,在挑选职业时要根据自身的素质条件,扬长避短,把那些能够发挥自己才华的地方作为择业的首选目标,而不要一味想进"保险箱"、端"铁饭碗"。应当说,最适合自己的工作岗位就是最好的。要有创业精神,要有远大理想,要有"试看天下谁能敌"的气概。

最后,要克服畏难心理。大学生们长期在学校学习,对社会情况不太熟悉,在接受市场挑选时,不可避免地会遇到一些困难,这也是正常的。面对这些困难不能退缩。应保持一种积极向上的心态。要充分认清自身在学校学习多年、拥有较高的知识水平的优势,增强参与竞争的信心。与此同时,下功夫学习现代社会需要的专业知识,进一步提高工作能力,增强参与市场竞争的实力,把握选择职业的主动权,用自己的实力赢得适合自身发展的空间,在竞争中走向成功。

8 沉着应对,"智"在必得

一家电视台招聘记者,名额只有3个,而通过笔试进入面试的多达15人。

小樊第二个被叫了进去。回答了几个简单的问题后,主考官突然问道:"你说你有一定的写作功底,也发表了一些文章,可是你在'自我评价'栏中居然有两项出现了语法错误,现在既没有多余的表格,也不能涂改,你看怎么办?"

小樊心里一紧,填表时自己再三推敲,又反复斟酌,怎么会有差错?但时间不等人,必须当机立断,她略加思索,便回答说:"为了弥补我请求附一张'更正说明',说明在那两处出现了语法错误,实属粗心大意,特此更正,并向各位致歉。不过……"她顿了顿说,"在这份'更正说明'之前,我想知道错在哪里,因为如果不知哪里有错误地发出'更正说明',可导致错上加错。"这时,考官们笑了。事后小樊才知道,原来这是"无中生有"的考题,旨在考验人的应对能力。

接着,主考官又提了一个问题:"为了解这次招聘的公开、公正、公平性,电视台请你做一次随访,你认为采访哪种人才最能让公众信服?"

这个问题真有点冷僻,但也在情理之中。小樊一边重复着主考官的问题,一边在脑海里迅速地搜索、比对、定格,关键是个"最"字。她渐渐有了底。"我想我会去采访落聘人员,因为只要有一个落聘者称赞这次招聘活动,心悦诚服,就具有相当强的说服力。你想想:被录取者说这次招聘很成功,领导部门也说招聘没有'暗箱操作',但这还不能让公众信服,甚至会产生逆反心理;一般群众对招聘并不知情,采访他们未必有代表性、有说服力;只有采访落聘者,让他们说出切身体会,才最有社会价值。"

小樊自认为回答得"一言中的",言简意赅,但所有考官均不露声色、不置可否,她心中未免有些忐忑不安。这时,主考官又紧接着问道:"如果你落选了,那么,你会怨恨谁呢?"

"我不会怨恨你们,因为我相信你们的公平、公正;我不会怨恨被录取者,这说明他们比我强;我也不会怨恨我自己,因为我已尽心尽力。但是……"小樊停了一下,微笑着说,"如果一定要问怨恨谁的话,我只怨恨名额太少了。"

这时,所有的考官都笑了起来,主考官笑着说:"不是名额太少,而是应聘者太多,是我们的'庙'太小了。"

几天后,小樊接到了录用通知。原来,那天主考的就是电视台台长。小樊的成功就在于她的沉着、机智,用如簧巧舌叩开了机遇之门。

9 应聘中的交流技巧

在面试中,招聘主管起着举足轻重的作用,他的肯定或许会成为你能否获得这项工作的关键所在。那么,在面试时,除了应具备的能力外,怎样才能赢得主管的"心"呢?

用家乡情结套近乎。一家合资日化公司通知小魏去面试。到了那家公司后,小魏从那个招聘主管"蹩脚"的普通话中辨出了家乡话的尾音。于是,小魏及时调整了说话的语速,有意地"泄露"出了几句家乡话。招聘主管一听,神情大悦。两个人用家乡话一对,果然是正宗的老乡,而且老家还相距不远。结果不言而喻,招聘主管的重心落在了小魏的身上,不动声色地把这个岗位留给了这个小老乡。

这种巧遇老乡的概率并不是每个人都能碰得到的。我们不鼓励求职者刻意去走旁门左道,但不可否认的是,招聘主管做出决定时,有时会掺杂某些主观因素。这个例子可以说明,在适当的场合随机应变,就能为自己赢得一张好牌。

用共同爱好增好感。体育学院毕业的肖强在一家沿海电器公司的招聘台前,并没有急于递资料应聘,而是等那位招聘主管空闲时随意和他攀谈了起来。主管起初没什么兴致,但见肖强是体育学院的学生,就随便跟他聊起了体育。主管说他在学校时,爱好各项体育活动,而且在校足球队当过守门员。在交谈中主管对肖强产生了好感,虽然他们企业不需要这类专业的人才,但通过他向另一名同行的"引荐",肖强迂回应聘到了一家公司工会干事的职位。

只要主管不反感,什么样的方式都值得一试。正因为肖强用共同的爱好"笼络"了主管的心,这才使人家愿意出面给你提供更多的机会。

用谦逊姿态来赢"心"。与上面两位幸运儿相比,走出经贸大学校门的郭美凤也是靠临场发挥为自己赢得一个机会的。当她进入一家私企面试时,负责招聘的那名女主管显得干练而精明。递交应聘材料时,要求受聘者的英语口语达到四级。女主管一上场就开始用英语提各种各样的问题。一一作答后,郭美凤发现,女主管的口语并不怎么好,甚至出现了一些语法错误。于是,郭美凤在作答时言简意赅,语音平缓,尽量用些简单的常用语。不知不觉中,女主管感到眼前的这个小女生不寻常,越谈兴致越高。在面试完后,女主管的心情十分舒畅。在她的推荐下,郭美凤顺利地进入这家颇具规模的公司。

有时退是为了进。如果你不看场合,无节制地展现自己"闪光"的一面,其结果可能是事与愿违。也就是说,"到什么山唱什么歌",这也是应聘实战中的一种交流技巧。

10 当你对工作感到厌烦时

对工作感到厌烦是职业生活中一种不健康的心理,具体地说就是对工作产生厌倦情绪,继而对职业的前途产生失望,抱着无所谓的态度。如果厌倦、腻味这种情绪长时间地控制了你的心境,轻则影响你工作的积极性,工作效率不高,重则对前途和事业有极大的危害。产生这种心理状态的原因是多种多样的。一般说是由于理想和现实反差较大,从单调、重复的工作中看不到事业的前途、希望。另外,就是生活空虚、缺乏远大的奋斗目标,得过且过。那么,当你对工作感到厌烦时,到底应怎么办?

(1)立足本职工作,从中寻找成功的突破口:社会是一个有机的整体,不可能谁想干什么就干什么。所以,你一切的努力应当是立足本职工作,从自己从事的职业着手,从中寻找成功的突破口。俗话说,三百六十行,行行出状元。你只要肯干,任何工作都会给你带来成功的喜悦。另外,不要鄙视自己手头的工作,而应尽量做好本职工作。否则,同事会对你产生厌烦情绪,老板会指责你的工作态度,连锁反应就会波及你周围的生活和工作,那就会什么也做不好,更谈不上事业成功。其实,平凡的工作,只要你有心,也会做出不平凡的成绩。

(2)培养工作的兴趣,充分理解工作的意义:如果你不能不继续从事你所厌烦的职业,那么,你就应该试图培养自己对该工作的兴趣,有时候,一件事、一个工作之所以使你厌烦,往往是因为你尚未充分理解它的意义,尚未感受到你完成的工作任务可以给人带来的一种欣喜。如果你不是等待老板或命运为你创造的机会,而是主动地去发掘这个工作的价值,去寻找它的意义,那么,你会看到,这个工作是值得做的,其中有许多乐趣。只要你以一种良好的精神状态去做这个工作,你会感到,这个工作并不是那么枯燥乏味。而且,一旦你看到自己劳动的意义,看到你的工作成果对别人、对其他工作的价值,你就会感到一种创造的满足。

(3)可以试着换一个工种:如果经过长期努力,确实对此项工作既无兴趣,又无能力,你可以试着换一个工种,或换一种职业。因为人只有从事自己喜欢的工作时,才会以饱满的热情去积极创造。如果勉为其难地干自己不喜欢甚至厌倦的工作,自然会有一种腻味之感。只是,调换工作并非易事,况且一种新的工作对你来说,又得从零开始,会花掉许多宝贵年华。所以,你应该谨慎对待此事。俗话说,有志者立长志,无志者常立志,一旦确定志向就不要轻易改变,哪怕遇到暂时的挫折和困难,也应该努力地干下去,这样必然会柳暗花明的。当然,尽管改行是一场很大的赌博,但对那些甘冒风险的人来说,也可能是最好的选择。

总之,使自己彻底摆脱对工作厌烦的羁绊绝不会是一蹴而就的易事。但只要你充分认识了厌烦情绪的危害,下决心克服这种消极心理并持之以恒地从眼前的每一天做起,你就会感到工作越来越顺手,越干越有兴趣。

11 求职应试的三种心理控制

参加面试的求职者,都会不同程度地产生紧张、惶恐、羞怯等消极心理情绪。这些消极的情绪会导致求职者慌慌张张、思维混乱、张口结舌、面红耳赤、不知所云的慌乱局面,影响自我推销的成功。许多求职者失败,并不是他不能胜任某项工作,而是由于过度紧张等消极心理的困扰,使之临场发挥失常,使招聘者对其印象不佳而造成的。

对于消极心理的抑制和克服,心理学家提出了一些具体的原则和方法,可以帮助求职者消除应试中的消极情绪。

(1)转化控制:所谓转化控制就是充分利用兴奋与抑制的诱导规律,使一时产生的消极情绪体验被某种强烈的兴奋所代替而受到抑制甚至完全消失。比如说,求职面试前,求职者由于把面试看得过于重要,因而对应试的结果忧心忡忡,心理负担过重,心绪跌宕,甚至脑子一片空白,兴奋点集中于应试成败得失这一点上。对于这种情形,求职者要有足够的自控力,应有这样的心理状态:与其考完了后悔,不如临场尽量一搏。这种心理转换的结果,是原有兴奋点的转移,紧张情绪的松弛,积极进取心理的状态扩张,从而得到转化控制的效果。

(2)冷化控制:所谓冷化控制是使强烈爆发出来的消极情绪处在消极性抑制状态下,然后达到控制自己消极情绪的目的。冷化控制是冷静地将消极情绪以渐缓的抑制方式自我控制在最短时限内的方法。冷化控制必须有较高的文化水平,有坚强的意志。冷化控制还可以用机械的方法自控,如咬紧嘴唇、手捏肌肤等,这种动作刺激使大脑皮质能引起强烈的兴奋,从而得到冷化自己情绪的目的。

(3)环境控制:环境控制是利用环境来控制自己的情绪。心理研究表明,环境的条件好坏、变迁等因素对人的情绪转换起着一定的诱导作用。比如对某一环境是否熟悉,是否有过体验,对人的心理稳定性有直接影响。熟悉的环境、多次重复过的环境体验,可以增强人的自信及稳定。因此,求职者根据这一规律,在面试时可以预先和提前到达应试场所,熟悉环境,增强信心,增强对消极心理的抵抗力。

这三种控制方式是相互联系的,应将它们有机地结合起来,灵活运用。除此之外,还有许多克服消极情绪的具体策略,如进行积极的自我暗示,掌握说话节奏,调整呼吸、主动承认紧张等。

古人云,凡事预则立,不预则废。求职,作为大学生走向社会的一项"系统工程",包含着多种复杂易变、交互作用的社会参数。在与社会进行直接碰撞时,有所准备、超前策划的求职者总是能有条不紊地迎接挑战,在多元价值的抉择中,迅速而准确地做出正确的选择,其成功率自然高于一般的求职者。因此,作为一个求职的大学生,应该具备良好的心理素质,开阔择业的视野,排除不利因素的困扰,寻找通往成功的路径。如此,则必有收获。

12 走一处,不如守一处

一个女青年现在是某大饭店的大堂经理。几年前她从某国营单位下岗后,经过多方努力,好不容易进了这家饭店当上了大堂服务员。

刚开始上班还有一股新鲜劲,可随着日子一天天过去,整天就是为来客端茶送饭、打扫清洁之类的活儿,加之刚去对饭店不熟悉,领导也不怎么信任她,她渐渐觉得工作淡而无味,不想再干下去了。

苦闷之时,她将心思告诉了她的朋友,并说想立即辞职跳槽到别的单位。

朋友问她:"你认为跳槽后能找到比这更好的工作吗?要知道,你一没有较高的文凭,二没有独特的技术,现在人才市场竞争如此激烈,要想谋个好职位谈何容易呀。再说你所在的饭店也算小有名气,全市像这样的单位没有几家。"之后,又建议她:"别急着跳槽,先熟悉饭店的各种管理制度、管理方式,多学点东西,等学会了本事,有了点本钱再跳槽也不迟,那时有了知识、有了经验,身份也会提高,领导一定会重用你。"

她听了朋友的劝告,在饭店里踏踏实实地干了两年。后来再问她是否还准备跳槽时,她激动地说:"我在这家饭店干得好好的,领导很重用我,现在我当上了大堂经理,工资提高了,福利也好了,再不想跳槽了。"最后她颇有感慨地说:"人有一种冲动的本性,有时事情没考虑成熟就怨天尤人,而没有好好反省一下自己。刚开始时总自认为大材小用,干工作不认真、不积极,领导当然不放心、不信任。如果将心思投入到每一件事情中,做好本职工作,得到的结果就完全不同,这是我在工作中积累的经验。"

在求职路上走一处不如守一处。好友说得很有道理,很多事情并不是别人对你怎么样,关键是你怎么做。

13 贝尔的启示

28 年前,因为家境贫寒,年仅 15 岁的少年查利·贝尔在澳大利亚一家麦当劳打工。当时他还是一名学生,只想打工挣点零用钱,从没有想过在那里发展。贝尔在麦当劳的第一份工作是打扫厕所,尽管这活儿又脏又累,但他却干得十分出色。常常是扫完厕所,接着就擦地板;地板干了,又去帮着翻翻烘烤箱中的汉堡包。一件接着一件,他干得非常认真,一丝不苟。他的所作所为,得到了上司的赏识,并说服贝尔签署了员工培训协议,把他引向正规职业培训。经过几年全面摔打锻炼,他很快全面熟悉并掌握了麦当劳的生产、服务、管理等一系列工作。19 岁那年,贝尔被提升为澳大利亚最年轻的麦当劳店面经理。

贝尔并没有沾沾自喜、止步不前;而是不断进取,扎扎实实地工作。27 岁时贝尔成为麦当劳澳大利亚公司副总裁,29 岁时成为麦当劳澳大利亚公司董事会成员。在他任职期间,麦当劳在澳大利亚的连锁店从 388 家增加到 683 家。后来,贝尔被调到麦当劳总部,并先后担任亚太、中东和非洲地区、欧洲地区总裁及麦当劳芝加哥总部负责人。2002 年,他被提升为首席运营官。在此期间,贝尔负责麦当劳在 118 个国家的超过 3 万家麦当劳餐厅的经营管理,并自 2003 年 1 月 1 日起开始进入董事会。2004 年 4 月

19日,麦当劳公司董事会主席和首席执行官吉姆·坎塔卢波突然辞世后,麦当劳董事会即推选43岁的现任总裁兼首席运营官贝尔为麦当劳公司新任总裁兼首席执行官,他因此成为第一位非美国籍的麦当劳掌门人,而且也是麦当劳最年轻的首席执行官。

在贝尔当年站烤炉、拖地板、装薯条的饭店里,顾客为这位本地男孩的成功而欢呼,人们把他视为从最底层一步步晋升至公司高层的典范。2004年2月底,贝尔到北京参加麦当劳当年续约奥运会全球合作伙伴的新闻发布会,他说:"我从15岁就在澳大利亚的餐厅兼职打工,19岁就成为澳大利亚最年轻的餐厅经理。我能做到,你们也能做到,明天的总裁就在今天的这些明星员工中间。"

贝尔成功的原因很多,但其中很重要的一点就是:对工作非常认真,极端负责,哪怕是兼职打工,哪怕是打扫厕所,他都一丝不苟,毫不马虎。从一点一滴做起,扎扎实实做出成绩,才使他一步一步得到提升,最后成为高层领导,创造了事业的辉煌。打扫厕所、洗擦地板、摆摆放放之类的工作,无须多少技能和技巧,只要有认真的态度就行了,但要做到却并非易事。在有些人看来,这类小事太不起眼、太微不足道了,因而不屑于做,不愿意做。他们只想着做大事,认为干这类小事不会有出息。殊不知,大事和小事有着十分紧密的联系,任何大事业总是由一件件小事组成的。不严肃认真做好每一件小事,所谓大事业就是一句空话。古人说过:"天下难事必作于易,天下大事必作于细。"认真做好琐碎的小事,是成就事业必备的素质和作风。如果平常拒绝做小事,想要在关键时刻创造辉煌,那是痴人说梦,天下没有这样的事。只要我们用认真的态度和求实的作风,脚踏实地做好每一件小事,干好每一件不起眼的工作,那么可以肯定,胜利和成功就会向我们招手!

14 选择职业前需要哪些心理准备

为避免职业选择的失败,您在择业前应该做如下心理准备。

（1）正确估计自己的能力，如身体素质、智力素质、知识素质、技能素质及心理素质等，看看适合不适合所希望从事的职业。

（2）职业对我们生存和个性发展影响很大，在根据自己的理想和愿望选择职业时，一方面要考虑职业在满足个人基本生活、发挥个人才能和为社会做贡献等方面的作用，另一方面也要考虑到职业的地位、声望、条件、环境等方面，做应付"理想破灭"的心理准备。

（3）选择职业时可以参考父母、亲友的意见，但主要靠自己做主。职业的变迁应该有利于自己的成熟和理想的实现。

（4）选择职业前需要有一些"忍辱负重"的思想准备。很可能出现这样一种矛盾，自己的独立感和自尊受到了挑战，我不得不老受人差遣！不要慌，控制好情绪，运用理智去应付，避免走向反抗、退缩或逆来顺受的两极。

（5）选择职业前应该有长远考虑，又要经得起时间考验。刚找到一份工作时，很可能干一些看似价值不大的繁杂事情，那你就应该有些耐心，说不定这些小事对你的前途大有裨益呢。

青年朋友，选择职业是人生大事，必须拿出你的勇气和智慧，以青春活力去迎接挑战！

15　文凭是唯一的吗

我有一个朋友具有名校的博士学历，毕业后他持高学历寻了不少工作，皆因纸上谈兵，不能胜任，他只有去大学教书，可是他不想教书。

他是墙内开花墙外香，社会上许多形式的学习班仰慕他是名校的博士来请他，他在外面讲学的收入远远高过工资。他对金钱的兴趣远远大于教书育人。学历并不是区分人才高下的唯一标准。

让我们看看我们的蓝领。当前社会上蓝领技术工人紧缺，一些企业花数十万年薪也招聘不到一位高级技师,而有实际操作技术的蓝领技工是无法拿出这样那样学历、职称的。不知道面对一个千金难求的技师时,企业还会不会坚持其"学历论""职称论"?学历低或者没有学历者中不乏优秀人才,而高学历者中亦有不少庸才。

我想起许多年前的一个新闻:一位卖烧饼的迷上了背英文单词,打一只烧饼背一个单词,居然把一本英文辞典倒背如流。有位校长听说这个奇人,就派人把他找来,当众测试,果然名不虚传。于是,这个卖烧饼的不久就被破格提升为大学教授。这位校长,就是"文革"后南京大学第一任校长匡亚明。打烧饼的能不能做教授? 在当时曾掀起过一场议论风潮。

我还想到一个故事:前不久西安那个原北大毕业生屠夫状元街头卖肉的新闻很是轰动一时,许多人也为此鸣不平,以为是埋没了人才,从而对现代用人制度提出了质疑。在人们的眼里,持北大文凭的人,应该在教室里教书,在办公室里办公,而不应该去卖肉……千万别为这样的事大惊小怪。河北科学院近些年在体制改革、调整职工岗位时接连出现教授看大门、副研究员和在职研究生坐传达室发报纸的情况。对此,院方负责人认为这是改革中的阵痛,而当事人却直喊冤,认为是院方对他们不公正,是用人上的"人治"因素在作怪,是人才浪费。

你们仔细想过没有,卖肉的岗位难道就是专为下岗职工准备的吗?名牌高校的毕业生,难道就理所当然地应该进机关、登上大学的讲坛吗? 教授看大门,研究生发报纸听起来虽然夸张了点,但如果这些人名不副实真没什么拿得出手的东西或者占着茅坑不拉屎,看大门发报纸又有何不可?

文凭,文凭压抑了我们多少人才啊!

16　手下"留情"

再过一周,这批一起进入这家颇有知名度的外资公司实习的求职者,就会被淘汰得只剩下最后一名幸运者。而这名幸运儿将成为这家公司的总办秘书。从应聘这一职位的百来人看,这一职位是蛮诱人的,而竞争之激烈之残酷自不待言。

过五关斩六将,一切很顺利,这使张燕感到很欣慰。但她清楚地知道,越到最后竞争也就越激烈。所以,在实习的这段日子里,她力求做得更好,希望能以自己的能力来赢得公司的考核。显而易见的是,其他人也都竭尽所能,表现得很优秀。

公司如何考核才能确定最合适的人选,成为每个求职者心照不宣的问题。有意思的是,所有实习者都在公司大楼五层以上的不同楼层不同部门工作,张燕不知道这是不是公司特意安排的,这样也好,互相接触得太多会影响实力的发挥。

小张在12楼的策划部上班,上3楼后,电梯开合的次数就多了,想起母亲对她说过的多做事并不累的道理,她悄悄地移到按钮处,一旦有人要出电梯,她就把开的按钮按一下,然后有人要进来了,她又把门开一下——反正她也没事情可做。

每次乘电梯按按钮成为她解除无聊的唯一办法,到后来,她已经能清楚地记得哪些人在哪一层上班了——这也许是她在这里实习的最大收获了。虽然平时部门也交办给她一些任务,但她发现自己提高得并不快,拿什么成绩去接受最后的考验,她心里渐渐有些没底了。

很快,他们的实习期结束了,当人事部长陪着公司总经理宣布张燕是唯一入选的人员时,她有些懵了,不是说她对自己缺乏自信,而是觉得自己做得并不是很出色。

答案是后来总经理亲自告诉小张的。他说:"其实我们真正的考核是在电梯里,因为每个电梯里都有摄像头。大多数实习者在电梯里与旁边的人莫名其妙地频频微笑,很少有人走到门口按钮处为大家提供方便,即使有人偶尔为之,也没有像张燕一样坚持着。"做一名秘书,不但要有务实的工作作风,同时还要有谦虚和冷静的品格,我最讨厌那种见面打哈哈的虚伪……你知道吗,我就曾接受过你的举手之劳呢!"总经理爽朗地说。

张燕手下"留情","留"下了自己。

17 求职应聘四要素

深化改革,发展经济,为求职者提供了新的舞台。然而,在市场经济条件下,人才竞争更加激烈,优胜劣汰,择优录用,使求职者面临着新的考验。在职场竞争中,求职应聘者要把握好4个要素。

第一,个人求职资料要简明、系统、齐全。个人资料既是本人综合素质的集中反映,又是求职的重要纽带。求职应聘者是有备而来,事先不可不做充分准备。但个人资料的形成不要拖泥带水,包罗万象,而要突出重点,力求简明、系统,身份证、毕业证等相关证件要配套齐全,一目了然,讲究实用价值。

第二,要注重个人良好的仪表形象。个人的仪表形象如何,不仅反映一个人的精神面貌,也是人际关系中留给对方的第一印象。一个衣着整洁、举止得体、谈吐不凡的人,更容易被对方接受。事实上,这样的人往往办事讲究效率,稳重干练,充满活力。职场上仪表形象不佳的人往往不会受到青睐。道理很简单,一个连自己都不会"收拾"的人,怎么将工作安排得井井有条?因此,求职应聘者平时要加强修养,塑造良好的形象,切不可拖沓懒散,吊儿郎当。

第三,要注重个人的文字和语言表达能力。一个人的文字和语言表达能力如何,在很大程度上能够代表一个人的实际工作能力和业务水平。较好的文字和语言表达能力来自实践和艰苦的磨炼。因此,要想找到一份满意的好工作,就应当在这方面下一番苦功夫。只有这样,在求职应聘中才有可能做到思路清晰,紧扣主题,文字简练,处处得心应手,才不至于出现文不对题、语无重点、逻辑混乱等问题。

第四,要对拓展事业有独到见解。对如何搞好所应聘的职位工作,无论有无竞争对手,自己都坚定自信,以超前意识和开拓创新精神,能大胆提出自己的工作思路,扬长避短,发挥优势,凭实力取胜。让招聘用人单位觉得你确实是他们所需要的人才。

18 如何在心理上应付招工面试

招工面试是求职过程中应聘者最不应忽视的一个重要环节。为了避免招工面试的失败,你作为一个应聘者,要做好充分的准备,特别是在心理上,你一定要注意扬长避短,也就是说,不要顾虑你经历中的不利方面,要集中考虑你的长处。那么,如何在心理上应付招工面试,以达到成功的目的呢?

(1)填写招工表要讲究策略:在填写申请表时,你要特别注意填写的策略。当你把申请的工作要求写下来时,你要同时注明你已完成过的二三件涉及招工要求的事例。比如某项要求涉及组织能力,你最好写出你曾组织过哪些活动。如果要求涉及你的销售能力,你就认真想想你曾经经营过什么,哪怕"一小笔生意"的经历也是有用的。你甚至可以主动写上你自己的一段特殊经历。以前虽然没有卖过不动产,可是你曾销售过公共基金征募券。一旦你事先明了自己的经历与你所谋职业的要求相关时,你就会感到自己像是有了成功的把握,从而更具有信心了。

(2)尽量做到为自己做广告:招工面试时,倘若你过分地"谦虚、谨慎"、彬彬有礼,而不能为自己做广告,有时反而会"坏事",面试者可能会注意不到你提供的信息。还是尽量"外露"一些,能引起面试者"震惊"于你的才能吧!比如:"我不是等闲之辈,曾说服过某个公司赞助某个单位。我有说服别人的能力和'诀窍',凭这一点,我完全清楚自己做个推销员是称职的。"这样,也一定会令面

217

试者对你刮目相看。

（3）事先与好友"策划"一番亦不失为良策：为了面试成功，你事先可以与亲朋好友共同商量一下，并请他们为你出主意、献计策，的确是你的聪明。同时也要准备一下面试者可能问及的棘手问题。如果你从来没工作过，面试时一定向对方强调你是个极有责任心的人，这样就能给对方一个自信心十足的印象。总之，参加招工面试，什么该做，什么不该做，你知道得越清楚，就越容易能获得成功。一旦你被录用，你还要尽力"发现"自己，学人之长，补己之短。不要等着别人来发现自己。主动进取，并实际地解决一些问题，这就是你既"表现"了自己，并有了赢得别人尊重与信赖的机会。这一点也是你不应忽视的。

19　怎样根据自己的气质选择职业

青年朋友在选择职业前，应该明确自己属于哪种气质特征，是胆汁质还是多血质？是黏液质还是抑郁质？是"混合型"还是"交叉型"？你可以请教心理学教师或心理学书刊。

不同气质影响到工作性质和效率。如果你所从事的职业要求迅速反应、灵活应对，最好是多血质和胆汁质的人；如果是持久、细致的工作，则黏液质和抑郁质的人较为合适。从事与自己气质不符合的职业将是痛苦的，对工作也有损害。

怎样根据自己的气质选择职业？

（1）多血质的人应变能力强，容易适应新环境，灵活性大。可选择公关、外交、管理、律师、记者、演员、警察等职业。但他们不宜做过细的工作，单调机械的工作也很难胜任。

（2）黏液质的人，自制力强，镇静自如，可当医生、法官、出纳员、话务员、保育员、播音员等。

（3）胆汁质的人耐不住寂寞，喜欢热闹。可选择导游、勘探、推销、节目主持等职业。

（4）抑郁质的人可以很好地胜任胆汁质者无法干好的工作,比如校对、打字、排版、检查员、登录员、化验员、雕刻工、刺绣工、保管员、机要秘书等工作。

另外,一些特殊职业对气质有特殊的要求。如飞行员、宇航员、大型动力系统的调度员和运动员,要求调节身心紧张的能力极强、反应极敏感、耐力极顽强。

同时,我们应当承认,职业可以重塑人的气质。尤其是青年朋友,有较大的可塑性。所以选择职业时应多参考气质特征,但也不能囿于气质特征。如果你胸怀远大抱负,就要选择你感兴趣的职业,并不断克服原有气质的消极影响。

20 遇到不称心职业该怎么办

在实际工作中我们不难发现,每一个上班员工并不是对自己的职业感到满意。而一个人如果感到自己的职业不称心,往往会流露出心灰意冷、无精打采的情绪,表现出迁怒于人、敷衍塞责的工作态度,并给工作带来种种消极影响。

所谓"不称心",从职业心理学上讲,实际上是一种心理反感作用,即对某一刺激对象感到厌倦、乏味和扫兴,明显特征是情绪异常,兴趣索然,意志衰退。造成"不称心"的原因,主要在于人的主观方面。因为职业理想是人的一种高级意识活动,它是凭借想象、思维等心理机制而形成的一种稳定而持久的意向活动。任何一种职业理想,都带有一定主观性。人们特别是青年人在构想自己的职业未来时,又大都具有浓厚的"罗曼蒂克"色彩,而现实也不总是与理想相一致的,这就使得许多人的职业理想一时不能兑现,使得他们急于成才、渴望成功的意愿受到抑制,从而引起他们的失望和苦闷。那么,一旦你遇到不称心的职业应该怎么办呢?这里介绍几种摆脱"不称心"困扰的方法。

（1）自我安慰法:即自我平衡倾斜的心理,安抚激动、烦躁的情绪。因为任何职业都有着特殊作用，每一种职业内部都有着无穷的奥秘。因此，自我安慰实际上就是反映人们正确认识本职工作的社会地位及其意义的自觉性，是自我调节和抑制某种不良心境的意志行为。经常运用这种方法调适心理，可以增强职业自信心与荣誉感。

（2）将心比心法：即从非自我的角度来思考自己所面临的问题。现代心理学的研究表明，许多心理冲突多数情况下是由"崇我意识"引起的。人们习惯"个人独断"的封闭思维，而不习惯"将心比心"的开放思维，因而不能体谅他人和社会。如果你采取"将心比心"的方法，就会自觉地站在社会的立场上来对待问题，从大局着眼，以服从社会需要为重，变"不称心"为"称心"。

（3）缩短理想与现实差距：现实与理想是有差距的。因此，每个人对工作的理想只有建立在现实的基础上，才有可能成功，否则理想只能成为梦想。所以，上班员工在设计自己的理想前景时，要以自己所处的工作环境、人际关系和个人能力等为基础，尽量缩短理想与现实之间的差距，切不可凭空想象。

总之，摆脱"不称心"的困扰，除以上三种方法外，你还可以根据不同的职业环境和内在的心理品质，寻找和总结出更适合于自己的方法。一旦你对自己的职业产生了兴趣，建立了感情，你就会乐于此业、忠于此业、精于此业，从而在称心的职业中做出一番成就来。

21 怎样缩短对工作的适应期

刚刚加入"上班族"的年轻人，几乎都会遇到一个适应环境的难题。其中除了生理、知识技能需要适应外，更重要的是心理适应。

一般而言，青年对环境的适应能力是比较强的，因为他们有思维灵活、性格开朗、兴趣广泛等优势，应该帮助他们建立广泛的伙伴关系。然而青年人在适应环境中也会常常感到困难,比如工作太紧张、人际关系太复杂、一时不能胜任工作等。解决这些困难还需要用自己的优势战胜自己的弱势,尽量缩短这个"适应期"。

(1)以积极的心态面对自己的工作:你应该主动了解和遵守有关要求,在各方面严格要求和约束自己。注意仪表端庄,举止文明,给人留下美好的第一印象。尤其要了解这里的非正式规定、工作习惯等,不然你无意中触犯了它,也会造成心理上的压力,影响工作。不能事事等着别人支配才去干,眼睛要特别灵,嘴巴要勤问,但应把握时机与火候。多看少说,避免不着边际的夸夸其谈,不能给人留下"希望飞黄腾达"的印象。

(2)要善于了解并掌握新工作的基本规律:任何一种工作都有自己的程序和方法,即规律,尽快地了解和掌握它,就等于缩短了适应期。

(3)实行目标引导:我们可能会注意到,对新环境适应性较强的人,总是把自己的目标定得非常具体,每天有每天的目标,分阶段性的工作定各阶段的目标,由众多的小目标组成一个大目标,正如涓涓细流汇成江河。在一个个目标的诱导中,他们很快便适应了新工作。

(4)把上下左右人缘搞好:取得老板的指教,得到老员工的点拨,广交同龄人朋友,可以倍增信心,少走弯路,尽早适应新的环境和工作。

22 求职,请读懂"一"大于"零"

当我还在惠普做销售的时候,突然对去银行炒外汇这样的工作感兴趣。那时,我也没有从事金融方面的经历,甚至与我学的专业都有点风马牛不相及,要知道,我是学工程的。我没有照抄一些模式的简历,而是花了一个晚上想自己的长处及这些长处与金融的关联。我写了一封求职信,标题是"为什么你要选我",我列出了两个理由,"我是学工程的,对数字很敏感"和"我是做销售的,反应快"。同时,我还在信里提到这家银行最新动态。最后,我不仅获得了面试的机会,而且还一连闯过八轮面试,得到了这个工作。

有些大学生在递简历的时候,一份简历"群分"给所有的招聘公司,人力部门经理从简历里看不到"你为什么适合这样的工作",也看不到"你对公司的了解度",他会认为你并没足够的诚心竞聘这样的职位。

除了诚心之外,耐心也不可缺。如果毕业的时候,你能争取到这一份工作的话,就不要管这份工作"专业对不对""工资高不高",先踩到这条船上再说,任何事情都是要从"0"到"1"的,不要轻易放弃任何一个有"1"的机会。有的大学生,毕业三个月了,还没能找到自己的"1",等过了半年,他再递简历的时候,公司会发现你有半年没有工作,人家会怎么看你?如果等的时间再长些,下一届的学生又出现了。要想前程无忧,就要请你先准备一份盛满诚意的求职信;再拿出一点耐心,在一个哪怕你不是很喜欢的岗位上工作一段时间,积累经验,为自己的经历增加一些分量,耐心地等待第二条船。

23 正确理解"不想当元帅的士兵不是好士兵"

有见识的人说,中国虽为礼仪之邦,但中国人的谦虚在欧美却常被认为能力低下。于是拿破仑的一句"不想当元帅的士兵不是好士兵",成了一些人的人生警句名言。

某电视频道,一个现场直播节目中,南方某设计公司招聘美术设计师,一个靓女因设计图纸脱颖而出。主考官问她入围的五个方案哪个最好?该女士说:"我的最好!"主考官又问:"那其他的呢?"女士不屑一顾:"别人的,我怎么知道!"但结果她却落聘了。主考官说该女士落聘的理由是:该女士个性张扬,我们企业要的是设计师,不但要有新颖的创意和鲜明的个性,更要有团队精神。

"不想当元帅的士兵不是好士兵"这句话对人们的习惯思维确有冲击,如果它的含义是激励人们努力进取和创造精神的话,这自然不错。但若因此把一些寻常人变成了自大狂,认为一切都是自己的最好,别人只能服从自己,大家根本无法与之合作,这对国家、集体和自己的发展有何益处?

话说回来,若是真的让人相信只有想当元帅的兵才能成功,那就更误事了。其实,稍微明事理的人都晓得:从士兵到元帅,从百姓到领导,甚而从蓝领到白领,永远都是宝塔型。如果有一天宝塔尖真的成了人人可以作秀的平台,宝塔底却无人占领,不给您闹个底儿朝天才怪呢!就是西方发达国家,大学教育普及、推广的也是那些应用类学科而非尖端学科。道理再明白不过了:社会对打工干活人的需求,永远比元帅、教授、总经理、艺术家的需求量大。说到这儿,看官应该明白拿破仑的这句话,前半句是:不想当元帅的士兵不是好士兵,以后该补全的是:想当元帅的好士兵 99.999987% 当不上!信不信由您,不过千万别因此砸了自己的饭碗,误了前程!

成　功　篇

1　成功者的要素

　　成功者总是让人羡慕的。然而,成功者背后的故事往往鲜为人知。他们奋斗的经历告诉我们:获取成功不仅需要智能、技能和良好的机遇,更需要有超常的人格特点,这些特点是决定其成功的要素。以世界著名塑胶大王王永庆为例,在其艰辛的创业史中,就浓缩了勤、韧、苦、学、严、明、智七个字,这七个字作为一种精神贯穿于他的整个人生。

　　(1)勤:勤奋、勤劳、克勤克俭,不惜劳累。他有一句座右铭:一勤天下无难事。他正是靠了这个"勤"字办起了一家米店,也靠了这个"勤"字(他甚至把米中的杂质一粒粒拣干净,上门把顾客的米缸擦洗干净)使他打下了坚实的基础。

　　(2)韧:卧薪尝胆,不言放弃,自强不息。在进军塑胶业之初,产品出现了严重的滞销局面,但他没有被压垮,而是采取"针锋相对,以毒攻毒"的策略,壮大了自己。

　　(3)苦:吃苦耐劳。1985 年王永庆在接受美国圣约翰大学授予荣誉博士学位的典礼上说,像我这样一个身无专长的人,只有刻苦耐劳才能补其不足,如果不勤奋,简直就无法生存下去。

　　(4)学:一位化学家曾讽刺他:"一个土包子连塑胶为何物都不

知道,居然想办工厂,不赔尽老本才怪。"然而,王永庆却硬是靠后天的努力,使自己对塑胶有了许多创新的见解,使他的企业充满活力。

(5)严:严格要求自己,要求子女,要求员工。连他的子女都说他严得苛刻。

(6)明:做事明白,明白做事。他在经营管理中,不忽视细节,追求合理,心思之细,令人折服。

(7)智:明智、开明、高瞻远瞩。如在对两岸关系问题上,他就提出"三通"对两岸都有好处。正是凭借这样的眼光,他赴祖国大陆考察时提出了一系列设想和投资项目。

有人说:勤、韧、苦、学、严、明、智七个字,与其说是王永庆先生的七件法宝,不如说是成功者在奋斗中磨砺出来的良好素质和精神境界。正是这些要素才使他经历了艰苦奋斗,白手起家,从无到有创造了自己辉煌的事业。他在一步步走向成功的同时,也登上了人生精神境界的"珠峰"。由此可见,成功其实是一个人高素质的结晶。懂得了这一道理,从提高自身素质入手,走向成功的步伐自然就会迈得更坚定、更扎实。

2 最根本的是做人成功

据报载,某公司在选拔人才时,确定一个题目,请众多应聘者在规定的时间内设计一件作品。专家评定十名入围者后,再由入围者相互评审。要求各自带作品上台展示,其余人则在下边评分,并写出简略评语。专家与入围者的评分各占50%。可想而知,十名入围者在互评时怀着多么复杂的心态,为了击败竞争对手,绝大多数人对大家公认的最优秀的三件作品打了低分,唯有一位应聘者愧不如人,给三件优秀作品打了高分。结果,公司经理毫不犹豫地录用了这名懂得欣赏别人的应聘者。

这位入选者到底有什么特殊之处,能够获得经理的青睐呢?

在经理看来，入选者应具有较强的专业素养和高尚的精神境界。他不仅能准确地鉴别出他人设计作品的优劣，而且在触及切身利益（给别人打高分自己就可能落选）的情况下，不做手脚，不去刻意贬低别人，而是实事求是，承认彼此的差距，接纳别人，欣赏别人，给他人以客观、公正的评价，这才是当今社会中最宝贵的东西。

他的成功从根本上说是做人的成功。参加最后角逐的这十位应聘者，应该说都是公司及专家眼里的佼佼者，他们的作品都具有较高的水平。然而他们之间的相互评审，更能显示自身的能力和素质。这种差别在关键时刻更能分出一个人的品质。当我们身边的某个人脱颖而出时，是嫉妒诽谤放冷箭，还是首肯认可唱赞歌，完全取决于自己做人的态度。庸才看不见别人的才华，情有可原；人才看不见人才，甚至诋毁人才，实在令人悲哀。在建设社会主义精神文明和社会主义市场经济的过程中，我们不仅需要高水平的技术人才，更需要那些能够彼此欣赏、相互协作、团结共进的高素质人才！

3　人往低处走

不久前，听人讲了这样一个关于求职的故事，对于正在招聘会上寻寻觅觅的朋友来说颇有意味。

一位女研究生到一家星级酒店去求职，酒店当时正在招聘服务员，招聘条件只需高中学历。这位女研究生就以高中学历前去应征，她很容易被聘用了。

在大堂服务员的岗位上，女研究生很快就脱颖而出。她不仅在处理突发事件时表现出良好的素质，还通过平时在工作中的观察和积累，对酒店的管理提出了一些很有见地的意见。管理层开始注意到她，并且有心提拔，不过对于她的高中学历表示怀疑。这个时候，女研究生拿出了她的本科学历证书，疑虑很快被打消，她被提拔为大堂经理。

担任了经理职务后,她继续努力工作,干得更加出色了。很快,她良好的个人素质和工作能力引起了酒店高级管理层的关注。不久,酒店总经理助理的职位出现空缺,女研究生被列入了高层考虑的人选之中。此时,她亮出自己的研究生学历,轻易击败其他竞争者,当上了总经理助理,从此跻身酒店高级管理者的行列。

可以想象,如果这位女研究生一开始就去应聘总经理助理的职位,虽然也有可能成功,但绝对不会有如此水到渠成的圆满效果。

女研究生的这种求职攻略就是以退为进,先往低处走。在一般求职者眼里,找工作当然是职位越高越好。殊不知,眼光盯在高处,一是缺乏对自己实力的证明,不易得到;二是即使勉强得到了,也不一定能够做出成绩来。那位女研究生正因为是从低层做起,对于酒店内部管理的各个环节都有了充分了解,她在担任更高职位以后才更容易做到得心应手。

俗话说,人往高处走,水往低处流。上行容易下行难。这是许多人的思维定式,也是求职时的心理障碍。本科毕业要是干专科生的活儿,就觉得自己屈才了;上一份工作月薪是 3000 元,下一份工作就绝对不能低于 3000 元。于是,找来找去,挑挑拣拣,总也没有适合自己的,长此下去,不仅好工作没找着,连工作经验也没攒下。

所以,在此建议那些正在努力找工作的朋友们:不妨先往低处走走。当然,往低处走并不意味着委曲求全、窝窝囊囊凑合着,而是一种力量的积蓄,一种能力的磨炼。最终,我们还是希望人人都往高处走。

4 突破就能成功

我们生活在这个社会,既受到时代和社会的限制,又受到自身条件的限制,在人生的十字路口有时不免感到茫然,面对种种限制和障碍,我们能做什么?

凡是喜欢看NBA打球的人都很熟悉一名特别的球员——博格士,他身高只有1.6米,在一般人群里也算矮子,更别说在即使身高两米都嫌矮的NBA了。但就是这个矮子,可并不简单——他是NBA表现最杰出、失误最少的后卫之一,不仅控球技术一流,远投精准,甚至在高个队员中带球上篮也毫无畏惧。博格士是不是天生的好球手呢?博格士从小就长得特别矮小,但他非常热爱篮球,几乎天天都和同伴在篮球场上打球。当时他就梦想有一天可以去打NBA,因为NBA的球员不仅待遇奇高,而且风光无限,是所有喜爱篮球的美国少年最向往的梦。每当博格士告诉他的同伴"我长大后要去打NBA"时,所有听到他的话的人都忍不住哈哈大笑,因为他们认定,一个1.6米的矮子是绝不可能打NBA的。他们的嘲笑并没有阻断博格士的志向,他用比一般人多几倍的时间练球,充分利用自己矮小的优势——行动灵活迅速,像一颗子弹一样,运球时重心低、失误少,个子矮小不引人注意,抄球常常得手。经过不懈的努力,博格士终于成为NBA的篮球运动员。突破就能成功!其实在人生道路上,在十字路口,成功的关键在于你能否把握好自己,能否突破!在这个世界上,最了解你的人是谁?最能说服你的人是谁?最信得过的是谁?最后支配你的大脑和手脚的又是谁呢?是你自己!一切都是你自己!你就是你自己的"法人"和全权代表,你应该对自己的一生承担全部责任。也只有这样,你才能突破制约,跨越障碍,从平凡走向成功!把人生走得红红火火,飞黄腾达!

5 成功与出身无关

伊尔·布拉格是美国历史上第一位荣获普利策奖的黑人记者,他勇敢、勤奋、功绩卓越,创造了美国新闻史上的一个奇迹。他在回忆自己的童年经历时说:"小时候,我们家很穷,父母都是靠出卖苦力为生。那时,我父亲是一名水手,他每年都要往返于大西洋的各个港口之间。我一直认为,像我们这样地位卑微的黑人是不可能有什么出息的,也许一生都会像父亲所工作的船只一样,漂泊不定。"

布拉格九岁那年的一天,父亲带他去参观凡·高的故居,在那张吱吱作响的小木床和那双龟裂的皮鞋面前,布拉格好奇地问父亲:"凡·高是世界上最著名的大画家,他不是一位百万富翁吗?"父亲回答他:"凡·高是个连妻子都娶不上的穷人。"

又一年,父亲带着布拉格去了丹麦,在童话大师安徒生墙壁斑驳的故居面前,布拉格很困惑:"安徒生不是生活在皇宫里吗?"父亲答道:"安徒生是位鞋匠的儿子,他生前就住在这栋破阁楼里,他的皇宫只在他的童话里才出现。"

从此以后,布拉格的人生观完全改变了。他说:"我庆幸自己有一位好父亲,他让我认识了凡·高和安徒生,而这两位伟大的艺术家又告诉我,成功与出身无关。"

在现实生活中,我们常常看到有这样一群人,他们会因为自己穷困的出生环境而判定自己未来的生活道路;他们常因自己角色的卑微而用垂怜的声音与世界对话;他们总是因暂时的生活窘迫而放弃了儿时的绮丽梦想;他们还会因为自己其貌不扬而低下充满智慧的头颅⋯⋯

其实,每个人都应该相信,上天是公平的,但它有时会给人类开个小小的玩笑——他有时会把那些聪慧的宠儿放在贫贱的下等人中间,让他们远离金钱和权势,让他们一出生就在黑暗的穴洞中徘徊,看不到光明。但是,上天一定会青睐某些穷人——他们有着坚强的生存意识、果敢的斗志、不屈的傲骨和出众的天赋,上天定会在某个有价值的领域,让他们脱颖而出。

其实,造物主常把高贵的灵魂赋予卑贱的肉体,就像我们在生活里,常把贵重的物品藏在家中最不起眼的地方一样。正如黑人记者布拉格所说:"别以为你出身贫穷,命中注定会让你没出息,上帝可没这个意思。"

相信命运的公正吧,因为,一个人只要知道到哪里去,全世界都会给他让路。

6 高学历不等于高成功率

有时,人在职场就像是飘忽不定的小船。一些高学历、高智商的人,经常会处于这种境地:他们时而处于事业的顶峰,时而又跌入低谷。在大起大落中,人们为他们感叹,为他们惋惜,也同他们一起思考。

A博士很小就考入某名牌大学少年班,后来又读了管理学的博士。毕业后,分到一家即将上市的公司。因为是管理学博士,所以这家公司的老总很器重他,不久,就让他主持日常工作,做起了这家公司的首席执行官。A的确是一个很优秀的人,他有激情、有抱负,他对他的定位是做中国的比尔·盖茨,他要在一年的时间内让公司上市。公司里的人气为此也曾高涨过。

然而一年后,他所管理的公司没有给股东应有的回报,也没有给股东一个合理的解释,股东为此开会要撤换首席执行官。员工们也议论纷纷,不知道他所推出的一个又一个变革措施,究竟给员工带来了什么希望,他的比尔·盖茨梦想到底和员工有什么关系。由于业绩不佳,公司也没有能够在预期的时间内上市。他自己更是怨气满腹,觉得自己如此投入竟落得这样一个下场,全怪公司不支持、员工不理解、股东太挑剔。终于,他被解聘了总经理的职务。在家里,当人们见到他的时候,他已经是心灰意冷,一蹶不振。

A博士自己要做比尔·盖茨,其志可嘉。但是他首先要明白,盖茨的成功,恰恰不是建立在个人成功的基础上。盖茨曾经说过,如果不能给股东投入的资本增值,如果不能把员工的热情和潜能与公司的目标融合在一起,他是不可能取得个人的成功的。 A

博士没有成为比尔·盖茨,是因为他没有将自己的梦想变成股东、员工共同的梦想。今天,仅凭着个人愿望、梦想做事是不行的。灵光乍现的个人英雄时代已经过去,要想在职场取得成就,首先要学会营造一个命运共同体,并且从如何使他人成功这一点上来定位自己的角色。

其次,A博士总认为自己高智商、高学历,能力就自然不会有问题。这种把高学历与高能力等同起来的心理定位,使他走入了一个误区。在职场中,人的能力的构成包括多方面。高学历或者说知识技能只是能力组成的一个方面,除了硬件方面的条件,还有人际沟通、知人知己及良好的心态这些软性的品质,这是更为重要的能力。但是,在这方面,人们往往是重硬轻软。

像A博士这样的高学历人士,凭借着自己的聪明、学识,会很快走向管理岗位,但他们在人际沟通上的能力往往是欠缺的。A博士在公司任职的一年中,没能很好地与股东和员工进行沟通,导致他的变革设想得不到多方面的理解和支持,暴露出他人际沟通能力的缺陷。实际上,这不是一个简单的人际关系、人缘的问题,而是一个人综合素质的体现,是个人修炼的关键。如果不具备这方面的能力,没有一个很好的心态,就是有再高的学历,也是很难成功的。

7　让成功成为生活的习惯

这是一个真实的故事。一个中学篮球队的教练做了一个实验,把水平相似的队员分为三个小组,告诉第一组停止练习自由投篮一个月;第二组在一个月中每天下午在体育馆练习一小时;第三组在一个月中每天在自己的想象中练习一个小时投篮。结果,第一组由于一个月没有练习,投篮平均水平由39%降到37%;第二组由于在体育馆坚持了练习,平均水平由39%上升到41%;第三组在想象中练习的队员,平均水平却由39%提高到42.5%。这真是很奇怪！在想象中练习投篮怎么能比在体育馆中练习投篮要提高得快呢？原来，当队员们在想象投篮时，他们投出的球都是中的！成功者就是这样，在办公室、运动场不断地锻炼着自己，他们创造或模拟每一个他们想要获得的经历，他们模拟成功，想象成功给他们带来的快乐。成功者就是这样"表里如一"的人们。

一个来咨询的年轻人曾经讲述过这样的经历："面对一件事，一旦我的感觉告诉我这件事很困难，我就会想到放弃，不知道是不是害怕失败；但放弃后，再回味时就感到比失败还难受。"其实，这就是心理暗示的结果。这位年轻人给自己实施的正是负面的消极的心理暗示。所以，当你想要打退堂鼓的时候，不妨挺起腰板，对自己说，我可以做得很好。

自我暗示的作用是强大的，有时它会使人绝处逢生，有时又会使人功败垂成。因为人是十分情绪化的动物，常常受情绪的影响，而善于控制自己的情绪，不让消极的暗示力量占主导地位，这关系到一个人的人生走向。莎士比亚说过："一个人往往因为遇事畏缩的缘故而失去了成功的机会！"畏缩的原因就在于存在着不良的自我暗示。因此，我们应该有意识地训练自己进行积极的自我暗示的能力，注意控制并消除一些消极的自我暗示。尤其当遭遇困难和打击时，我们应该自己对自己说："我很坚强，我不会倒下""我能行""我能做好""我要快乐地生活"。总之，我们应该学会积极的心理暗示，这样的自我暗示力量必将为自己增添战胜困难的勇气和信心。

无数的事实证明，一个人成功与否，"心之所向"起决定性的作用。给大脑正面的刺激，即"良性的自我暗示"，大脑就会活跃起来，产生意想不到的力量。美国成功的企业家大多都是不时地给自己美好的想象——我的运气绝对是好的，我一定会成功。自以为"运气不好"的人，往往因为这种定位给自己带来负面的影响，自以为"运气不好"的心态，有时真的使自己与机会擦身而过。换句话说,好运、成功不会不招自来的。

所以,做任何事之前,都要确信自己一定能成功,并有意识地找些事情来做,失败了就想"下次一定能成功";成功了就对自己说:"看,我多棒,再接再厉,下次一定会更好!"

朋友,当你在忙碌之余,你可以花点时间想象一下成功后的感觉,这种快乐的感觉会让自己真的走向成功。当成功成为了生活的习惯,我们还有什么办不到的呢?

8 顽强抗争出奇迹

任何人做任何事情都不可能一帆风顺,世界就是在战胜困难、解决矛盾中前进。所以,女性在社会参与的征途中,遇到这样或那样的困难和挫折在所难免。问题是遇到困难和挫折后的态度和行为——是灰心丧气,动摇退缩?还是坚韧不拔,百折不回?此乃决定事业成败的关键。前者将是一事无成,平平淡淡;后者将是事业辉煌,前途光明,能在社会中真正体现人生的价值。

有不少女性认为,凡事业有所成就的妇女是因为她们有条件、有背景,那只能是少数特殊人物。这种思想严重阻碍我们去奋斗、去争取。在这里讲的典型多是一般女性,也就是没有后台,而在事业上成功了的女性。

看准了的事,坚持下去,誓不回头,一定会成功。

我们讲看准了的事,是指基本看准了某件事物的客观规律,认定某件事能够做,成功后对社会的进步和发展起推动作用。然而,事业成功不是一帆风顺的。首先是起步难,它需要基本的物质条件,需要有利的社会环境;需要领导的支持和同事、朋友的帮助。其次是做起来难,它需要有办事者的远见卓识,领导者或经理、厂长的领导能力、组织能力、决策能力、管理能力、协调能力、应变能力;需要创业者的文化知识、专业知识和信息的综合应用能力,需要有全心全意为人民服务的思想,有社会道德、职业道德修养;需要豁达的性格，能抵制各种闲言碎语，能遇挫折不灰心。总之，事业的成功，需要创业者坚持下去，排除万难，去争取胜利的信心、毅力。

吉林省长春市有一位私人女企业家，她叫王守兰，是20世纪60年代的大学生。1967年因为派系斗争，含冤入狱长达13年，1980年出狱时，已40岁了。回到现实生活中的她，政治上是"劳改释放犯"，生活上没有成家，经济上每月62元的"工伤退休金"。但她没有丧失自信心。她把无依无靠的叔父接到身边，又把一位女狱友接来，组成一个特殊的家，以自己诚实的劳动开始了新的生活。

她没有钱，仅从居委会借来500元钱，办起了个体食品杂货店。她以一流的服务、优质的商品、合理的价格，把商店办得红红火火。以此为起点，又办起了长途客运、饭店、旅店、煤炭加工厂，个个企业管理得井井有条，效益很好，到1999年就成了有300万元资产的富翁。

社会主义生产和经营的目的是为了提高人民群众的物质文化及生活水平达到全社会共同富裕的目的。正是在这种思想品格的促使下，她的事业兴旺发达了。她不图个人享受，自己艰苦奋斗，生活简朴，粗茶淡饭，脑子里想的总是别人，把钱用在事业发展上。她在厦门开办了一个关东王守兰花园酒家，在长春、济南、厦门等地开发房地产，在朝鲜和俄罗斯搞边界贸易。她成了长春益民福利实业公司总裁，拥有近2000万元固定资产的女企业家。

多少年来，她关心社会福利事业的发展，始终把无依无靠的孤寡老人，无人收养的弃婴和失去工作能力的残疾人放在心上。这些生活上的弱者需要人们去关心、去帮助、去拯救，她觉得自己是社会一员，有责任去承担部分义务。于是，她把自己的事业与慈善事业紧紧联系在一起。她投资150万元，建起了一栋七层楼的全国最大的私营福利院，收养了51名孤寡老年人和10名孤儿残疾人,每年花费在这个福利院的资金高达25万元。对这个面积达3000多平方米的福利大院她主动办理了法律公正,决定在她死后,将大楼和大楼内全部设施无偿赠送给当地民政部门。近年,她又出资兴建了一座弱智学校,使数十名弱智儿童受到了良好的教育。1993年7月8日"中国王守兰社会慈善会"在人民大会堂湖北厅宣布成立,国家民政部副部长阎明复同志任名誉会长,会长是王守兰本人。她庄重宣布:"慈善会的宗旨是为国分忧,为民解愁,造福社会,造福人民。"为了这个全国性慈善会,她首先拿出了50万元注册资金,并决定从她经营的企业中每年拿出利润的20%资助慈善会。还在1994年拿出了150万元,为孤寡老人、孤儿、残疾人办三件实事。她的行动感动了一些海外赤子,得到这个信息后,马上来信来电,表示愿意捐赠钢材、汽车和轮胎等。

王守兰被判13年,虽然是平了反,但对她的人生道路是重大的挫折,是怎么样也无法补偿的。出狱后,她不计个人的恩怨,以坚强的毅力和实干精神,创造了出类拔萃的业绩,成为了中国第一个以个人名字命名的全国性社会慈善团体的"一把手"。她把自己生产、经营所得利润用来办社会福利,为国为民排忧解难,真是难能可贵啊!

9 百折不回,坚持就是胜利

个人的成长也是一样,良好的教育环境和物质条件可以出人才,艰苦的环境也可以造就人才。

湖南省益阳桃江县修山柳溪村,有一名女青年叫钟爱兰,由于家境贫困,她只读了小学三年级就失学了。就在小学三年级时,她年仅十余岁就做起了文学梦,如饥似渴地啃起了《红楼梦》《三国演义》《水浒传》等古典小说。退学在家的日子里,她擦干眼泪,以满腔痴情,在微弱的油灯下、月光下,埋头苦读。她开始了写作,没有纸,途经修山镇时,发现了一堆丢弃的试卷纸,急忙拣了用来作稿纸。两位老师看到此情此景,主动义务辅导这位有希望的女孩。

在钟爱兰失学的日子里,她在乡村两度办文学社,"癫狂"文学社和"哇哇"文学社,都因缺少社会支持和经费而失败。文学社失败了,但她的写作如入魔境,常常是通宵达旦地写作,一夜一个短篇小说,数天一个剧本,投寄去数十篇作品,虽杳无音信,但还是坚持写。功夫不负有心人,终于有了突破性发展,一篇又一篇浸透汗水的作品在省内外报上发表。小钟欣喜若狂,她的艰辛终于有了回报,也证明了她有能力在文学的道路上走下去。

可是,道路总不是一帆风顺的。正当钟爱兰高兴之际,乡里传来了一些莫名其妙的舆论,给了她当头一棒。一位求婚者遭拒绝后,在乡里到处散布"钟爱兰作品的发表是她和男编辑睡觉睡出来的"。17岁的小钟遭到这种诬陷和诽谤,气得几乎绝望,跑到资江边想了此一生,洗以清白。但她猛然醒悟,死了,不就难以清白了?我必须继续追求,好好活下去。

她从资江边回到家里,清理好简单的行装,向母亲叩了三个响头,告诉母亲:"我要去深圳",母亲再三挽留也未留住。

1991年的深圳,已经人满为患,钟爱兰跑了30多家单位,没有找到工作。在绝望中,她来到一家公司,经理劝她回家,认为像她这样的既无专业特长,又无漂亮脸蛋的女人,很难找到工作,钟爱兰回答:"既然来了,我就没有想回去,此处不留人,自有留人处!"经理为她的精神所感动,收她到厨房打工。

有一个栖身的地方,一方面她努力按质按量地完成厨房工作任务,另一方面加夜班写作,仅两个月,经理就把她调到了办公室,补发了双份工资,又送给大红包。

写作还得花精力和时间,她怕老板发现,就像做地下工作一样,用微型手电蒙在被子里写作,随着时间的推进,她用包装纸写的稿子也一发不可收地在深圳十几家报刊上发表,她圆了文学梦,又取得了可喜的进展。在深圳打工3年,她自学读完了初中、高中和深圳大学的有关课程。她的成果使她告别了打工的"初级阶段",走进了《特区经济》杂志编辑、记者行列。1992年又被深圳作协吸收为会员,1994年她又跨进了《深圳青年》之门,成为优秀的编辑。

钟爱兰,一位山沟里的小学三年级女学生,不信天,不信神,不信命,不信鬼,而是以自己的奋斗,向命运挑战,20岁就取得令人瞩目的成绩。和她对比,我们每一个女性没有任何理由自卑自弃,任何一个平凡的人,只要像小钟一样以坚强的毅力奋争,就可以成为生活中的强者。不断求索、百折不回,不仅能使女性事业成功,而且能使女性有所创造,有所发明,产生轰动效应。

路是人走出来的,但是路不是一次两次所能走得出来的。事业成功有规律,但不是一两次失败后就能顺利摸到规律的。特别是在市场经济条件下,要使自己的所作所为符合价值规律,取得良好效益,必须要有百折不回,勇于探索,敢于创新的精神。

湖南大学环境工程系有一名教授,名叫赵聚英。她是全国有突出贡献的中青年专家,全国环境保护先进个人,全国高等学校先进科技工作者,全国"三八红旗手",湖南省优秀共产党员,湖南省政协委员。她的这些荣誉都是她不断求索、百折不回换得的。

10 脚踏实地,执着追求

对事业认真负责,脚踏实地,实实在在为国家、为集体、为他人默默无闻地奉献,历史、社会、人民自有公断。忠诚如一团永不熄灭的烈火,它能熔化人们的心灵,能改变人们的认识、化解人们的误解,换得人民的爱戴和尊敬。

福建省福州市闹市区东街口百货大楼总经理冯依森同志,曾是一位很不起眼的副食品营业员,15岁初中毕业,在闽北插队一去5年,因为是资本家家庭出身,一切回城、招工、上调、上学的大门全对她关闭着,直到她妈妈退休,才让她顶替了妈妈营业员的岗位,回了城。

她很珍惜这个工作机会,对工作一丝不苟,总是脚踏实地地做好每件事情,无论是营业员、仓管员或核算员,一直到店主任,她都是全力以赴地工作,使一个小小的商店能"以小胜大,以旧胜新,以少胜多"而闻名全市。她的业绩和能力,被市里领导选中,调到市东街口百货大楼任总经理兼党委书记。

她服从分配来到了"东百",很多营业员看不起她。她又黑又瘦,1.6米左右的个子,短头发,相貌不起眼,穿着没派头,从外表看,不像有能力的样子,认为她搞不出什么名堂来,有的人则认为她是有后台,才被调到"东百"的;有些业务骨干,对一个搞副食的当总经理有看法,要求调走;在骨干离心闹调走的情况下,冯依淼不得不提拔一批骨干,又有人说是"一朝天子一朝臣"。她走马上任,开始的工作很不顺畅,感到很棘手,很为难。但她不计较这些,凭着脚踏实地,实实在在的工作作风,一步一个脚印地改变着"东百"的面貌,不到一年,"东百"就成为了福建省首家突破亿元关的商业企业,税利达800多万元,在福建省上缴税利最多的20家企业中,商业系统独此一家。

冯依淼有一个坚定的信念:我是共产党员,只要认真,我就不信国有企业不能把生意作上去!为此,她认认真真抓了三件事。一是抓人才。她选用人才,首先要求思想品质好,她说:"我们是搞商业的,每天和金钱打交道,品质不好,不知不觉就整个人卷了进去,品质不好再有能力也不敢用。"二是抓管理。管理出效益,冯依淼大胆地采用科学的、现代的管理方法,改造旧的管理体制,她制订了一整套系统的管理制度,并严格实施。大胆改革了用人制度,采用聘任、见习制、"满负荷工作法"、选择上岗、营业员等级挂牌上岗等措施,还将大楼九个营业部变为独立核算的单位,下放了部分人事管理和经营自主权,落实了各营业部购、销、调、存的核算业务,发挥和调动了中层经营管理的能力和积极性,效益提高,职工经济收入增加,未当上总经理的能人,也能享受总经理的待遇。三是关心职工生活。冯侬森平易近人,没有一点架子,关心他人比关心自己为重,市里奖给她一套好房子,她不肯住,坚持要等职工住上房子了才去住,而住在一间仅 9 平方米的阁楼上,房子里一无电视,二无电扇,三无像样的衣被;单位防暑降温,发给每个职工一台微风电扇,她送给了别人,职工生日举办舞会,她总忘不了送一张贺卡,职工有婚、丧、病、急事,她总是主动关心帮助。

冯侬森同志脚踏实地地工作换来了显著成绩,使人们对她刮目相看,职工们个个服她,愿意主动靠拢,接受她的领导。组织上十分信任她。多次被评为市劳动模范,市优秀党员,福建省"五一劳动奖章"获得者,省"三八红旗手",省优秀企业家,第六、七届全国人大代表。

11 忠诚是走向成功的必备品格

忠诚是成功的要素,是女性走向高层次,实现自己人生价值的必备品格。女性走向成功比男性要困难,不仅受生育低谷的影响,而且受社会意识中的"男强女弱"思想的影响。当女性要涉足一个新领域,或争取进入一个较高层次,常常会遇到种种阻力。对女性来说,最有效的办法是忠诚自己的事业,以过硬的成绩去战胜偏见,争取胜利。

长沙铁道学院机电系唐红娥教授的成功之路,是她始终不渝忠诚于机械制造事业的结果。1967 年,她被分配到洛阳矿山机械厂铸铁车间实习,这是工厂中最脏、最累的车间,她又选择了"大型造型工种",在这个车间整整工作了 5 年,她不仅毫无怨言,没有反悔,而且认为是有意义的 5 年,锻炼了毅力,为她以后出成果打下了坚实的基础。1978 年唐红娥从洛阳调到长沙铁道学院机械系工作,她把对机械制造的热爱,转到了教学中,她担负画法几何和机械制图的理论学习、教学辅导和课堂教学,主编出版了《画法几何解题指南》，每年完成 400 至 500 课时的教学任务，教学反映很好，1988 年评为院"教学优秀"二等奖。

1989 年技术职称评定，唐红娥已完全符合晋升副教授的条件，由于各种原因，她没有评上，面对逆境，周围的同事和爱人都担心她承受不了。这时，又是忠诚于教育事业的思想支配开导了她，她想："我勤于教学、科研是为了培养下一代，为了党和国家、学院的教育事业和科学的兴旺，我的著作、论文已出版发表，讲课深受学生欢迎和爱戴，我已经得到社会承认。"她昂起头继续拼搏在教学和科研的前沿。为了使教学跟上工业现代化日新月异发展的需要，她把教学和科研紧密结合起来，曾两次克服家庭的困难，到武汉学习计算机理论和技术，使计算机技术很快应用于机械制图专业中，1994 年获院"教学优秀"一等奖，并享受院级特殊津贴。

忠诚事业的人是最讲求尊重客观规律的人，最讲求社会效益的人，女性对事业的忠诚，是当代女性走上成功之路的必备品格。

12 勤奋必会结出丰硕果实

勤奋能改变人的命运。一个人成功固然有天时、地利、人和的因素，但再好的环境，也离不开个人的勤奋和努力。

有一位天津的女孩子，她叫马悦，1991 年只身一人去日本求学。走出东京国际机场，她举目无亲，身无分文，对日语一窍不通，求学之路布满荆棘，需要有勇气去战胜一个又一个困难。她费尽周折，终于找到了就读的明海大学。第一个困难就是经费问题，一位自费学生一年的学费和生活开支是 250 万日元，这笔钱对马悦来说是巨额费用，她依靠自己的奋斗，一是努力学习，争取优异成绩，获得奖学金。她专心听好每一堂课，全身心投入学习，第一年不仅过了语言关，而且得到了经济学部第一名的好成绩，拿到了全校最高的奖学金；二是打工挣钱。她用打工代替休息，在饭店当引座小姐，在餐馆当刷碗工，在服装制作社给成衣钉扣子等，凭自己的自信和勤奋努力,还参加了享有盛名的日本时装模特表演,被聘为东京电视台节目特约主持人。当她在采访中发现中国留学生受到了不公平的待遇,甚至受到诬蔑和侮辱时,马悦的民族自尊心受到了伤害,当场慷慨激昂地对电视观众说:"中国现在的确不富有,但中国正在走向富强。每一个留学生都没有权利受到这样不公平的待遇。我们共有一个地球,让我们走进彼此的心灵,拉起手,人与人都是兄弟!"马悦的话得到了日本人的共鸣,她成了日本的新闻人物,也受到了日本人的尊敬,所在学校的日本学生出面,筹备了"马悦友协会",当人们提起马悦时,会不约而同地说"中国人了不起"。

人的一生不可能是一帆风顺的,可能遇到意想不到的坎坷,天灾人祸可以使人一蹶不振,但勤奋自强可能使人获得新生,写下更光辉的篇章。

13 自信改变命运

以自信改变命运,看到自己的优势和潜能,相信自己并努力改变自己,塑造自己。一个人的自信可以使你在绝望中取胜,在困境中生辉;一个人失去了信心,就等于扼杀了自己的生命。这对任何人都是一样,特别是对女人更是刻骨铭心。

著名编辑廖妙薇女士讲过她小时候以自信战胜疾病的故事。有一天她有病,两腿发软,放学了,她真担心自己没有走回家去的力气,她直想哭。学校离家需要步行半个小时,那是海滨用石板铺成的路。她于是在第一块石板站定了。她开始这样想:能不能走完 10 块石板呢?能!于是她先走完了第一个"10 块"。然后她又想:我能不能走完下一个"10 块"呢?能!于是她照样走下去。走着走着她发现大海从来没有这么蔚蓝,海风从来没有这么清新,树从来没有这么绿,人从来没有这么精神。她开始唱歌,开始欢呼雀跃,最后,她简直是小跑着进入家门的。她明白了,人生无非是一条铺向远方的石板路,你必须先跨上第一块石板,走出第一个小小的胜利,就这么走下去,走下去,走出你的自信和力量,走出你事业的辉煌。

成功是多种因素组成的,概括起来是天时、地利、人和等因素。但主要是人的因素,因为人是最活跃的因素。有不少女性,在不同岗位上成功了,途径不同、内容不同,但都有一种自信精神是相同的。任何事业的成功,成功者必须能充分认识自己,然后根据需要造就自己。认识自我,认识自己的优势和能力,是十分重要的。因为它是自信的源泉。

14　成功要有目标

接近目标的方法有两种。

一是通过实现几个阶段性目标(为达到目标必须经过的阶段)去接近终点。这就要在你脑海中清晰地勾勒出"自己究竟要怎么样""成功的人生和充满幸福感"的设想图。

二是要明确建立起支撑自己未来人生的基础——价值观、信条、理念。

然后,就要为实现这些理想去设定长、中、短期的目标。明确达到每一个阶段性目标所应付出的努力,而后具体、扎实地去逐个落实,实现自己的理想。

要有战略地度过自己的一生,这正是我们的主题——"战略地经营人生"。

接近成功的另一个方法是从一开始就要注意思考"应先去做什么"。这种思考贯穿于奋斗的全过程。通过实现一个目标,逐渐接近最终目的。但是这种方法缺乏长远战略眼光,容易偏重眼前目标和短期利益,把握不好会丧失面向未来的正确方向。

为取得真正成功,需要做出立足远大理想的决定、判断、选择。因此,我们要重视"立足长远去设定阶段目标"。

15　成功要有计划

明确目的、设定目标后，为达到具体目标就需要周密的计划。计划是为完成目标而制定的具体顺序、方法、内容。

制订计划时，先要写出自己的愿望。注意，目的可以是抽象的口号，但目标就要进一步具体化，须有具体的完成时限。接着是分析现状，关键是找出愿望与现状的差距，明确应攻克的课题和症结所在。最后筛选出实现目标的重要课题，找到为实现目标必须克服的困难所在，将其置于优先解决的地位。

将目标化解为具体计划，不仅要明确实现的时间、课题，还要照此计划预测出完成的成果，并据此制作出预想进度表。按照进度去做就会避免每天的工作偏离方向，确保实现目标。在计划实施过程中，要经常思考现在的做法是否有效。注意不断改善和积极采用更有效的方法。

你可以尝试一下将自己的愿望写在 100 张卡片上。可能的话准备一些学生时代背单词用的卡片。写完后根据愿望的内容是目的还是目标进行分类。如果是目标，就要结合现状分析实现这个目标有什么问题。当确定了问题所在时，就找到了课题。只要你一直去努力克服困难，完成课题，不久你就可以实现目标。

16　有准备就能成功

"想获得成功，定要准备成功"，如果是发自内心的话，应该如实地了解现在的自己。也就是说冷静地、客观地评价自己是不可或缺的。在充分了解自己的基础上，设定出自己的理想。

首先，明确出发点和目的。说起来，就是成功的事前准备。孙子兵法中讲"知己知彼，百战不殆"，讲的就是事前准备的重要性。《孙子兵法》是在 2500 年前撰写的兵法，但不是古典，现代依然非常实用,极富启发性。

所谓"彼"就是目的地,"己"则是现在的自己。明确这一点是获得真正成功至关重要的原理原则。

那么,需要怎样努力才能冷静地瞄准自己的长期目标和短期目标,奔向自己明确设定的终点呢?一切都从肯定现实、评价自我开始。

然而,怎么才能客观、正确地评价自己呢?要想严格进行自我评价,只要将自己的能力、经验等直接置换成金钱考虑一下就会一目了然。理想并不是钱越多越好。如果靠自己的能力和经验赚到理想的金额,我们人也就随之变得现实了。

最近有这样一种趋势:雇用方面开始使用"雇用能力"这样的新词,这是一种判断指标。知识、技术、经验只不过是素质,加上适应性和实力,明显地具有出成果"能力"的,才判定为市场价值。怎么样?你认为你大约值多少市场价值?其实,自己决定自己市场价值的事作为现实交易已经在社会上开始了。

下面的例子是从某个私塾的经营者那里听来的。这个经营者雇用教师,或进行面试的时候,肯定要对应聘的人说"希望你自己申报自己有哪些能力和实力,希望付给你多少工资"。

听说这种事后,我曾想:如果根据自己申报来确定本人工资的话,岂不会有人夸大自己的能力多索取报酬?但是实际上,几乎所有的应聘者都是充分考虑自己的资格、能力申报的,而且提出的申报额都能够使雇主接受。

这件事情告诉我们,在人才市场上,需要特别了解自己的能力、实力的等价程度,恰如其分地正确把握自己所处的位置。劳动等价,即用赚钱的能力评价自己的时候,无论如何不得不严格考虑的。掌握自我概念的心理测试和形象法同时并用,对自我评价也有效。

进行自我评价后,评价结果低的人也用不着唉声叹气。那是你现在的现实,不要把目光偏离这一现实,要明确地肯定它。因为那是你走向成功的起点。

现在的你,享受的不论是年薪制、还是月薪制,把自己的能力、实力换算成金钱时,请再把它核算成小时工资试试。这样,时间概念会发生变化,你将会变得珍惜时间。而且,如果觉得自己的小时工资为什么这么低的话,请认真地分析一下它的原因。

自己的不足是什么,怎样才使之完善?将来你打算成为什么样的人?年收入达到多高?具体该是多少?四位数、五位数还是六位数?为此,现在应该怎样做?用什么方法和计划完成这个目标?应就这些问题动动脑筋。你的思考中蕴藏着你的巨额财富。

17　目标要经常升级

人将自己的理想形象存进愿望世界,会采取接近这一理想形象的行动。理想形象是相对现在而言的未来的形象。是写下大手笔、成了大家的自己,或者是兴办公司、对社会做出贡献的自己。

而且,理想形象也可以是瞄准月收入达 10 万元的具体目标。

理想形象要经常刷新。有一位积极、独立、专职的推销员,他以年收入 200 万元为目标,拼命努力,很短时间内就达到了这个目标。这在任何人眼里都是创纪录的、刮目相看的。但是,他满足于年收入达 200 万元这一目标,觉着过上"小康"了,懒得再设定新的目标。从此故步自封。以前,每月总能签下 10 份合同。而今逐渐地减少,年收入随之锐减。他自己竟然不明白这是为什么。

其实,理由既简单又清楚。推销员在达到第一目标的基础上,接下来需要将其他目标放到愿望世界中去,不再是钱,比如一个月定多少合同?以创合同纪录来设定目标。把愿望世界中已经有的理想形象经常刷新,使其改造得更好,这是有效地驾驭人生的重要一环。

18 超前思维与成功灵感

人的成功,总是伴随着灵感的迸发。学习中的"举一反三",交往中的"听话听音",办事中的"察言观色",都是感悟。同时,这些感悟在不同程度上都包含着超前意识,即所谓的超前思维。

超前思维是人们根据客观事物的发展规律,在综合现实世界提供的多方面信息的基础上,对未来事物和未来实践的科学预见,它能指导人们调整当前的认识和行为,并积极地开拓未来。

所谓未卜先知,实质上就是超前思维激发的灵感。

我们周围有些人做生意、办事情,比别人总是早了一步,善于抓机会。当别人还没意识到,他们已经意识到了;当别人没有想到去做时,他们已经开始做了,我们常常评价这样的人"聪明绝顶,悟性超人"。其实,这样的聪明人不过是运用了超前思维,因而比普通人更有超前意识,超前行动,追赶潮流,抓住机遇。

1873 年,一场严重的恐慌席卷美国,股票全部下跌,无数投资付诸东流。在此之前卡内基经过周密思考和计算,超前思维预测股票会下跌。在几个月之前,他把掌握的股票已经全部出手,这场混乱没有波及他。事后他常向别人自夸,他这个聪明的头脑,悟出恐慌来临,并发挥了出色的作用,使他免去灭顶之灾。

同时,卡内基投资的新兴钢铁业独领风骚。正同卡内基的观测一样:宾夕法尼亚铁路公司及其他铁路公司正在调换铁轨,军火工业及其他方面对钢铁的需求也在增加。

不到半年时间,卡内基的资金就翻了几番,他的公司几乎垄断了美国的钢铁市场,他也一下子成为美国最有钱的人之一。

卡内基运用超前思维高瞻远瞩,把握住了机会,又一次取得了成功。可见一个人的超前思维对事业的成功是多么重要。

对于超前思维的含义,学术界对之已作了一些颇有见地的探讨。有的认为,超前思维就是超前认识,就是一种"行动前的猜想"

"是超前于人们实践验证活动的思维"。有的认为,超前思维即"预测性思维,是根据对事物发展进行预见性推理认识,进而通过对将要发生的事物的科学预测,调整对当前事物认识的一种思维过程"。还有的认为,"超前思维是用将来可能出现的情况对现在进行弱性调整的思维方式""就是人们如何用目标、计划、要求来指导自己行为的思维方式"。

总之,超前思维是一种指向未来的思维过程和思维形式。以这种思维激发的灵感去判断事物,指导行动,就有利于事物沿着正确的方向发展进而走向成功。

19 从别人的谈话中激发的成功灵感

(1)灵感产生的背景与环境:迈克尔·戴尔报名到休斯敦的得克萨斯大学就读,像其他的新生一样,他得自己去挣学费。此刻校园里的人们都在谈论私人电脑,人人都想弄一台,但经销商们将价格抬得很高,人们需要的是价格低、根据专业特点灵活研制的电脑。这时,迈克尔·戴尔敏锐地发现了这一点,"这些经销商将价提得这么高,又能赚多大利润呢?"

(2)灵感触发点:戴尔有一天听别人在议论着:"为什么不能将产品从制造商手中直接送到最终用户呢?"听完这句话,一个灵感忽然从他的大脑中迸发出来了:"自己做一个这样的公司一定会赚大钱!"

(3)对灵感的挖掘和探索过程:由于电脑经销商的价格昂贵的机器一下子无法售完,同时还要付出一笔可观的机器存放费,迈克尔·戴尔终于以成本价买下经销商们的库存电脑,并且给它们增设了附件来提高其性能。很快,这种性能更优越、价格却便宜得多的电脑一上市便供不应求,市场十分看好。

感恩节放假时,迈克尔·戴尔的父母说他们很担心他的学习受到影响。父亲恳切地说:"如果你想经商,可在你拿到学位以后再干。"

迈克尔·戴尔同意了,但回到休斯敦后,他就感到千载难逢的机会就要擦肩而过了。一个月后,他又开始推销机器——这一次干得更起劲儿了。

春季休假时,迈克尔·戴尔向父母坦率承认他仍在做计算机生意,而父母更想知道他的学业怎样了。

"我不得不放弃学业了,"他答道,"我想开办自己的公司。"

"你到底想干什么?"父亲问。

"跟 IBM 竞争。"他耸耸肩,轻松地回答。

"跟 IBM 竞争?"现在他的父母真的为儿子担心了。但是迈克尔·戴尔不管父母怎么说,坚持不改变主意,他还是那句话:这主意不错,为什么不去试试。于是他们达成协议:暑假时他可以开办自己的计算机公司,若是不成功,那么 9 月份新学期开学就必须回到学校里去。

回到休斯敦,迈克尔·戴尔用所有的存款,开办了"戴尔计算机公司"。此时是 1984 年 5 月 3 日,他刚满 19 岁。

随着新学期的日益临近,他的节奏快得近乎发狂。他租了一间房子作为办公室,并雇用了第一名雇员——28 岁的经理来负责财务和经营管理。

戴尔的推销工作进展顺利。他将 IBM 的 PC 机都加上自制的附件供应市场。一接到订单,他就拼命组装机器,并以最快速度送到客户手中。第一个月的销售额达到 18 万美元,第 2 个月升到 26.5 万美元。连新学年的到来,他也没有注意到。

一年中,他平均每月售 PC 机 1000 台,为了保持这种节奏,他搬到了更大的房间雇用了更多的人员。当客户的订单达到 800 份时,雇员们便开始组装电脑。为减少库存和通常开支,零部件仅在急需时才订购。送货卡车每天都送货上门,这使迈克尔·戴尔的公司一直保持着较高的利润率。

　　跟客户频繁的电话接触使公司更能贴近市场。用户直接让公司知道他们喜欢或不喜欢哪种型号或式样。"我的竞争对手是先发展产品,然后告诉客户他们应该需要什么。而我则相反,我们是市场需要什么,就发展什么。"迈克尔·戴尔自豪地说。

　　到迈克尔·戴尔的同学们大学毕业的时候,他的公司年营业额已达到 7 亿美元。戴尔停止了原来那种在 PC 机上添设部件的方式,而是开始自己设计、装配,寻找自己的市场。

　　(4)由小灵感带来的大成功:今天,戴尔公司在包括日本在内的 16 个国家设立了分支机构、公司收入达 20 亿美元,雇用职员5500多名。戴尔的私人财产估计在 2.5 亿~3 亿美元。

　　迈克尔·戴尔不止一次地回忆起这个情景:他曾告诉他的朋友们他的梦想就是成为世界上最大的私人电脑制造商,而朋友当时则认为戴尔是个十足幻想家,梦想是不会实现的。

　　从他身上我们可以得到这样的启示:为什么不去努力争取,不去实现你的梦想?

20　周恩来处理问题时激发的成功灵感

　　(1)灵感产生的背景与环境:在 20 世纪 60 年代初期曾发生过这样一件事,某一外国贵宾到我国访问,在上海市参观访问期间,当地东道主为来访贵宾举办了招待宴会。

　　由于这次宴请规格较高,所以在仪式和摆设上较为讲究,宴桌上使用的酒杯是一套价值连城的九龙杯。读者须知,这种九龙杯杯形古朴苍劲,玲珑剔透,特别是龙口上那颗光耀夺目的明珠更是巧夺天工,见者无不为其赞叹称绝。客人也不例外,被其精湛而又华贵的魅力所吸引,他们一位客人竟有意无意地顺手把一只九龙杯装进了自己随身带的提包。我方有关人员注意到此事,但觉得说也不是,不说也不是。心想如直接向该贵宾索回太不礼貌,甚至会影响两国关系,但不要回,那损失太大了。

在左右为难之时,有关人员及时将这一情况向当时正在上海视察的周恩来总理做了汇报。周恩来听后指示说:"九龙杯是我国的稀世珍宝,一套36只,缺一岂不可惜,不能就这样随便让他拿走。当然,要追回这只杯也应采取最为合适的办法。"

(2)灵感触发点:接着,周总理听取了该代表团的活动安排情况后,得知他们晚宴后即去看杂技表演时,思忖片刻,灵感顿生,便把有关人员唤来,给他们吩咐怎么进行。

(3)对灵感的挖掘和探索过程:晚上八点,明亮的剧院开始了精彩的杂技表演。一个个令人如痴如醉的节目表演,使到场的每个观众都全神贯注了,该代表团的贵客对中国杂技更觉得耳目一新,赞不绝口,不停鼓掌。

在表演进入高潮时,只见一位魔术师诙谐地走上舞台,潇洒地舞弄一番动作后,将3只杯子摆放在一张桌子上。观众定眼一看,发现那是奇光耀眼的九龙杯。再看魔术师的幽默神态,他慢慢地举起一支手枪,正对着那3只九龙杯瞄准作射击姿势。这虽是魔术,但由于一切太逼真了,观众们无一不紧张地注视着舞台的一切变化。只见魔术师真的扳动了枪扣,一声"呼"响,那桌子上的3只九龙杯却只剩下两只,另一只不知去向。观众们十分惊讶,兴趣热烈地议论起来,无一不为魔术师的表演技艺叹服,但大家又奇怪,疑惑那只九龙杯哪里去了呢?

魔术师在舞台上表演了几下手势后,对观众笑微微地说:"各位观众,大家请勿担心那只九龙杯,其实那只杯被我刚才一枪打进了坐在前排的那位尊贵客人的皮包里。"说完,便轻步走下台来,对那位贵客躬身道:"先生,能打开您的皮包吗?"

(4)由小灵感带来的大成功:那贵客明知是计,但不好推却,便顺水推舟好下台阶,把皮包打开将那只九龙杯取了出来。观众们均被蒙在鼓里,一片热烈的掌声回报这么精彩的表演,那贵宾也高兴地笑起来,鼓掌称赞"表演"确实难能可贵。

21 成功人士必备心态

（1）顶尖心态：你要成为顶尖的人物，就必须有顶尖的心态。心灵的力量是非常有创造力的。每当人们将意念集中在一个事物上时，它将充满着力量，并将所期望的东西创造出来。

从古至今，那些成功人士都是先具备了这种顶尖的心态，然后才产生顶尖的动力并创造出顶尖的成果。

（2）空杯心态：空杯才能容物。如果你此刻就认为自己已经拥有足够的智慧，那么再好的东西都不能进入你的心灵，同样也无法使你汲取更多的营养。

当今是一个需要不断学习更新的时代。为了能继续过上幸福和健康的生活，你必须使你的心态不断归零，需要终身不断学习、不断进步，才能不停地取得成功。

（3）坚信的心态：坚信定律告诉人们，你所坚信的事会表现在行为惯性上，人们会极力地证明及保护自己的信念。只要你坚信那些自己所期望的东西，那么你的心中将逐渐形成一种强大的信念，而这种信念能唤醒现实信念的力量。所以，你坚信什么就能得到什么，坚信成功，你就离成功更近。

22 成功的灵感最钟情于世上有心人

（1）灵感产生的背景与环境：1966 年秋天的一个上午，在美国亚拉巴马大学医学中心的实验室里，克拉克教授和他的助手们正在做一项生物化学实验。这时，一个助手一不小心，让一只实验用的小白鼠掉到了一个盛有白色溶液的玻璃缸里。没有人注意到这场小事故的发生，可能这个小东西就会因此而丧生吧！几个小时过去了，收拾仪器时，克拉克教授发现了这只倒霉的小白鼠，然而令他惊异的是小白鼠不但没有死，还淘气地游来游去。

（2）灵感触发点：这种白色的溶液是一种由极其细微的氟碳化合物颗粒组成的溶液。氟碳是制造原子弹的材料，由氟和碳两种元素组成。小白鼠掉进去应该不久就会被淹死，可它怎么还能活这么长时间呢？克拉克想着想着，猛然捕获一个灵感：或许氟碳能更好地溶解氧气也未可知。经过仔细的研究化验，克拉克发现，原来氟碳具有一种特异性能，它溶解氧气的能力比水大15倍！就是因为这种白色的溶液具有相当丰富的含氧量，因此，小白鼠可以通过液体呼吸的方式生存下来，几个小时不被淹死。

（3）对灵感的挖掘和探索过程：这项惊人的发现，引起了内藤良一的关注，他远涉重洋，专程赶赴大洋彼岸的美国造访克拉克，向他请教这项发现的细枝末节。这次美国之行，使这位优秀的医生敏感地觉察到这种氟碳化合物溶液与人体血液有着某种相似处。于是，他马不停蹄地返回日本，致力于用氟碳化合物溶液作为具有携氧功能的人造血液的研究。

通往科学高峰的路，往往不是一帆风顺的。研究中内藤良一不断遇到种种巨大的困难，然而他从未想到过放弃。功夫不负心人，通过12年如一日的艰苦研究，内藤良一终于克服了化合物在人体内长期潴留所引起的中毒反应又解决了溶液中的细小微粒等种种难题。为了证明这种人造血液携带氧气和运送二氧化碳的能力和它的安全性，他竟用自己的身体做试验。首先，他在自己的血管内输入了50毫升这种具备携氧能力的白色血液，没有出现任何毒性反应。紧接着，参与这项研究的其他10名同事，也都安全地接受了这种白色人造血液的注射。内藤良一又进行了一系列的试验，结果都非常令人满意。1979年4月，氟碳化合物开始投入临床试用，效果良好，没有任何毒性反应。1979年5月20日，一位61岁的日本老人因患胃溃疡大量出血，生命垂危。医生认为必须立刻给他输血，可是，这位病人的血型极为罕见，医院里根本没有这种血型的血浆。主持手术的内藤良一医生当机立断，给病人注射了 1000 毫升新发明的"人造血浆",病人终于起死回生。后来,他又用这种人造血来保存具有生命活力的离体肾脏,然后再将这种肾脏植入人体,也取得了成功。与此同时,美国明尼苏达州的一所医院给一位手术后贫血的病人,输入相当于全身血液量四分之一的人造血,也取得了很好的效果。

(4)由小灵感带来的大成功:人造血液在一系列的临床试用中,取得了惊人的成功,仅仅一年时间,就有 150 名病危患者靠人造血液度过了险情。以氟碳化合物作原料的人造血,终于让人们看到了第二次生命的曙光。

23　云南白药是怎样产生的

(1)灵感产生的背景与环境:1878 年,在云南省江川县赵官村出生了一个叫曲焕章的小男孩。他是一个可怜的饱受磨难的孩子,七岁时就失去了父母。为了活命,他沿街乞讨,过着饥一顿饱一顿的日子。

乡邻们看他实在可怜,大家就凑了几个钱,让他做点小生意。老实忠厚的曲焕章于是到街上去卖布,想挣几个钱糊口。可几天下来,他一匹布也没卖掉。这天恰逢集市,他已经几天没吃东西了,想借助这个机会卖出几块布,来填饱肚子,他在人头攒动的街上穿来跑去,沿街叫卖。他又饿又累,突然晕倒在街头。一群人围上来,纷纷感叹这个孩子命苦,怕这个孩子快要没命了,希望能有人救救他。一个赶集的乡村医生拨开了人群挤了进来,他给曲焕章搭了搭脉,喃喃自语地说:"有救,有救,他是太饿了,饿昏了。"这个好心的医生为曲焕章买来饭,喂他吃下,没多久,他就慢慢醒了过来,乡村医生救活了他,见曲焕章实在可怜,于是就收了他为徒弟。从此,曲焕章就拜那位医生为师,开始认真学习医术了。

曲焕章勤奋好学,再加上他很快对学医产生了浓厚的兴趣,有些草药不等老师教,他就能辨认出来,还能说出它的功能和作用。

那位乡村医生常常望着曲焕章忙着拾掇草药的身影,满心欢喜:这孩子将来准有出息!

两年很快就过去了,在老师的指导下,曲焕章学会了给人看病、配方、制药。一天下午,送走了最后一个病人后他背上竹篓上了后山。家里的药快要用完了,他得赶紧抽空上山采一些回来。

曲焕章沿着山腰,一边向上攀登,一边采药。走着走着,天色暗了下来,突然他看见草丛深处卧着一个庞然大物,定睛一看,居然是一只老虎,正在打盹呢。曲焕章吓得几乎脚都软了,他想扭头逃走,可又怕惊醒了老虎。忽然,他转念一想:要是把这只老虎打死,虎骨虎肉都是名贵药材!想到这,他反而不怕了,他搬起一块大石头,悄悄地向老虎走过去,还没等老虎睁开眼,他举起石头猛力朝老虎砸去。

老虎被曲焕章打昏了,于是他便大胆地走过去,用挖药的铲子对准老虎的头又是一阵猛敲。这下曲焕章料定老虎准是死定了,就弯下腰想把老虎拖下山。可老虎太重,他拖不动。再加上夜色已深,他怕遇到其他意外,就急着下山赶回家了。

第二天凌晨,曲焕章请了几个村民上山去,打算把死虎抬下来。但是,来到老虎本来躺着的地方,他们惊讶地发现,那只被打死的老虎已不见踪迹了。原来,那只老虎并没有受到致命伤害,苏醒后,带伤跑走了。就算考虑没有死,它也不可能受那么重的伤逃跑的。对医生来说,老虎遍身是宝,得而复失哪能甘心呢!曲焕章为了自己一时大意而懊悔不已,他决心查找踪迹,争取找到老虎。大家都劝他太危险不要去了,但为了找到珍贵的药材,他不甘心就这么放弃。

(2)灵感触发点:曲焕章顺着血迹开始寻找老虎,他发现好多处血迹旁都有老虎嚼剩下的野生植物。对此情景,曲焕章眼前一亮,顿时涌出一个灵感:这种植物是不是有止血愈伤的功能呢?这样老虎吃了它才保全了性命,要不然老虎受了那么重的伤,肯定跑不了那么远。这样来说,这种植物是不是有可能制成药来治疗人的外伤呢?

(3)对灵感的挖掘和探索过程:想到这里,曲焕章失去老虎的懊丧心情一扫而光,他把全部注意力都移到了这种野生植物上。这可真是"塞翁失马,焉知非福",尽管老虎跑了,却因此发现一种新的草药,可不是因祸得福么!曲焕章把这种植物全部收集起来,带回家进行试验。他很快证明,这种植物对治疗跌打损伤很有效。一天,同他一起上山的一个村民跌伤了腿,曲焕章给他敷上这种植物。第三天,那个村民伤腿就不痛了,还能走路。

(4)由小灵感带来的大成功:曲焕章发现了这种植物的奇效功能后,并不满足已经取得的治疗效果,他决心把这种植物进一步精制,使它成为具有更高疗效的真正药品。他以无比的信念和毅力花了整整10年时间,对这种植物进行反复筛选、研制,尝遍了研制过程中的酸甜苦辣。功夫不负有心人,10年的心血终于换来了成功。1908年,这种中草药正式投入生产。人们为了纪念曲焕章的突出贡献,把这种奇妙的药命名为"曲焕章白药",这一年他才30岁。"曲焕章白药"也就是现在的"云南白药",它能够活血散淤,止血愈伤,消肿镇痛,是治疗跌打损伤,创伤出血的特效药物。它不仅在国内久负盛名,在国际上也被视为一种珍品。

24 成功来自自信

在美国的一些中小学里设有一门很受学生欢迎的课程,叫作"自我表现课",哪个学生有什么特长,都可以上台露一手,同学们争先恐后登台,在众目睽睽之下自我表现一番,据说,这对培养学生的自信心是十分有利的。

自信是对自己能力、优势的肯定,自信就像人生道路上随身携带的一根鞭子,不时地鞭策自己攻克难关,登上新的高度。丧失了自信无疑等于抹掉智商,变得无能。

一位名牌大学毕业的大学生,被分配到一个经济效益不好的企业工作,后来又下岗,他悲观失望,丧失了自信,感到自己没有前途,什么都不行,最后连与人谈话的勇气都丧失殆尽。后来,他进行了多次心理咨询,咨询师对他的能力作了充分的肯定,并从正面进行引导、鼓励,指出该如何重新在社会上找工作,如何勇敢地去表现自己,培养自信心,施展自己的才华。这个青年的自信被唤起,精神状态发生了根本变化,并决意去报考研究生。

美国青年阿伯特在韦布城开了家杂货店,由于经营不善两年来负债累累,他像一只斗败的公鸡,没有了信心和斗志,他想到堪萨城斯去找工作,突然间,有个没有双腿的残疾人从街的另一头向他"走"来,他用两只手撑着木棒向前,微微提起小木板准备登上路边人行道,就在那几秒钟,他们的视线相遇了,只见他坦然一笑,很有精神地向阿伯特打招呼"早安,先生!今天天气真好啊!"阿伯特望着残疾人,一下子感到自己是何等富有,他想:我有双足可以行走,为什么自怜?这人缺了双腿仍能如此快乐自信,我这四肢健全的人还有什么不能?!他挺了挺胸膛回来了,重新投入小店的经营中,结果小店不但还清了债,而且还开始盈利。

可见,自信是克服困难的强大动力,青年人在成长的路上总会遇到挫折、失败,关键要看如何对待。英国作家约翰·克里西年轻时立志创作,他没有大学文凭,又无靠山,但他有自信,他曾向所有出版社投稿均被退回,他没有把退稿归咎于自己无能,没有妄自菲薄,没有一蹶不振,而是满怀信心地继续写下去,最后终于成为著名作家,使人们能欣赏到他那4000多万字的作品。

大凡有所建树的人都有强烈的自信心,而且从不隐瞒自信心,是自信心促使他们成功。法国文学大师巴尔扎克是个充满自信的人,在一次演讲会上,他自豪地大谈英雄:"世界上将有四个伟人——拿破仑、居维叶、奥康尔和我……"如果没有自信,我们很难相信巴尔扎克能有那么多的著作问世,成为一名如他所说的世界伟人。

人本主义心理学家马斯洛鼓励人们要有自信心,把奋斗的目标定得很高,他常常问他的研究生们,"准备完成什么样的伟大著作或伟大任务"? 要求他的学生们:"假如你打算做个心理学家,那么是做个积极进取的呢,还是做一个消极被动的心理学家……假如你不渴望写出伟大的第一流的作品来,那么谁来写呢? 假如人故意偷懒少花点力气,那么我警告你,你今后的一生都将不幸。"

应该指出的是,我们所讲的自信心是建立在了解自我、认识社会基础上的积极的健康有益心理,自信绝不是盲目的骄傲,中华民族历来以聪慧勤劳著称于世,更有谦虚礼让的美德。留学海外的中国学生在许多领域取得了世人瞩目的成就。美国教育界的人士对中国学生的印象是:"谦虚有余,自信不足。"不敢表现自己,妨碍了青年学生的发展,影响了创造力的发展。面对世界强手林立,青年人有了自信,才能促进中华民族的振兴。

当然,青年人的心理成熟是相对少年期的心理而言的,青年人还缺少社会阅历和经验,还要在社会这所大学里、在人生前进的风浪中不断经受磨炼和提高,同时自信也不排斥同志间的相互帮助和友谊,不排斥在实践中向老一辈请教学习,这样才能使青年人自信心理不断得以完善和健康地成长。

25 成功从喜欢自己开始

在生活当中,你很可能沾染上自我轻视的病毒,唯一的治疗方法便是服"自爱药丸"。

有不少人在交际场合会出现这种心理,既想接受别人,又怕被对方拒绝;既想在别人面前谈些自己的观点,又怕被别人耻笑。事先想好了许多话,可一站在生人面前就全忘了,仿佛大脑是一片空白,一句话也说不出来,只好躲在不引人注意的角落。事后,从前准备好的那些话却是又一一再现出来,而且思维也开始活跃,后悔刚才如此窝囊。

这种心理现象就是缺乏自信，自卑感在作怪，也有的是因为自己习惯是这样的，比如说，"我就是这样""我从来都是怕应酬的"。还有人这样说："唉！我天生就不是应酬的料。"

其实，这些描述只不过是一种自我轻视，自我挫败的说法。没有一个人生下来就是擅长于应酬的。那些交际家们个个都是自我奋斗的成功者。试想，如果他们不勇于和人们交谈、沟通，如果他们不善于总结应酬经验的话，又如何能被人们称之为"交际家"呢？

把那些旧的自我标签统统撕下来，它们只能把你约束在一个极小的天地里面，让你整天和寂寞为伴，你又何苦和它们"相依为命"呢？

赶紧换上新的积极自我标签，如"我能和别人相处得很好！"或"应酬真是一件很愉快的事情。"相信你会从此改变你自己的。

美国著名的心理学家韦思·W.戴埃博士曾说过："你或许并没有一个漂亮的身体，但它就是你的身体，不喜欢它意味着你没有把自己作为一个人来接受。"

而NBC的著名节目主持人色拉·华特也曾说过："不要为补偿身材或部分的缺点去浪费精力，这是不能改变的事实，应该去接受它。"

如果美国总统林肯因为自己长相丑陋，成天都想它的话，他就永远也不能当上总统，也不能被国民所爱戴。相反的，他还常常取笑自己，特别是取笑自己的外貌，并说他之所以常常出门在外，就是为了让人们知道他丑。他在回击中伤他是两面派的那些人时说："世上的人都知道我没有两面。否则的话，我就不会以这副面孔出现在众人面前了。"

有一个十分简单的实验，它值得尝试。那就是在一周时间，记录下所听到的任何"拖延不去做事"的借口，拥有很多烦恼的人总是习惯性地找出某一种冠冕堂皇的理由，他们之所以会很难成功，最大的原因就是患了"完美主义"的特殊疾病。这就可以理解了为什么会有那么多表面上看来相当精明、干练的人，却一事无成，在人生的道路上颠荡，进退维谷。

在具体的工作中要记住：不要等到所有情况都完美以后，才动手做，如果坚持要等到万事俱备，就只能永远等下去了。对自己要宽大些，不必要求绝对完美，才能常葆身心舒畅。

其实每个人都有各自的缺陷，你对缺陷想得越少，自我的感觉会越好。同时，你也应知道，人的美和魅力是综合的，那就是整体的美、内外合一的美。有缺陷的身体如果拥有出众的才智、人品和事业及自强不息的毅力，一样是令人敬佩的美好人生。千万不要因为身上的某些缺陷而影响到我们的生活。生活应该是多方面的。

古代的李白尚有"天生我材必有用，千金散尽还复来"的气魄，难道我们就不能好好地面对现实吗？不论你是怎样一个人——是富或贫、是勇或懦、是聪明或愚蠢、是美或丑，总会有人喜欢你，没有一个人是人人都喜爱的。然而，只要你能接受自己，你就会受到更多人的欢迎。

当你和别人开始应酬时，有时会在很不自在的情况下开始交谈。对方可能是单位聚会时碰到的上司，也可能是你的姻亲，如果你头脑里当时还是一片空白，你该怎样做呢？此时，不妨暂且忘掉自己，以对方作为谈话的焦点。美国电视节目主持人琼·卡森总能使参加他节目的来宾快乐。他的方法很简单，设法尽量多地了解来宾，你也可以采用相同方法，向对方提出一些问题，如"你是怎样开始对这个发生兴趣的？"

大多数人都希望得到别人的注意。精神病医生和心理学家之所以能易于与别人沟通，就在于他们懂得表示理解和提出问题，他们懂得如此，你当然也能。

记住，在爱别人的同时，也别忘了要爱自己。

26 认清自己的需要

聪明的人知道在适当的时候做适当的事情,而愚蠢的人则是在不适当的时候做了不适当的事情。

他是一个成功的企业家,他出生在美国西部一个贫穷家庭,因为家境的拮据,在他上小学的时候就不得不做一些送报纸、替人擦鞋之类的事情以贴补生计,而且每个暑假他都到加利福尼业州的一家洗衣店打工。他17岁中学毕业时打算离家,于是就搭着火车浪迹全美各地,成为无业游民,跟着同伴赌博、盗窃,四处鬼混。

"我犯的最大一个错误是和坏孩子交上了朋友。人最大的罪恶莫过于与坏人为伍。"这是他后来得出的一点经验。

他时常会赢一大笔钱,但很快又输光了,最后因为走私毒品被捕入狱。他被起诉,并且判了刑。但是,他始终认为自己是无辜的。当时他34岁。

入狱服刑之后,他对过去所做的一切作了一番检讨,避免将来再犯同样的错误。他的态度由消极变得积极,成为监狱里表现最好的囚犯。

他先问自己一些问题,再从书中找到答案。在狱中他开始阅读《圣经》,用心钻研,寻求心灵的鼓励、指引和协助,并从此一直到73岁都没有间断。

正因为他的态度发生转变,行为也随之改变,狱方看到他要求上进非常乐于帮助他。

有一天,一个狱卒告诉他:监狱电厂需要一位模范犯人,将在三个月内假释出狱。他对有关"电"学的常识所知甚少,就向监狱图书馆借阅相关的书籍,把那些书读得滚瓜烂熟。

三个月之后,他胸有成竹地去应聘那份工作,并以诚挚的措辞和认真的态度使监狱长大受感动。他如愿以偿地得到了那份工作,成为监狱电厂的管理员。

布朗 & 华格罗公司的总裁赫伯·休许·华格罗因为偷税漏税而被判刑入狱,和他结为好友。他鼓励华格罗调整自己的态度,顺应环境,并对华格罗讲述了许多大道理。华格罗对他十分感激。刑满出狱后,华格罗对他说:"你对我实在太好了。等你出狱之后可以来找我,我想和你一起工作。"

5个星期后,他获释,华格罗依照他们之间的约定给他安排了一份工作。起初担任周薪25美元的普通工作人员。由于他的努力,在两个月内升为领班,一年内又晋升为管理员。最后他被提升为公司的副总裁兼经理,并于华格罗死后继任总裁。在他的领导下,公司的营业额从每年不足500万美金,到突破3000万美金,在同业中成为首屈一指的代表。

一个人最重要的是清楚自己需要什么,然后再努力去做。机会往往是光顾有准备的头脑就是这个意思。所以人生目标的确立对我们来说尤为关键,而树立理想不仅是目的,也是一种手段。

27 "异想"才会有"天开"

有一个青年朋友,初中毕业后便顶替父亲到一家地方国有煤矿当了一名采煤工。挖了两年煤,经历了四五次矿井进水、巷道差点瓦斯爆炸的危险,朋友琢磨着如何逃离这种无奈的生活。靠找关系调离吗?父亲是个普通工人,在矿上没有任何关系。凭本事换岗吗?自己文化水平不高,除了挖煤、种地能干什么呢?这时,他想起自己的一位叔叔是画画的,在附近一所学校教书,于是他决定跟叔叔学画画。以前这位青年朋友下了班,都是与一群矿工喝酒、打牌,现在他一下班就赶到叔叔那里,等着叔叔有空时指点他。学习画画两年后,他的画被收入市里举办的画展;第三年,被收入省里的画展;第五年,被收入国家级的青年美术展;第十年他以国内知名画家的身份来到省内一所本科院校执教,那年他仅30岁。

某个人条件不好,却总想得到某个显赫的职位或取得某种非同寻常的成就,我们一般会指责这个人"异想天开""癞蛤蟆想吃天鹅肉"等。一个人达到什么成就、取得什么职位,如像事先有谁安排好了似的,个人绝对无法改变。可"异想"其实恰恰是打开成功"天门"的前提。一个人有了"异想",即奇特、与众不同的理想、梦想,才会千方百计地去挖掘自己的潜能,才会不怕辛劳地为自己每次成功架桥铺路,才会失败之后爬起来继续干下去。生活反复证明,一个人的成功往往不单单是在他选择事业方向上,更重要的是在他的胆识、勇气、毅力和一往无前的心态上。

家 庭 篇

1 家庭和睦有诀窍

在我们的生活中,为什么有的家庭能够和睦相处,而有的家庭却战争不断、最终解体呢?有研究发现:家庭的稳定和幸福与否,在于家庭成员之间感情的融洽程度。而怎样使家庭成员的感情融洽,如下所说的几点是不可少的。

(1)多和家人一起度过美好时光:常和家人共处,时空距离说明你们是亲密的,在心中惦念着对方。相处时的美好感受给每一个家庭成员,尤其是孩子会留下长久的记忆。

(2)尽可能地相互了解:心理学家认为,有时我们并不一定真正明白所爱的亲人们的想法,家庭成员之间可能缺乏交流,沟通也会遇到障碍。那么,一家人经常坐下来谈谈就是很有必要的了。说说看法,谈谈向往,让心中的苦恼得以表达,给委屈的情绪找个出口。尤其是青少年,他们格外需要平等交流。

(3)分担忧愁:很多家庭都会遇到意想不到的困难和痛苦,对于家庭中发生的一切,每个成员都有责任分忧解愁。包括孩子,也应该从小教育他们,理解父母的难处,视家中苦乐为自然,不抱怨大人,全家人齐心协力渡过难关。

(4)家人一起做游戏:游戏是人类感情自然表达的最好机会,

在家庭中更是如此。游戏方式本身并不重要，重要的是它能让一家人在一起尽情尽兴，体会到什么是亲情爱意，什么是温馨、和谐。可以想到，一个能嬉闹、有欢笑的家庭不一定没有愁苦和烦恼，但他们肯定不惧怕什么，因为亲情可以战胜一切。

（5）保持经常联络：由于各种原因不能常相聚的家庭，其成员应利用一切方式保持联络。比如：打电话、写信、发电子邮件、寄照片等，借以表达感情，传递思念，拉近心理距离。还可以让青少年阶段的孩子了解父母正在从事的工作，甚至包括父母的成功和失败，这样做对其成长是很有帮助的。

以上所述几点算不上是什么真谛，但却能帮你塑造一个令人羡慕的和睦家庭，有心不妨试试看。

2　学会尊重孩子

请听听一个中年男子河山先生的心声：为人父母之初，曾在一本书中读到，初中阶段，是孩子成长过程中问题多发的年龄段。当我女儿一进入初中，我便时刻提着高着警惕，谨防孩子走了邪路。

起初，我以为要把握住孩子的心理活动状况，就得从侦探她的隐私入手。于是每当有外来电话或信件过来时，我都设法偷听（看），以便及时发现孩子心中的秘密。一次，我怀疑女儿早恋，要女儿从实招来，但倔强的女儿一口咬定她根本没有与男同学谈恋爱。

我见女儿如此不老实，决定以事实说话，强行打开了她的抽屉，一阵乱翻后，我像侦探到什么"罪证"似的说道："没想到你小小年纪还有这么大的鬼心眼，私藏起日记来了。"

我决定当着女儿的面戳穿她的鬼把戏。于是我打开日记念了起来："爸、妈，你们'窃听'女儿电话已有好长时间了吧？每当我感到电话声音偏低时，我就知道你们在偷听了。难道你们没有觉察出我的许多电话总是以心不在焉或答非所问的方式草草收场吗？

同学们说我'变幻无常''捉摸不定''不好相处',其实她们不了解内情,不知我的苦衷呀!"读到这儿,我顿了顿,望了一下有些面露愧色的妻子,"妈,您下岗多年,虽几经努力仍求职无望,所以对女儿学习抓得更紧,怕我因乱交朋友分心而影响学业。您也知道来电话的是小姐妹,主要是谈学习,有时也讲讲悄悄话、说说小秘密,比如自己身体的变化、对某个男生的朦胧感觉、崇拜的歌星影星的最新消息等。"再往下念,我的声音似乎变调了:"不想让你们知道,不是不爱你们、不尊重你们,而是我们自己的这点小秘密、小'隐私',是我们长大、独立的标志……"

合上日记本,我投递过去的目光在与妻子的目光碰撞的一刹那,仿佛一种愧疚感直冲脑门,我们不约而同地低下了头,陷入了沉思,为什么我们不相信女儿呢? 为什么我们不能尊重孩子的隐私呢? 再说,避免孩子出错,并非是掌握孩子的"隐私"就能奏效的,假如我们换种方法,坦诚地与孩子沟通,不断地与其进行思想交流,不同样能够知晓孩子的思想情况吗? 尊重孩子、相信孩子,不正是我们家长在教育子女中所欠缺的吗?

3　家庭融洽使人精神振奋

俄国的列夫·托尔斯泰与他的老伴关系恶化。在 1910 年 11 月 9 日,一个阴霾寒冷的夜晚 11 点钟,这位 82 岁的世界文豪悄悄地离家出走,11 天后他患了肺炎,在梁赞省偏僻的达阿斯塔堡小小的火车站,溘然长逝。

托尔斯泰 35 岁开始写《战争与和平》时,还允许妻子进入他的书房,为他抄写满是涂抹痕迹的手稿。在抄写中,有时妻子不同意托尔斯泰的观点,互相争吵。后来,托尔斯泰一早走进他的书房,就关上门,不准任何人打扰。他前后写了《战争与和平》《安娜卡列尼娜》《复活》等名著。

在他写作年代中,他的妻子精神孤寂、压抑、焦虑、忧郁、怨恨、多疑,进入老年期时,情绪极易激动,有时用皮鞭抽打托尔斯泰,使托尔斯泰无法忍受,不得不离家出走。

恶劣的家庭关系,使人可能引起机体内部平衡失调及有害刺激的反应,在医学上称为"应激"。人长期处于应激状态下生活,是抑郁症发病的诱因,抑郁症发病率,女性是男性的2~3倍。托尔斯泰的妻子可能患了"躁狂抑郁性精神病"。从心理学的观点来看,当时若能劝他们夫妻互相关怀,互相体谅,互相帮助,使家庭关系融洽,托尔斯泰或许不会离家出走,也可能多写几本文学巨著。

4 把家庭变成老年人的生活乐园

离休或退休后,家庭应成为老年人的主要生活场所。如何把家庭变成一个充满生气和乐趣的生活乐园,对老年人的健康长寿起着非常重要的作用。因为老年人离开工作岗位后往往会产生寂寞、空虚、单调等一系列不良情绪,这些都需要从家庭中得到弥补和安慰。

怎样才能把家庭变成老年人的生活乐园呢?

(1)互相理解,保持家庭和睦:老年人由整日上班到大部分时间待在家里,和家中人接触密切,烦琐复杂的家务、家庭的人际关系、金钱问题、房子问题等都会牵动老人的心。"家家有本难念的经",老少之间应互相理解。正视两种思想的"代沟"问题,要从实际出发,不能要求一切都统一到老人的思想上来,强求一致。解决家庭问题要彼此谦让,注意方式,切忌"撕破脸",家庭关系才会和睦、融洽。

(2)布置适合老年人特点的生活环境:老年人的居住条件应适合老年人喜静怕乱,喜明惧暗,喜就低怕登高,喜空气新鲜怕空气污浊等特点,尽量让老人居住在楼层不高,宽敞明亮的房子里。室内家具摆放不宜过多,以清静淡雅、通风整洁为宜。还可根据老年人自身的爱好选择室内装饰品,如字画、盆景、鱼缸、花草、工艺品等。室内的装饰、家具可根据季节或老人心情的变化而适当调整，以保持新鲜感。总之，老年人居住环境不宜豪奢，以赏心悦目，淡雅宁静为好，这样更有利于老年人的身心健康。

（3）合理安排家庭生活：老年人的生活忌大幅度变动，应该有规律。要想把家庭变成老年人的生活乐园，就要合理安排老人的家庭生活：早睡早起，晨起散步或锻炼，回家洗漱，早点定时，阅读书报，上街购物，午饭吃好，午睡不误，下午练字作画，晚饭少用，晚上不可娱乐过久，一天勿怒。总之，老年人的家庭生活不一定拘泥于一种形式，只要有规律、有计划，丰富有情趣就可以了。一天的生活应有动有静，有张有弛。

（4）选择合适的家庭类型：喜欢同堂之乐，子女儿媳团结得好的老年人可选择大家庭生活，几代同堂，老少互助互爱。身体健康、经济条件好又愿意照顾子女或孙辈的老人可选择老人核心家庭，以老年人一方为核心，老人可协助子女做家务、带孩子，共同组织管理家庭生活。而喜欢清静的老年人则应该选择老人独居家庭，家庭中只有老两口，子女时常过来照顾，这样老人虽然比较寂寞，但家庭矛盾较少。隔代家庭是指老年人留一个孙子或孙女在身边，陪伴、照顾自己，祖孙相依，关系也容易亲切、融洽。总之，老年朋友可根据自己的条件和喜好选择合适的家庭类型，但无论哪一种家庭，都需要老少之间的共同努力，才会美满、幸福，使家庭真正成为老年人的生活乐园。

离退休老年人对长期的家庭生活，需要有个适应期。这就需要老年人和年青一代共同创造温馨、和谐、幸福、祥和的家庭氛围，让老年人欢度晚年，享受天伦之乐。

5　老年人要淡化儿孙观念

退休干部李志明的独根孙子李小山，因父母当年响应号召，到农村插队落户扎了根，而出生在一个较为偏僻的农村。李志明疼爱孙子,没让小山在父母身边生活太久,就把他接到省城里。由于有爷爷的钱包,有奶奶的精心看护,一年四季,孙子的吃穿用度和应时玩具,可谓琳琅满目,应有尽有。特别是李小山上学以后,爷爷不仅满足孙子的一切用钱需要,而且把金钱变成刺激孙子学习兴趣的动力。只要孙子在校表现好,考试成绩优良,爷爷总是慷慨解囊。李小山也不知从爷爷那里得到多少奖金。到了小学毕业前后,李小山心目中开始有了这样的模糊认知,只要有钱,就可以有一切。他开始把主要精力用在要钱、花钱上,有钱时,就带上几个"小兄弟"到饭店里大吃大喝,痛痛快快地玩电子游戏机。可爷爷对孙子的这一系列变化毫无察觉,直到有一天,已升入初中的李小山,为结交"新朋好友",从爷爷手提兜里拿了500多元,爷爷发现后既伤心,又愤怒,将孙子痛打一顿后赶出家门。

被赶出家门的李小山漫无目的地游荡在大街上,昔日的酒肉朋友纷纷赶来。从此,他有学不上,浪迹社会不到半年,就在不三不四朋友的拉拢唆使下,连续多次入室盗窃而锒铛入狱。

俗话说:"隔代人更亲"。按照传统的家庭观念,孙辈是一个家庭传宗接代的根苗。很多老人都把希望寄托在孙辈身上,盼望他的孙辈成为理想的人物,光宗耀祖,从而走进爱孙的误区。有的是娇宠的爱,对孙辈过分溺爱,无原则的迁就和袒护,助长了孩子的自私心理,一切以自我为中心,非常任性;有的是放纵的爱,任其自流,没有任何要求,奖惩不严,随随便便,听其自然,使孩子养成散漫习惯,而且容易染上许多坏习气;还有的是奢望的爱,不适当地强求孩子去实现过高的要求。例如除了繁重的功课压在孩子的身上,还要练钢琴,学唱歌等。有些孩子不能满足这些要求,就会感到不安,害怕和焦躁,缺乏自信心和成功感。这种对孙辈的爱,其结果只能是危险的爱。

当今社会提倡优生优育,如何教育培养孩子是个非常重要的家庭问题,也是科学问题。因此,只能根据孩子的心理特点,采取正确的教育方法。

老年人应看到自身存在的不足,思想偏于保守固执,接受新鲜事物较慢。而且,很多老年人重养轻教,这些都是对教育孙辈不利的因素。所以,要淡化儿孙观念。要培养儿孙的独立意识,不要把孙辈拢在身边。老年人在工作岗位上奔波了大半辈子,退休后,应寻找自己生活的乐趣,从疲劳而又繁忙的家务中解脱出来,自得其乐。

6 做一位宽容的长者

老年人要成为名副其实的长者,就要有长者的情操、风范和气质。而这一切皆源于一种优良的品质——宽容。老年人要学会宽容,就要学会宽容自己的亲人、朋友和同志。同时也要学会宽容自己。

要宽容别人并不是一件轻而易举就能办到的事情。原因是有许多老年人认为宽容是软弱可欺的表现。老年人本身就属于"弱小的社会群体",如果对别人的"冒犯"和"伤害"一忍再忍、一让再让,那岂不是要别人永远把自己"踩在脚下"? 实际上,在多数情况下,这是老年人自身的一种心理障碍。那么,怎样克服这种心理障碍、学会宽容待人呢?

对于当前的侵害,老年人一定要进行冷静的分析。如果对方有一定的道理,自己就应心平气和的给予理解;倘若对方毫无道理,自己也应该一笑了之,不予理睬,做到心胸宽广、宽容大度。对于别人曾经伤害过自己的痛苦的往事,老年人同样要采取冷静分析的态度,要设身处地替对方想一想,站在对方的立场上来看待这件事,这样做的结果往往会出现奇迹,抚平自己的心灵创伤。反之,如果自己对往事耿耿于怀,对对方永远怀着仇视的心理,会使自己成为恶劣情绪的俘虏,对自己的身心健康极为不利。应"严于律己,宽以待人"才对。

俗话说:宽容别人难,宽容自己更难。老年人的痛苦往往产生于对自己所犯过失的不宽容,而总要想尽办法折磨自己的情感和肉体。老年应如何克服这种心理障碍,学会宽容自己呢?

从心理分析的理论上看,宽容自己是自爱的一种实践。自爱是对自己的生活、幸福、自由以及价值的一种肯定。老年人宽容自己应建立在真正自爱的基础之上。它的含义不是放松自己的要求,更不是放纵自己。而是指没有任何抱怨地接受自己。对自己的外部形体上的衰变或缺陷,不自暴自弃,而从心灵深处塑造一个更加成熟、完美的自我形象;也不因为自己有不堪回首的过去而妄自菲薄、自贬自卑,而是以顽强的毅力,不屈不挠的斗争精神,重新面对生活,并最大限度地挖掘和发挥自己的潜力,为社会贡献余热。这样,才能正确对待自己的不足和失误,不自责、不自虐,使自己有一个正常、健康而又愉快的晚年生活。

如果老年人都能够以宽容的态度对待别人和自己,那么在晚年生活中,还有什么忧愁和烦恼会放在心上呢?还有什么痛苦和怨怒会耿耿于怀呢?老年人只要具有这种开阔的胸怀,就具有了抵御一切不健康心理状态的最好的免疫能力。

7 音乐对老年人的身心健康有何影响

音乐对人体有着很大的影响作用,它可以陶冶人的情操,使人安定、"清心养身"等。那么,音乐对老年人究竟具有哪些作用呢?

(1)从生理的角度看,音乐能够减缓人体某些系统功能的衰退。心血管系统功能减退是老年人生理功能衰退的一个重要方面。对于这种衰退,音乐的作用既不同于外科手术那样给人换一个功能完好的心脏,也不同于一般药物作用那样直接改进某组织的功能,它的作用是间接的辅助性的。一般而言,在中速和音量适中、平静、缓和的音乐中,人的心率、血压、呼吸等都是近乎正常的;而当音乐以强有力的快板进行,整个音乐激越跌宕时,人们则往往兴奋不已,心率加快,血压升高。由此可见,音乐可以调节人的心跳、血压、呼吸。这酷似人们通过体育运动来改变人的心率、血压、呼吸。因此可以说,音乐同体育运动有着类似的健身效果,可以防止老年人心力衰竭,动脉硬化,冠心病等。

老年人的神经与内分泌系统的变化也是很密切的。特别是在更年期,性腺功能降低,其他内分泌腺功能也相应发生改变。这时,由于各种功能失调产生相应的自主神经功能紊乱,在症状上表现为失眠、焦虑、月经不调、易怒,工作效率也随之降低。这就是更年期综合征。音乐虽无法直接作用于自主神经系统的内分泌系统,但却可以改变或缓解因为这两个系统功能的变化、紊乱所产生的种种症状。事实表明,使用音乐疗法治疗更年期综合征是很有效的。

音乐同人的运动生理及生物节奏有很密切的关系。众所周知,人到老年,运动系统功能大大下降,无论是简单运动还是复杂运动,其速度和灵敏度都远逊于青壮年。这种速度和灵敏度的降低不仅表现在人体自身的运动上,也表现在对外界变化和运动接受的适应能力上。这种适应能力的降低也是可以通过施以一定的音乐来有效地进行改变和提高的。即有意识地让老年人听一些节奏较快、富于起伏跳跃的音乐,把这些音乐分别安排在那些宁静、舒缓的音乐之中。经常听这样的音乐,可以使老年人常常获得生动的、活泼的感觉,从而恢复对变化的适应能力或减缓这一能力下降的速度。特别是若能随音乐的节奏进行一些躯体活动,那对锻炼老年人的运动系统,增加对变化的适应能力,减缓衰老速度会有很好的效果。

音乐也能改善老年人的消化系统功能。老年人由于咀嚼功能的减退,加重了胃的负担。这一方面会使老年人减少食物的摄取范围;另一方面不充分的消化也妨碍了营养的吸收效果。对此,适当地采取有背景音乐的进餐方法帮助消化,可收到较好的效果。

(2)音乐对老年人的心理有着比生理方面更为复杂的关系和影响,这种关系和影响所发生的作用和结果往往更为显著。最具有典型意义的是,人的"七情"会随着音乐的变化而发生相应的变化,不同的音乐能使人或喜、或怒、或忧、或思、或悲、或恐、或惊……一般来说,老年人对音乐的心理感受力要更强。因为老年人在长期的社会生活中,对某种音乐已形成了特定的感情体验和深刻的条件反射。所以,音乐对老年人心理的影响作用常常会更加直接、迅速而有效。因而,通过音乐使老年人消除不良的情绪,建立起积极、乐观的心理状态,是较易有收效的。

总之,音乐对老年人来说,是一剂滋养生息、延年益寿的良药,悠扬悦耳的音乐对老年人的身心健康大有裨益。

8 老年人怎样做到"无忧于心"

在日常生活中,许多老年人会产生烦恼和忧虑,形成了严重的精神负担。

老年人为何会产生"忧心忡忡"的现象呢?

(1)忧于"失落感"之中:许多老年人离退休以前,或是担任重要的职务,或在自己的工作岗位上是挑大梁的角色,工作和生活是充实而又富有意义的。离退休后,离开了自己的岗位,离开了所有的同事,心中会陡然升起一种"失落感",认为自己老了,不中用了,对社会没价值了,等等。于是终日郁郁寡欢,忧心忡忡。

(2)忧于"恋旧感"之中:由于现实价值的"丧失",使许多老年人沉湎于对往事的回忆之中,他们留恋过去火热的工作生活,留恋自己与老战友、老同事相处的甜蜜与融洽,进而慨叹时光荏苒,今不如昔,过去的一切都比现在要好。在这种恋旧的回忆之中,会使他们越发孤独,越发忧郁。

(3)忧于"代沟":过去,在心理上同子女虽也有隔膜和冲突,但由于自己忙于工作,无暇过多地去考虑,况且对自己的心理也没有太大的影响。然而现在退休了,自己对子女的依恋感增强了,而且年龄越高,就越渴望得到子女的理解、关怀和亲情。可是,子女"嫌弃"自己,自己又看不惯子女,两代人之间的隔阂更深了,这又怎能不使自己的内心充满苦恼和忧虑呢?

(4)忧于"疾病":人老了自然要生病,可是,许多老年人没病时害怕患病,心理上有一种危机感。有了病又时常担心不能治愈,心里又有一种恐惧感。如此忧于疾病,无病也会生病,小病也能演变成大病。

忧虑对人的身心健康是极有害的,一方面,它会使人失去集中精神的能力;另一方面,忧虑会使人表情难看。时间长了,还易导致疾病。因此,老年人必须要学会驱逐烦恼和忧虑,呵护好自己的生命和健康。只有采取适当的方式与方法,才可做到"无忧于心"。

①要热爱学习。学习不但能增加知识,而且也能够使忧虑在知识的光芒下消失得无影无踪,从而增进老年人的心理健康。

②要多娱乐。娱乐的方式有多种多样,像琴棋书画、花鸟虫鱼、体育锻炼等,都能使人忘却烦恼,以乐去忧。

③应广交朋友。人老更需要聚群,更需要挚友。朋友能给自己带来友谊和欢乐,能帮助自己排解烦恼,驱逐忧虑,体味到生活的乐趣。

④还应多参加一些劳动。劳动不仅对身体是一种有益的锻炼,而且还能使劳动者从中获得成功与收获的喜悦。老年人应适当参加一些力所能及的劳动,还能增强自我价值意识,巩固和加强晚年生活的勇气与信心。这对防止忧虑情绪的出现是极为必要的。

老年人做到了"无忧于心",就会活得超然、轻松、豁达,度过幸福的晚年。

9 延缓衰老

由于心理因素、生理因素、生活环境及生活方式的变化,一些从工作岗位上退下来休闲在家的老年朋友总认为自己"老之已至",容易产生一种沧桑感、衰老感。那么什么是衰老?怎样延缓衰老?下面就对以上问题做一点浅显的解释,供老年朋友参考。

有许多人将衰老等同于老化,其实不然。衰老和老化是两个不同的概念。老化是个体从生长发育到成熟再到衰退过程中表现出来的一系列生理和心理的功能和形态学方面所产生和进行性的发展与变化。衰老是个体随年龄增长到生命后期所引起的生存能力的衰退,是老化的最终结局。衰老的结果是死亡。人作为最高级生物,其衰老情况是十分复杂的,个体差异性也相当显著。衰老有心理衰老和生理衰老之分,前者对人的影响要大于后者。对于休闲的老年朋友来说,"衰老感"是一种主观体验,是自认为"自己是老人"的心理状态。

那么人为什么会衰老呢?或者说影响衰老的因素到底有哪些呢?

(1)心理学原因:每个人都在一定的社会关系中生存与发展。现代社会中,信息量大增,信息传递频繁,人际交往频繁化、快速化并形成千丝万缕的网络系统,人与人之间在相互交往过程中所产生的社会心理活动,在很大程度上影响人的衰老进程与寿命。在心理因素中,情绪因素和智力因素又是影响衰老的重要因素。情绪愉快与否影响人体的抵抗力。心情舒畅、乐观豁达的老人较之于那些心情抑郁、悲观失望的老人更健康、更年轻化。因而休闲老人一定要保持积极乐观的情绪,不能因为没有了工作的乐趣或压力而减少愉快生活的动力,极力避免大动肝火、焦虑、抑郁、孤独等不健康情绪的影响,以免损害健康,加速衰老,缩短寿命。智力因素也是影响衰老的主要因素,智力水平的高低影响人对外界的适应能力。高智力水平的人对社会环境、自然环境的适应能力较强，对社会环境、自然环境中有害人体的物质的预防和抵抗能力均强一些，身体因而健康并显得英气勃发。因而离退休老年朋友一定要歇身不歇脑，勤于用脑并善于用脑，不断发挥并提高自己的智力水平，避免人未老心已衰脑已钝。

（2）生物学原因：学者的研究结果表明，衰老起因于机体各处的不同损害和缺陷的积累。人体各种细胞、组织、器官的结构和机体功能的衰退都影响人的衰老，这之中细胞的衰老又是人衰老的直接原因。遗传和衰老有密切关系。但遗传在人的生命中早期作用较明显，随着人年龄的增长，后天因素作用不断加强，因而遗传因素只能是影响人体衰老的诸因素之一而非唯一原因。人的衰老从生物学角度上讲是多种生物学因素共同作用的结果。

（3）社会学原因：现代医学的研究证明，人类的自然寿命能达百岁以上，但事实并非如此，这其中有一个重要因素是社会环境的影响。社会环境是社会学原因之中的重要因素。此外，气候、营养、药物、辐射、水质、噪声、空气等自然条件和物理化学因素也是社会学原因的内容。社会的生产力水平、生活方式、医疗卫生水平等也是影响人衰老的重要社会学原因。

了解了影响衰老的因素，那么怎样才能延缓衰老呢？由于衰老是许多因素综合作用的结果，因而延缓衰老应从多方面入手，诸如注意饮食、预防并及时治疗疾病，生活有规律，适当参加体力劳动或体育锻炼，注意大脑卫生等。休闲老年朋友应从各方面注意自己的衣、食、住、行、休息娱乐，做到劳逸结合，心情愉快才能保持青春，益寿延年。

重视心理保健是延缓衰老的关键。最有效的保健方法就是要保持坚强的意志和孜孜以求的进取心理。离退休老年朋友要尽量做到"三不"。①不回避。现实生活中的种种困难、挫折、甚至打击，尽量自己主动设法克服或解决，改掉凡事依赖他人的心理，保持年轻时"迎难而上"的锐气。②不总是回头看。有些离退休老人总是将以往的成功、荣誉和自己目前的状况比较,从而发生"今非昔比""今不如昔"的感叹。回忆固然可以给有些寂寞孤独的老年生活增添一点快乐,但总躺在回忆里难免滋生对老年生活的不满情绪。③不服老。离退休老年朋友不应因为自己闲在家里而自认为老了,心甘情愿地站在老年队伍中,这样势必会加速衰老感。离退休老人要重视自我评估,充满信心、满怀希望地生活,"人老心不老",有"不知老之将至"的积极态度。做到"老当益壮""烈士暮年,壮心不已。"无数事例证明屈服于衰老反而会加速衰老;而不服老,和衰老积极抗衡不懈进取的人,会推迟延缓衰老的到来。

衰老,是大多数人面临的实际问题,也是合乎自然规律的问题。休闲的老年朋友不要对衰老抱消极的逆来顺受的态度,更不应悲观绝望意志消沉,而是应从心理上、生理上同时增强应变能力,及时地通过自我调节纠正自己出现的心理衰退和各种心理障碍。保持并增进心理和生理健康,做"年轻的老人"。

10 夫妻之道有三等

感情的交流以公理正义为原则;语言的沟通以体验包容为雅量;人我的相处,以不违情理为自然;金钱的运用,以量入为出为正常。夫妻之间,应该怎样相处?夫妻之道有三等,你是哪一等呢?以下几点可作参考。

上等的丈夫,回家帮太太料理家务。会想到太太忙于工作还忙于家务,必定辛苦,下班回到家他会体恤太太的辛劳,会协助太太操持家务。这样的丈夫必定是上等的好丈夫。

中等的丈夫,回家喝茶看报赞美太太。不会帮忙做家务的丈夫,在家虽是喝茶看报,但至少言语上会赞美太太,心存感激,感谢太太的付出。如此,太太再怎么辛苦,也能甘之如饴。

下等的丈夫,回到家就是一副自己最辛苦,自以为自己对家庭付出最多的姿态。要么嫌太太菜煮得不好,要么嫌太太不会打扮,看不顺眼,要么大发脾气,气势凌人,这是最下等的丈夫。

上等的太太,治家有方,家中整洁卫生,对人贤惠有理。俗话说"家有贤妻,助夫一半。"一位贤良的妻子能开源节流,将家里打理得妥当,理财有方,态度文静柔和,周到体贴,行仪、慈孝、和善,让先生无后顾之忧。

中等的太太,慰问丈夫的辛劳,赞美丈夫的成绩。莎士比亚说:"一个好妻子除了处理家务外,还兼有慈母、良伴、恋人三种身份。"所以,治家能力差一点的太太,至少要能多说好话,要常常慰问、赞美丈夫的辛劳与付出。

下等的太太,唠叨不休,刻薄自私。不但不善于治家,丈夫辛苦一天回到家时她还喋喋不休,要么嫌他职业赚钱少,要么埋怨住得不好,穿得不暖,吃得太差。如此,只会让丈夫觉得家如监狱。

很多失败的婚姻都是因为不能谅解对方的辛劳,不能体会对方的付出。所以,夫妇要知道从互相欣赏、互相体谅开始,遇到困难险阻时,能同心同德,紧密牵手,披荆斩棘,共度困境,就会有希望,婚姻才美满。

婚姻的幸福,不是找到一个完美的人,而是学会宽容地看待一个不完美的人,从而达到心灵的契合。

11 向爱情学习

有句挺无奈的话:婚姻是爱情的坟墓! 这话不合逻辑。

不是吗? 既然婚姻是男女双方用彼此的爱心缔结的,既然婚姻是甜美爱情结出的果实,它就理应是甜的,怎么会是惨兮兮的坟墓呢?

正如美丽的花朵是果实的前身,甜美的果实是花朵的延续,如果说果实是花朵的坟墓,岂不怪哉?

可人间又偏偏有此一说:婚姻是爱情的坟墓!

原来,结婚前后的男女并不一样:结婚前太勤奋了,结婚后又太懒惰了。也正因为确实存在着这个"勤奋"与"懒惰"之间的巨大落差,才有了上述"坟墓"一说!

打个比方,结婚前的男女是在"打江山",而结婚后则意味着"坐江山"。先前是在"打江山",这才孜孜不倦,小心翼翼,不敢有丝毫的怠慢,而一旦结了婚坐了江山,也便有了种功成名就的感觉。殊不知,正是这种功成名就理应好好歇歇的感觉,在悄悄地断送着原先那个最神圣的期盼!

请回忆回忆热恋中的男男女女吧!为了赢得对方,不是极彬彬有礼极温文尔雅吗?比如每次约会,总要先打扮打扮,那"全心全意",那"精雕细刻",那"一丝不苟",不是极感人吗?自然,对方一旦接受了这种甜美的珍惜,也就会立即投桃报李,用爱点燃爱,用火拥抱火!于是,小心翼翼的珍惜与小心翼翼的呵护也就在不知不觉中变了个魔术,把甜美的爱情之花变成了期盼已久的婚姻之果!

可是,问题远不是这么简单,婚后的男女只要稍有懈怠,也就会在不知不觉之中悄然种下一串危机!比如,只要双方有一方天真地以为一旦结了婚就再也无须小心翼翼地呵护爱情了,就再也无须小心翼翼地耕耘爱情了,爱的小夜曲也就会在不知不觉之中出现不和谐的噪声!

也正是在这个意义上,我们要说,婚姻其实挺娇气,你有一万个理由"小心轻放"!

如何轻放?向爱情学习!

学什么?学学谈"情"说"爱"时的勤勉与认真,学学谈"情"说"爱"时的主动与热情!

新郎新娘们,不妨试试看,只要你仍然保留着谈恋爱时的那种热情与激情,你就一定会觉得婚后照样美不胜收!照样涛声依旧!

别怀疑你们的家,那不是坟墓,那是一片沃土!

只要你确实种下了一个葱绿绿的爱的情节,你就一定能收获一个亮晶晶的爱的故事!

切实地向爱情学习吧!如此,你们就一定能把谈恋爱时的那轮皎洁的月亮,永远地挂在你们的床前!

12 把快乐还给童年

家庭超前教育是时下较为普遍的社会现象。在望子成龙的心态驱使下,许多家长为了不让自己的孩子输在起跑线上,可谓用心良苦:1岁教认字,2岁背唐诗,3岁学外语,4岁练钢琴,5岁学电脑……形形色色的学前技能培训充斥着幼儿的日程表,孩子心仪的动物园、电影院、儿童乐园无暇光顾了,同龄人彼此之间的玩耍、接触少了。这种无视年龄、生理、心理特征和能力水平,一厢情愿地实施"超前智力开发"的做法并不可取,只会过早地让孩子背上沉重的十字架,只会扭曲心灵、压抑童真、扰乱孩子身心有序健康地发展。

研究表明,灵长类动物的脑容量、智商、情商与幼年期的玩耍量呈同步增长。据此,专家认为,给学龄前儿童创造一个无忧无虑、宽松活泼的生活环境,无疑将产生积极的远期效应。尤其是相对没有羁束的游戏和玩耍,更有利于增强幼儿的大脑发育,锻造独立的人格、健全的心理和顽强的群体生活能力,大大降低成年期精神、心理疾病的患病率。所以,专家们断言:任意剥夺孩子的玩耍时间、过度的超前教育无异于给孩子带上了心灵的镣铐,害处多多,得不偿失!

诚然,面对知识经济时代的严峻挑战,当今社会的人才竞争日趋激烈,家长们的危机感是可以理解的,但也没有必要把这种竞争过分地提前到学龄前阶段,孩子毕竟还小,其成长、成才更有着方方面面的因素,而且是一个相当长的过程。唯有根据其身心的发展规律,因势利导、和风细雨、循序渐进、量力而行、全面培养、一步一个脚印,才不乏"后劲",才有潜能,才能"可持续发展";急功近利,往往适得其反,现实中此类教训不少。

常言道"童心不可侮",为了托起明天的太阳,奉劝大人们在"家庭超前教育"这个问题上,摒弃浮躁心态,多一份理性的思考,把一个快乐无羁的童年还给孩子。

13 假如孩子成绩不理想

孩子的学习成绩好,做父母的自然高兴。可是,学习成绩是相对的,成绩优秀的学生通常只是一小部分,肯定有成绩不够理想甚至很差的孩子。假如你的孩子学习成绩不理想……

(1)不要随便说孩子的智力不行:成绩的好坏与智力有一定的关系,但成绩不好,并非都是智力低下造成的,完全有可能是非智力因素所致。在没有科学依据的情况下,随便说孩子的智力不行,特别是当着孩子面说,这是很不好的。它会影响孩子的自信心,使他们悲观地认为自己就是笨,再努力也白搭。即使经过有关部门的科学鉴定,孩子的智商确实不高,也不要告诉他们。应该明白:智力平平的人也是可以取得好成绩的,而且智力是可以通过不断训练而得到开发和提高的。

(2)不要盲目指责老师的教学:孩子的成绩不理想,与老师的教学可能有关。但如果班级中多数学生的成绩都可以,唯有自己的孩子及一小部分学生成绩不理想,那恐怕主要责任不在老师。在转学或升学以后,有的家长往往这样说:"原来在某某学校的成绩还是不错的,到这里怎么这么糟?"这种不在孩子身上找原因而把责任推给老师的想法,不利于孩子主观能动性的发挥,也容易使孩子对老师的教学产生抵触情绪。明智的家长,在孩子面前是不会指责老师的。

(3)主动配合老师分析具体原因:如果孩子的成绩不理想,父母要主动到校与老师共同分析原因,不要单方面随意判断和采取对策,有些孩子在家老老实实、规规矩矩,在学校却调皮捣蛋,很不专心;有的在家撒娇撒泼,霸道得很,而在学校则胆小如鼠,连举手发言都不敢。与老师一起分析,可准确找到问题的关键,以便对症下药。另外,还要了解一下孩子的身体情况。如有无近视,黑板上的字是否看得清? 经过分析,假如发现是孩子懒惰、分心、急躁等原因,要根据具体情况具体对待,有些孩子已经很勤奋,也没有其他不良因素的干扰,但成绩就是上不去。对此,家长也不要用延长学习时间、加大作业量等方法来逼孩子,而应检查孩子的学习方法是否正确。

(4)热情鼓励孩子的进步:孩子一时有了进步,哪怕是微小的进步,家长也要给予热情的鼓励,并协助其总结经验。事实说明,差生比优等生更需要鼓励。孩子有了进步,假如家长这样说:"就好了这么一点点,有什么了不起? 同别人比还差得远哪!"这无疑会挫伤他们的积极性。

14 女人,你能理解男人吗

无论是在恋爱还是婚姻中,男女之间常常因为彼此的不理解、不和谐而生龃龉,所以你会经常听到女伴说,我正跟他闹别扭,或我们正在冷战,他气死我了之类的话。那么,一般来说,男人会在什么事情上让女人生气呢? 对他们的行为,我们又该怎样理解呢?

(1)总是忘记你交代的事。分析:男人的注意力比女人要单一得多。他的心思只在工作和他感兴趣的事情上,别的很少往心里去。若他除了粗枝大叶一些外,该做的基本上还记得做,也算关心你了,那就原谅他好了。幸亏他忘记你交代的事而不是老板或领导交代的事,否则他就会前途受阻。

(2)看到美女就两眼放光。分析:这是男人的天性,你不仅完全不必介意,还可以跟他一起看,就像你看见帅哥也会多看两眼一样,让他看好了。如果你规定他不许看,倒是你的不对了。

(3)喜欢和朋友泡在一起。分析:女人一时爱起来,可能会觉得朋友、同事、家人都可以不要,世界我也不要了。但男人不这么想,在他看来,爱情固然重要,但哥儿们也不能丢在脑后。所以,在你们的感情稳定下来后,男人就以平常心对待了。若你要求他一天到晚跟你厮守在一起,他可能会觉得无所事事。你不必敏感到就此以为他对你的感情变了或淡了,其实,这才是正常状态。

(4)一问三不知。分析:若与男人交往的时间长了,你就会明白有些东西是不可强求的,男女有别,女人细腻,男人则粗线条和理性得多。他对女性的很多问题不是没兴趣,而是没感觉。男人不明白女人有时为何要对一件在他看来根本不值一提的小事耿耿于怀,要他理解你的心绪并不是件容易的事。

在这个问题上,如果你要求他改变的话,你自己同时也要懂得自我调节,某些事情若你知道跟他说也不会让你有满意的结果,你还不如跟女朋友讲呢,也省得他伤脑筋。

(5)总是忘记说"我爱你"。分析:据统计,男人的语言能力确实比女人差,他们不善表达,话也说得比女人少。有的男人嘴笨,说起情话时会觉得不好意思,他们的主要精力也不是放在爱情上。如果他确实爱你,说不说都没关系。如果他不够爱你,一天说上几十遍又有什么意义呢?

(6)逛街时总是无精打采。分析:有人说,不爱逛街的女人有问题,爱逛街的男人更有问题。

在这个问题上,建议所有的女同胞都放弃对男人陪自己逛街的过高要求,除非他真的想陪。男人们实在受不了那种琐碎的比较和挑剔,他们不喜欢女人想买一件东西就把所有东西都看一遍的购物方式。不过,他们不喜欢甚至害怕购物的更大理由,就是当你问他"你看这个怎么样"时,他实在没有感觉,或者不知怎样回答你才满意。这个年代都是"理解万岁",在对待男同胞尤其是自己丈夫时,不妨也多一点理解。

15 孩子要培养到点子上

天下做父母的谁不望子成龙、望女成凤？所以才有"再穷也不能穷教育，再苦也不能苦孩子"的真情呼唤，才有勒紧裤带对智力投资不惜一掷千金的壮举，才有子女达不到预期目标时的扼腕叹息，年轻的父母们更是站在立足新世纪迎接新挑战的高度，使出浑身解数，恨不得把孩子培养成"天才""全才"。但是教育培养孩子切不可盲从，一定要培养到点子上。笔者认为，在孩子教育问题上，应该注意把握好三个关键。

一是要把教育的重点放到孩子良好行为习惯和良好心理素质的培养上。有些年轻的父母，满足于孩子画几幅画，唱几首歌，背几首唐诗，并作为炫耀的资本，这种教育方式很令人担忧。三四岁的幼童，正是性格形成的关键时期，模仿是他们最大的特点。这个时期幼儿教育的重点，应当放在培养孩子良好的行为习惯和良好的心理素质上，这对他们将来的成长至关重要。有人说"树大自然直"，这是不正确的。"人之初、性本善，性相近，习相远"，由此可见，环境对一个人的早期影响是终身的，一个在扭曲的环境里长大的树是不会自然直的。所以，做父母的十分有必要下大力气，培养孩子彬彬有礼、待人真诚，讲究秩序，依靠集体，乐善好施，团结谦让等良好的行为习惯，培养孩子拼搏奋斗知难而进的求索精神；自立自强，勇于开拓的创新精神；不怕挫折、顽强进取的挑战精神；专心致志、精益求精的学习精神，以及自警自励自我约束的良好心理素质。笔者领导有一女，5岁开始习钢琴，当中也有多次波折，每次在最困难的时候，做父母的总是给予鼓励，引导她树立正确的心态，正是有了良好的心理素质，才使她顺利地通过钢琴等级测试，并以优异的成绩考上了山东师范大学艺术系。

二是要善于挖掘孩子的潜能，善于把孩子的优点培养成优势。毋庸置疑，孩子的禀赋与生俱来，千差万别，但再好的禀赋若不被挖掘培养,就不会产生好的结果。对做父母的来讲,爱孩子,决不仅仅是为孩子提供优越的生活条件。真正爱孩子的父母,应该真正了解孩子的优点和潜能,并注意将这些优点和潜能培养成孩子的优势,使之转化为人生道路上巨大的前进动力。鼓励和微笑永远比批评和责难有效,发现孩子的优点永远比斤斤计较孩子的缺点强。

三是要实事求是,因人施教。近年来,有关孩子培养教育的书籍林林总总,像"0岁教育方案""哈佛天才"等不胜枚举。这些书有些好的观点当然可以汲取,但也不能完全套用其中的模式。孩子千差万别,不可能个个都能培养成哈佛天才,父母千万不能将自己的意愿强加给孩子。一个对绘画根本不感兴趣的孩子,你永远不可能把他培养成齐白石那样的画家;一个毫无乐感的孩子,也绝不可能写出动听的乐章。所以培养孩子一定要从孩子的实际情况出发,因人而异,因材施教。只要付出了全部的努力,孩子是否成名成家都不重要,重要的是孩子的个人能力得到充分发挥,真正成为一个对社会有用的人。

16 你了解孩子的心理需要吗

双职工家庭里,父母同孩子接触的时间少,一些家长由于对孩子的心理活动不了解,往往不是百般依顺、过分溺爱,就是简单粗暴、管教过严。这两种倾向对孩子的身心发育都是不利的。要想教育得当,首先必须做有心人,花一点时间和精力去了解孩子的心理活动,从中悟出他们的精神需求,这样你就会懂得怎样同孩子们进行思想、感情和生活体验等方面的交流,进而引导他们健康成长。

不久前,美国有两位儿童心理学家对1000余名美国孩子的心理活动进行了调查,发现了不少共同性的问题。于是两位学者对此发表了自己的看法,其中一些建设性的意见很有启发意义。

(1)每天都应有一个好的开始:有一位11岁的孩子说:"早晨,

我们家乱得简直像一锅粥,每个人都手忙脚乱地忙着什么,爸爸妈妈总是抱怨他们要迟到了。因此总是大声地给我们下命令:'把床铺整理好!''快,赶快吃早饭!'每天总是这样糟糕地开始。"这恐怕是孩子们描述他们早晨生活的一个典型的例子。

要改变这种情况也不难,你可以让孩子早起 15 分钟,这样早晨做事的节奏可以放慢一点,家里也可以平静些。有一点也很重要,在孩子上学前,你对孩子讲话不要粗暴,否则不良刺激在他们头脑里回响,影响孩子一天在学校的学习生活。

你要尽可能地和孩子一起吃早餐。在孩子离家前,最好能拥抱他一下,吻他一下,或说上一两句鼓励的话。要知道,早晨的良好开端将给孩子带来新的气息和信心,从而去迎接一天中生活的挑战。

(2)同孩子谈谈你的工作:孩子们都很好奇,对爸爸妈妈做什么工作很感兴趣。假如你能同孩子聊聊你的工作,让孩子对你所做的工作有所了解,比起他对你为何终日不在家而迷惑不解要好得多。最好要让三四岁小孩子知道"妈妈是教小朋友读书写字的""爸爸是装配汽车的"等这些事情。到了儿童、少年期,他就能懂得爸爸妈妈的工作责任、遇到的难题、工作的规律和安排了。当你克服种种困难完成一项任务满面笑容地回家时,孩子也会同你一起庆贺,分享你的快乐。同时,他们也能从中学到更重要的道理——完成一项任务会给人带来喜悦,今后他也会乐意为社会做贡献。

(3)不要总是加班加点:不少孩子认为他们的父母把工作看得太重,好像没有把自己放在心上。一个名叫凯西的 14 岁孩子抱怨说:"我爸爸整天只知道工作,他早晨 7 点离家,晚上 7 点才回家,那时我们晚饭都吃过了。大部分时间他总是独自边吃饭边看电视,我同他说话的机会也没有,甚至周末他也要去办公室。"另一位初中生说:"每个人都说我妈妈能干极了,她工作努力、出色,远近闻名,可就是没有时间同我在一起。"还有:孩子们对父母人虽在家,但仍在埋头工作也很不满。他们想同父母一起玩玩也不行。相反还必须时刻注意不去干扰父母,他们耳边反复听到的是"不要来打扰我""你没看见我在忙""你真讨厌,现在又有什么事",这些话会使许多孩子感到他们不受爸爸妈妈的欢迎,因而难过。

孩子需要家庭温暖,父母应该重视8小时以外的家庭生活,尤其是你对孩子的态度,切不可顾了事业丢了孩子。当你下班回来,孩子跟你已经好几个小时没见面了,有很多话要同你说,此时,孩子需要的正是你的关心,甚至靠近他一点,注意听他说几句话,他也会感到很高兴。

(4)回家不要发脾气:调查发现,有37%的孩子说他们的父母工作一天下来往往情绪不好。12岁的赛义德·桑迪说:"当爸爸一天中遇到令人不快的事情后,他总把气出在我和弟弟身上,只要他发现哪怕是我们的一点点小差错,比如说话声音高了些,也会大声斥责我们。"

要知道,你的孩子也需要安慰和关心,就像你一样,一天中他也可能会遇到不愉快的事,想向你诉说。如果你只注意自己的感情而不顾及孩子,他会感到很孤独。你到家后,要先花几分钟放松一下情绪。比如先洗个澡,喝上一杯茶,听听音乐,小憩一下,活动活动等。形式不拘,重要的是要忘却你遇到的不快,使你从懊丧的情绪中解脱出来,以享受同孩子在一起的天伦之乐。

(5)多倾听孩子说话:17岁的琳说:"如果父母想同孩子保持一种良好的关系,他们就得多同孩子谈谈心。"还有一个孩子说:"如果爸爸妈妈总是自顾自看电视,你怎么同他们说话呢?"

美国学者所调查的孩子都说他们想同父母交流的不是别的,正是感情。他们特别想告诉父母他们所遇到的事,什么事使他们高兴,什么事又让他们感到害怕。但是不少孩子告诉我们,他们的父母对感情问题漠然处之,不愿听孩子说话,甚至对孩子的话感到厌烦。

实际上,仔细倾听你的孩子说话,回答他的问题,可以加深你同他的关系,同时加强他的信赖感和安全感。譬如,你不妨给孩子留出一定的时间,紧挨着他坐,让孩子自己选择讲话的题目,注意孩子讲的声调和所用的词汇,一边表示你的理解和同情,注意不要对他的感情或意见随便武断地持否定态度或下结论。

(6)要公正地评价孩子:有不少父母没有时间听孩子讲话,却随便批评孩子。而孩了在父母的斥责面前常常不知所措,他们特别抱怨那种不公平或使人难堪的批评。不少父母喜欢这样说话,"你从来不……""你总是忘记……"人总是有这样那样的缺点,没有一个人总是对的,可孩子们有一个共同的要求:希望父母不要说一些使他们失面子的话,特别是当着他们同伴的面。一个 12 岁的孩子说:"每当我做错了事,爸爸就骂我是蠢家伙,甚至当着我朋友的面也是如此,这实在太伤我的心了。"

可见,父母要注意孩子好的方面,而不要总唠唠叨叨地讲他的缺点,更不应该挫伤孩子的自尊心。如果他确实应受到批评,也应私下进行,同时不要伤害他的尊严。更重要的是,当你在生活、工作中受到挫折时,切不可把孩子当作出气筒。

17 把婚姻经营得灿烂如花

一对年过八旬的老人,精神矍铄地相伴着走到朋友的绘画用品柜台前,挑选了好些纸张、颜料,乐颠颠地往回走。

望着他们在阳光里那幸福的背影,我的目光里充满了羡慕。

这时,朋友走过来,向我讲述了这对老人的爱情故事——在他们还没出生时,他们的父母就在酒桌上替他们指腹为婚了。待到两人在外求学多年,开阔了眼界,增添了新潮观念后,他们开始不约而同地竭力反对这门父母包办的婚姻,但最终只能无奈地顺从了父母之命,两人含泪走进洞房。

婚后,他们也曾一度抱怨父母、抱怨命运,但很快就意识到那根本不能解决什么问题,他们必须寄希望于未来,努力改善窘迫的现状。于是,两人开始了坎坷的爱情之旅——她曾因眼疾差点儿双目失明,是他冒着生命危险攀上了连最勇敢的猎人也不敢去的绝壁,采回了一味珍贵的中药,让她两眸至今仍然炯炯有神;他曾染上连医生都束手无策的绝症,但在她的精心照料下,两个人乐观地面对命运的挑战,结果他又创造了一个奇迹,病魔竟悄悄地退却了;他们曾被一把大火烧光全部家当,两人借宿在一个看瓜老人的窝棚里;两人曾被一场罕见的大洪水冲得远走他乡,最困难时两人兜里只剩下一块钱和两个馒头……所有的这些磨难,都被他们踩到了脚下。因为他们明白——既然走到了一个屋檐下,就应该撑着共同的希望,相濡以沫,一生相爱着走下去。

随着时光的流逝,两个人的感情日甚一日地加深,他们彼此惊讶地发现:幸福的爱情,其实是经营出来的。

两人恩恩爱爱,夫唱妇随,把一份简单的生活过得有滋有味。退休后,两人又一起读老年大学,开始学习绘画,给学校的孩子们画教具,给小区的居民画宣传栏,两人互相切磋、互相配合,一笔一画,认真得跟孩子似的。八十多岁了,重孙子都抱上了,他们还坚持自己照料自己的生活起居,不愿给儿孙带来一点儿负担。

那真是幸福的一对老人,涉过六十多年的风风雨雨,他们抹去了不幸,拂去了艰难,两颗心渐渐地靠近……他们是一对聪明、勤劳的园丁,把婚姻经营得灿烂如花。

遗憾的是,在生活中有很多原本爱得很痴情、很投入,曾许过很多类似天长地久、海枯石烂的爱情宣言,曾带着许多缤纷的梦幻走过红地毯的恋人,却没有或不善于在婚姻上面下功夫,结果有了围城、鸡肋、坟墓之类的感觉流行,有了许多短命的爱情、破碎的婚姻……

是的,美好的爱情需要追求,但幸福婚姻更需要精心、持久地经营。如果人们都能像上面那一对老人那样,彼此多一分希望、多一分爱意、多一分努力、多一分执着,那么,我们的生活中又该增添多少美满的爱情、多少温馨的话题啊!

18　婚姻就像珍珠贝

鸡毛蒜皮,一样可置婚姻于死地。一个朋友最近离婚了,就是从鸡毛蒜皮开始的。一天晚上,朋友边看电视边嗑瓜子,随手把瓜子皮扔了一地,妻子看到刚拖干净的地板一片狼藉,就生气地数落他;朋友受不得半点委屈,毫不示弱。两人由斗嘴升级为一场拳脚大战。休战后,两人气呼呼地分床而睡,谁也不肯妥协,居然在一个月里两人没说过一句话。

妻子很伤心,心想咋就遇到这么一个小心眼的男人;朋友也很难过,沮丧自己不幸娶了一个胡搅蛮缠的女人。有一天,朋友突然开话了:"我真没见过你这样婆婆妈妈的女人。"妻子还话:"那你就离了,去找个温柔贤惠的嘛!"朋友见妻子这样绝情和刻薄,就说:"离就离,我就不信会打一辈子光棍!"两人一气之下真离了。

对爱人多一分宽容和热情,爱情和婚姻就多一分生命。与宽容和热情相反,强烈的不满和无休止的冷战,最容易导致婚姻死亡。

另有一位同事,平时与丈夫无止无休地吵。她别有意味地说:"其实打架不可怕,最可怕的是持久的冷战,朝夕相处,相对无言,那会把人逼疯的!"然而,她还是没想到对丈夫应有一分宽容。

夫妻间冷战状态的转化,有时只需向对方低个头。说几句贴心的话,做一件让对方心热的事。但是,有人总是想:要我低头,没门儿! 其实,这是单向思维在作怪。若从另一角度去思考:我舍得面子让一步,你被宠了,欠下我一份诚意和真情,这便是我的大度。我的胜利!

还有一对历经8年才走到一起的夫妻,刚开始时,很开心,每一天都很甜蜜。但没过两个月,争吵来了:为工作,为房子,为紧张的经济状况……一件鸡毛蒜皮的小事,他们可以吵得天翻地覆。一场大吵后,妻子离开家,却没有地方可去。丈夫正四处打电话找妻子,妻子回来了:丈夫长吁一口气,放下电话:"你可回来了,急死我了!下一次,还是我离家出走好了,在家里提心吊胆的滋味,真不好受。"

这就是幸福,有那么一个人:他会不计前嫌,始终牵挂着你,又有什么不可以相互体谅呢?

夫妻需要彼此理解,彼此忍耐。即使吵闹,过后要懂得用"蜜"方及时修补创口。婚姻要像珍珠贝一样,夫妻要有重塑伤口的本事,转化生命的创伤,使它变成美丽的珍珠。

19　家庭教育的失误——娇纵

在生活中,一些家长对孩子百般呵护、纵容娇惯已经到了令人震惊的程度。他们以为只要我对孩子百依百顺,孩子将来就会孝顺我。但事实说明恰恰相反。

孩子气家长,常见的情况是不听话,让干什么不干什么,不让干什么却偏干什么,说话不礼貌,无理顶撞,有错不改,胡搅蛮缠,软磨硬泡,非让家长听他的不可。这些属于孩子一般的缺点。如果发展到严重的程度,孩子经常谩骂家长,专门说让家长听了寒心的话,甚至以离家出走或自杀相威胁,以让父母生气为乐趣,这就不是一般的缺点了,而变成了孩子对家长的家庭软暴力。

有一对夫妇结婚四年喜得一子,取名贝贝,视为掌上明珠。贝贝上幼儿园时动不动就踢人、打人、咬人,家里谁也管不了。他居然让奶奶学乌龟并骑在奶奶身上满地爬,他还很高兴。贝贝上幼儿园经常讲条件,要吃一顿"肯德基"或"麦当劳"。于是,只要贝贝一拒绝上幼儿园,家长就必须让他去"肯德基"或"麦当劳"吃上一顿。就这样从幼儿园到小学至现在的中学,只要贝贝开口,家长就满足他。前些时候见到憔悴许多的这对夫妻,对我说:"我们以为只要对孩子百依百顺。孩子将来就会孝顺我们,其实生活中往往适得其反,我们家贝贝就是从小百般呵护,吃、穿、用都满足他,回到家活像个小霸王,冲我们乱发脾气。有一次我问他:'将来我们老了怎么办?'你知道他怎么回答我?他竟然说:'那还不好办,你没看报纸吗?安乐死呀!'这句话就像钢刀扎在我的心上,后悔莫及。"

家庭是孩了的心灵根据地。孩子敢于在精神上"虐待"父母,是家长从小过分纵容、娇惯的恶果,养成孩子对家长的依赖和逆反心理,是家庭教育的失误。所以必须从小培养孩子尊重和孝顺长辈的品德,树立良好的人生观。

上幼儿园的洁洁接到小伙伴打来的电话,约她出去玩。洁洁拿起话筒后征求爸爸的意见,爸爸说:"你看妈妈身体有病还没好,不能带你去,今天先不去了。"洁洁说:"你不会带我去吗?"爸爸说:"我带你去让身体有病的妈妈一个人在家合适吗?"洁洁不高兴地说:"还是你来说吧。"爸爸接过话筒,跟对方和蔼地解释了一番。接着爸爸严肃地对洁洁说:"你这样不关心你妈妈是不对的,我们家洁洁是个很懂事的好孩子,去向你妈妈道个歉。"洁洁凑到妈妈床边说:"妈,对不起,我错了。"这位父亲做得很好,他既做了一些让步,又坚持了原则,既不让孩子难堪,又维护了家长的尊严。

的确,可怜天下父母心。没有不疼爱孩子的父母。对孩子该宽容的时候就应该宽容,该坚持原则的时候一定要坚持。这样,孩子就会慢慢变得通情达理,也就不会出现对家长精神上"虐待"的现象。

20 儿童心理障碍的成因

(1)缺乏关爱:父母离异后重组家庭或丧失父母等原因,造成儿童得不到双亲的照顾与关爱。

(2)过分要求:不根据儿童的具体情况,而让孩子去学这学那,提出的要求不切实际。

（3）实施惩罚：因为孩子做错一点小事，就对他实施身体或心理上的惩罚。

（4）孩子至上：父母将孩子捧为"小皇帝"，要啥给啥，有求必应。

（5）态度不一：父母双方对待孩子的态度不一致，或前后态度不一，变化无常，忽冷忽热。

（6）弄虚作假：经常对儿童讲假话，讲空话，不守信诺。

（7）控制感情：强迫儿童站在父亲或母亲一边，或企图控制儿童的情感。

21 玩具里的素质教育

进入 21 世纪，国内教育界正在围绕着"素质教育"展开讨论和探索。笔者认为，"素质教育"不仅仅限于课堂上的学习，属于娱乐的玩具，其实也含有教育功能。作为父母，也应该懂得玩具教育学。

（1）教育孩子存钱买玩具：目前家庭都是独生子女，家长把孩子当作"掌上明珠"，很多孩子不了解金钱的价值，也不明白玩具到底有多贵。如果你要为孩子买玩具，可先教育孩子存下部分零用钱，把平时的零花钱、过年的压岁钱作为购买玩具之用，这样孩子就能够学会珍惜玩具。

（2）发起一个玩具清洁日：与孩子约定一个时间，一起为充满灰尘的模型车、塑胶动物好好冲个澡。简单地为孩子准备一个有喷头的瓶子、一块海绵或抹布、刷子或柔性清洁剂，与孩子一起动手清洗，这样可以使失去光泽的玩具重新恢复崭新的容貌。之后你会发现，孩子对这些玩具更有感情，而且会发掘出更多新鲜有趣的玩法。

（3）玩具的整理：许多物品都可以废物再利用，成为存放玩的容器。例如塑料盒、鞋盒、冰淇淋小圆筒等,父母可以在容器上贴上文字或图片,使孩子很容易辨别出盒内的玩具。慢慢地,孩子便学会了如何分类、整理,以及培养物归原处的好习惯。把玩具放在低的、开放的架子上,使孩子自己可以自由取放。让孩子拿到他要用的东西,也是培养他日趋独立的方法之一。

(4)交换玩具:仔细观察,有哪些玩具是孩子几乎再不会去碰的玩具,将它们收拾装箱,并且在日历上做个记录,教导孩子借玩具给其他小朋友玩。也可以建议他把玩具送给买不起玩具的小朋友玩,从小培养孩子助人为乐的思想品德。

(5)收藏玩具:如男孩子喜欢的车模玩具、变形玩具,女孩子喜欢的芭比娃娃玩具、工艺玩具,可以分门别类地进行收藏。培养孩子喜爱收藏物品的好习惯。

(6)自己动手做玩具:如绳编动物玩具、脸谱玩具、土陶玩具等,培养孩子"动手做"玩具有利于儿童的素质教育。据称,美国的手工艺套件皆配有完整的文字和图案说明,给孩子授的是"渔猎"技能而不是"吃鱼"的能力。一件称心如意的手工艺品,"千辛万苦始出来"。其制作过程对于引发孩子们对形状、设计、色彩等的想象力和创造力,作用是不可低估的。

(7)关心孩子的玩具:如果孩子心爱的玩具坏了,手巧的妈妈和爸爸可以和孩子一起设法修理。这样就可使孩子知道,爸爸妈妈多么关心他,也会让他学会珍惜玩具。

(8)和孩子一起玩玩具:智力型、科技型玩具所具备的挑战性,使它们大都成了大人和小孩共享的玩具。这时开一场父子对抗赛最适合了,同孩子一起玩玩具不但能增强父子之间的感情,缩小代沟,而且能够培养儿童从小就敢于面对各种挑战、竞争的能力和敢于战胜一切困难的勇气。

22　家有变故莫"冷"孩子

　　初二女生周萍本来是个聪明活泼的女孩儿,学习成绩在班上一直是前几名,可是近一年来,她像换了一个人,变得沉默寡言,不爱唱也不爱跳了,学习成绩也从第三名掉到了第四十五名。课间,同学们都出去玩,她却一人坐在椅子上发呆。

　　周萍的异常引起了班主任张老师的重视,一次次促膝谈心,老师才明白,周萍稚嫩的心头竟负载着那么多沉重的东西。

　　周萍父亲下岗后经营小商品生意,后来生活富裕了,周萍发现父母开始经常吵架。有一天深夜,父母卧室里传出争吵声,尽管声音压得很低,但还是可以断断续续听到母亲的抽泣和"你在外面的那个女人……""离婚……"等一些话。周萍隐约感到父母的婚姻出现了问题。

　　那是暑假的一个下午。父亲突然说要去批发市场进货,他反常的举动引起了周萍的疑心,于是骑上自行车偷偷尾随在了父亲后面。在公园深处树丛中一个座椅上,一个难以接受的场面让周萍惊呆了:父亲和一个年轻的女人亲热地接吻,拥抱……

　　父亲魁梧的身影在女儿的心中一直是一座高耸的山峰,她怎么也没想到……

　　周萍脑子里变得一片空白,一种被欺骗、被遗弃的感觉一下冲上心头,屈辱、愤怒、难堪使她心中有一种说不出的滋味。

　　周萍不知道自己怎么回的家,她一句话也不说,眼前总是晃动着那个她不愿看到的场面。

　　难道电视剧中描写的婚变情节真的要在自己家中再现吗?一次次"侦察"父亲的行踪之后,周萍知道父亲一直和那个在生意场上认识的年轻女老板保持着暧昧关系。

　　平时自己最崇拜、最敬重的父亲竟然背叛欺骗了妈妈,残酷的现实给纯真的女儿造成了极大的伤害。突如其来的心理冲击使她精神恍惚,头总是昏昏沉沉的,人坐在课堂上,却不知老师在讲什么。"父母离婚""单亲家庭"……这些可怕的字眼不时在周萍脑子里闪现。

周萍发现妈妈时常躲在背地里暗自流泪,感到妈妈太可怜了,她想用女儿的温情抚平妈妈心头的创伤。有一天,她把妈妈拉到面前,准备将自己亲眼见到的父亲和那个女人的事一一讲出来,她要亲自去当面劝阻父亲迷途知返,去找那个"第三者",警告她不要干不道德的事。

周萍想,这样做不仅可以为妈妈分担痛苦,经过努力也许事情可能还会有转机。自己年纪虽小,但作为女儿可以起到别人替代不了的作用,妈妈一定会高兴的。

可是,她一提这件事,还没说上几句,妈妈便制止了她,摇摇头说:"这都是大人们的事,小孩子不要管,你好好上学就行了!"妈妈的冷漠令周萍十分意外。

本来想和妈妈共同面对现实,挽救父母的婚姻和家庭的完整,妈妈却用拒绝筑起了一道墙,把她阻隔在父母的情感世界之外。尽管妈妈一再说,不愿让这些"烦心事"分散她的精力,影响她的学习,但周萍还是感到十分委屈和无奈。

父母的"离婚战"愈演愈烈,周萍心烦意乱,在学校神不守舍,家里空气窒息得令她越来越想远离烦恼。

终于,周萍找到了一个可以超脱的去处——网吧。

在那个虚拟又是"真实"的、遥不可见又伸手可及的网络世界里,她随心所欲地同一个个熟悉却又不曾谋面的网友嬉笑谩骂,尽情地沉浸在变幻刺激的电子游戏中,消磨时光,放任自己……

周萍对张老师说:"我心里特别烦,不愿在人多的地方,总想一个人安静地待会儿。我最怕回到家看见爸爸妈妈吵架,一听到他们吵,我的心一揪一揪地难受,有时候实在忍受不了,就划着火柴放在肉上,因为我没有别的办法……"

说着,周萍撩起袖子,小臂内侧细嫩的皮肤上有好几处颜色深浅不一的烫伤瘢痕。

张老师十分震惊又十分心痛,从这极端的举动看得出,父母婚变引起的焦虑、抑郁和绝望的情绪给孩子造成了多么大的痛苦。

张老师很理解周萍母亲的心情,她爱孩子,不愿让大人的烦心事使孩子受到伤害和干扰。然而,妈妈这样做真能使女儿一点不受影响吗?老师有不同的看法。

周萍这个年龄阶段的孩子已经产生了"独立感"和"成人感",这是初中学生突出的心理特点。他们为人处事越来越趋于把自己当作一个独立的社会成员和家庭成员,并且有强烈的自我实现愿望,这一点如果得不到肯定和认同,很容易给他们造成心理伤害,产生孤独、自卑等"闭锁性"的心理障碍。

妈妈为了不影响孩子的生活和学习,采取"封闭""隔离"的做法,其结果适得其反。不仅在家庭出现变故时,没能避免对孩子造成冲击,而且,孩子失去与父母沟通的渠道和倾诉的对象,更加重了内心的烦恼和郁闷,以致促使她躲进网吧、采用自虐的手段来宣泄心理压力。

周萍说,父亲平时非常疼爱她。张老师想,女儿如果和爸爸有一个畅通的交流通道,血浓于水的亲情也许会使他幡然悔悟,重新回到妻女身边来。即使做不到,让孩子直面现实,对她的成长也是有益的。因为,在漫长的人生旅程中,每个孩子都会遇到许多不如意,他们只有在穿越荆棘和崎岖道路跋涉的磨砺中,才会不断地成熟起来。

时下社会上,情感的多元化导致了婚姻的不稳定性,一些家庭的结构非常脆弱。含苞的花朵怎样才能不被暴风雨摧残,孩子如何才能得到平等对待和尊重。这些问题很值得深思。

张老师准备去家访,帮助周萍从阴影中走出来。同时,她要呼吁人们无论是在婚姻的美满时,还是家庭出现阴霾时,都要善待孩子,尊重孩子,切勿冷漠孩子。

23 选择婚变勿忘子女

婚变无须说出更多的理由,仅性格不合就可以选择分手。如果这个家庭有孩子,那父母离婚意味着一个完整的家庭不复存在,这样一种变化会不会导致孩子出现一些心理问题?回答是肯定的。

这些儿童的生理和心理健康已成为一个不容忽视的社会问题,甚至成为一个新的社会不安定因素。有关心理学家分析,这些儿童常出现以下一些心理障碍。

(1)心理自卑而敏感:按照中国传统的家庭观念,离婚总不是一件光彩的事。很多父母离异的子女总是感到没脸见人,甚至怀疑周围的同学在议论自己。这种感觉男孩尤为突出,他们不能理解和接受父母的行为。家庭变故使孩子受到伤害。

(2)心境忧郁,性格孤僻:父母离异的孩子,多数沉默寡言,情绪低沉,害怕与人交往,担心在与人交往中,别人会问起自己父母的情况。当他们看到别人家庭和睦时,心情更加压抑,感情更加脆弱,回避是为了避免心中的伤疤被触动。

(3)自由散漫,进取心差:这种习性,正常家庭的孩子身上虽然也时有表现,但是在家庭破裂的孩子身上往往表现得更加明显。由于缺乏家庭的温暖,缺乏双亲的言传身教,他们往往处于放任自流的状态,组织纪律性较差;学习成绩下降,对集体活动漠不关心,常常一人独自行事。

(4)自甘堕落,放荡不羁:父母离异的孩子常常有一种怨恨和抵触情绪,个别孩子甚至心理扭曲,一旦遭到家长批评或不满家长的所作所为,就会赌气出走,到社会上去"闯荡"、鬼混,往往步入歧途,并且越陷越深,不能自拔,甚至跌入犯罪的泥潭。据调查,离婚家庭子女犯罪的比例明显地高于正常家庭的孩子。

(5)复仇发泄,危害他人:有些父母离异的孩子对父母的行为常常耿耿于怀,甚至萌生报复心理,这种报复既可表现为破罐子破摔,以辱父母的颜面,或将不满直接指向亲生父母或继父母,以及继父母带来的孩子,其手段有时也是极其残忍的。他们要夺回那份本属于自己的爱,即使不能获得,也不让别人享受。

此外,孩子的身心发展还因抚养人的不同而产生差异。由父亲抚养者,因为父亲忙于事业、工作,生活往往简单化,使孩子得不到应有的关心和照顾,容易性格粗暴、待人冷漠、不合群;而由母亲抚养者,虽然可以在生活上得到细腻的照顾,但是,没有父亲的影响,缺乏阳刚之气,心理上总不免产生缺陷;由祖父母抚养者,因祖辈年老体弱和文化观念上的局限性,孩子得不到智力上的引导,不利于孩子个性上的发展。凡此种种,都给孩子造成严重的不良影响,而孩子的早期经历对未来的职业发展及健康成长的作用是不可忽视的。

俗话说,"有妈的孩子是个宝,没妈的孩子像棵草。"离婚对当事人来说可能是一种解脱,但对子女来说有百害而无一利。孩子爱自己的父母,渴望得到父母的体贴和照顾。可是,一个残缺不全的家庭,给成长中的孩子能带来什么呢?

正如一位儿童心理学家所说的:"对于孩子们来说,父母离婚的创伤仅次于死亡"。父母离婚问题是当代儿童面临的最严重、最复杂的精神健康危机。所以,在决定离婚前,请多为孩子想想,切勿草率决定,以免悔恨终身。

24 守望好自己的家园

当今社会中的一些成功人士往往忽视了经营、守望好自己的家园。虽然职场中独当一面,商海中搏击风云,打拼出自己的一方天地,可谓赢家、强者;但在婚姻和子女教育等家庭问题上,却显得情商低下,甚至输得很惨。有的人长期缺少对家人的关爱,夫妻之间形同路人,家庭生活变得毫无生气;有的对子女一味放纵,除了在物质、金钱上无节制地满足孩子的畸形消费外,几乎从不过问孩子的学业进步和成长烦恼。

有这样一个小故事,让人听来颇有感触:美国雅芳全球董事会主席兼首席行政执行长官钟彬娴曾在一天内接到两份邀请函,一份发自白宫,美国总统布什要召见她;一份来自女儿就读的学校,校方要她去陪自己的女儿参加一场钢琴赛。面对两个都很重要,但又不能同时参加的邀请,钟女士毅然放弃了前者,选择了后者。而按照一般人的理解,无论如何也要放下手头所有的事情,直赴白宫,晋见总统。可她为什么选择到学校陪伴女儿参加活动呢?这位曾连续六次荣获全美50位最有影响的商界女性的解释是:今天不去见总统,日后还有机会;而对女儿来说,什么时候都不能让她失望,不能让女儿为此事抱怨自己,否则自己会后悔一辈子。应该说,钟女士的选择是对的,她既看重自己的事业,更看重自己的家庭。

相比之下,前面提到的现实社会中的某些成功人士,尽管被称为事业上的强者,但他们对于家庭的经营,对子女的管教则难以恭维。常言道,家庭是社会的细胞,家庭和谐,社会才能稳定,而一个生机盎然的家园,需要的是精心呵护,辛劳耕耘。但愿人们都像钟彬娴女士一样,多一点对家人的付出,多一份社会的责任感,尽力去追求事业的发展与家庭幸福的平衡。

25 家和秘诀

唐初,高宗皇帝到泰山封禅回来的路上,听说有一个叫张公艺的老者当时以治家有方而闻名于世,一家九代同住而能和睦相处,唐高宗到他家去看望。当高宗问及老人是怎样使一家百余口能相处得如此之好的时候,张公艺什么话也没有说,只是提笔给高宗皇帝大大地写了一个"忍"字。唐高宗见了,竟忍不住流下了热泪,真是感动至极。他拉着张公艺的手说："天下一家,只有寡人才最能理解你的心啊!"张公艺也流着泪说:"是啊,百口之家,尚且如此,何况陛下治理偌大一个国家,就更不容易了!"在今天,一个九代同居的大家庭,恐怕已很难再找到了,但是,即使是小到现代的只是两口或三口之家,这个"忍"字也不能不说是家的灵魂,不能不说是家庭和睦幸福的秘诀。

我曾听过一个与佛禅有点关系的故事。说是在某乡村的一座庙里供奉着一尊菩萨,在他的神坛前,每天都有许多怨妇叙说自己婚姻的不幸,每个怨妇都堆砌了丈夫一大堆的不是,希望菩萨能让自己的丈夫变得可爱起来。但有一天,他却遇到了一个妇人来感谢菩萨送给了她一个好丈夫,使她过得幸福快乐。菩萨就问道:"据我所知,你的丈夫并不比那些怨妇的丈夫好到哪里,可你却为什么生活得如此快乐幸福呢?"幸福的妇人说:"不一样的,她们太追求完美了,只看到丈夫的缺点或弱点,而我与她们不一样。我家的土地,在我们这一带也许并不是最好的土地,但是,它却一直在带给我们最好的收获,使我们能无忧无虑地生活着;所以,我们总怀着感恩之心赞美它。我的丈夫就是我的土地啊,所以,我也总是怀着爱心赞美他,我总是对他说:'亲爱的,你是世界上最棒的男人!''亲爱的,只要是你愿干的事,你总是比任何人干得都出色!'而你送给我的这个丈夫,也一点都无愧于这样的赞美之辞啊!我对苍天,对菩萨您,怎能不怀着一颗感激之心呢?"

看着农妇脸上荡漾的幸福笑容,菩萨说:"在一个人的胸中,还有什么东西能比怀着宽容、欣赏和感激之心,更能让一个人生活得快乐和幸福呢!但愿每个屋檐下的人,都能怀着这样的一颗心。"

26 聪明的女人会"护夫"

男人和女人组成了家庭,男人刚强,是女人的依靠;女人温柔,是男人的福气。

男人是家中的一棵树,他葱郁,家中老幼才得以荫蔽。

男人是家中的一片天,他晴朗,全家上下才阳光明媚。

作为女人,如何把家中治理得温馨祥和,在"护夫"方面是很重要的一招,以下几点小见解,供女人们参考。

(1)不要给丈夫太大压力。不要因为男人赚钱少、职位低而喋喋不休。

(2)给丈夫一些空间。把男人看得过紧,男人会把婚姻当牢笼。

(3)在朋友面前给丈夫面子。不要在朋友面前数落丈夫。俗话说得好,旁边教子,枕边教夫。

(4)有时候要让着他。男人也是肉体凡胎,吃五谷杂粮,生七病八灾,他们也会流泪、会软弱。能忍让时且忍让,别惯出坏毛病就行。

(5)给丈夫足够的信任。不要见到丈夫与别的女人接触就醋意大发,只要他最爱的是你,你就别庸人自扰了。

(6)不要逼丈夫做不喜欢做的事。天天让丈夫陪着逛街或做些他们并不喜欢做的事,会让他们觉得疲惫和枯燥。都说男人坚强,骨头硬得像钢,其实,男人不过是纸老虎,吓唬女人,欺骗自己。男人的心很脆弱,需要女人来呵护。

27 婚姻只有爱是不够的

这是一个到处漂浮着"爱"的空气的时代。流行歌曲自然是以爱情为主打内容,因为无论歌者还是听众都正处于追逐爱情的年龄;电视剧的主题也总是离不开各种各样的爱情,包括婚前婚后、婚内婚外,观看者则各有自己的心思和感慨。很多人始终弄不明白,为什么有情人难成眷属,为什么美满婚姻一去不复返?而另一边,面对婚姻"围城"犹豫不决的人在增加,因婚姻而带来的种种烦恼困惑着无数人。婚姻真的是爱情的坟墓吗?为什么当初真心相爱的人会成为陌路？答案其实很简单：爱情与婚姻是一个不等式。

（1）爱情是一种感受，婚姻是一种承诺：爱情往往在一个人没有任何心理准备的时候突然降临。爱是一种感受，它不需要理由，就这样自然发生。爱一个人并不难，因为感情已经产生，想不爱都不行。但是婚姻却不同，步入婚姻，就意味着你自愿而且有义务承担法律和社会责任。爱的感觉是可以变化的，但是婚姻的承诺却不能轻易更改，至少它是相对稳定的，而且推翻婚姻的承诺必须遵守一定的规则，承担一定的后果。所以，我们不难理解有一些人相爱却不敢结婚。因为爱到愿意做出承诺并不是一件容易的事情。

（2）爱情是相互的吸引，婚姻是共同的生活：爱情的本质是异性之间的相互吸引，两人之间的共同点可以成为吸引的基础，反差和互补也可以增强恋人之间的相互吸引。简言之，对方身上的局部特点即可形成强烈的吸引，比如美貌、才学、纯真、正直，等等。然而婚姻则是另外一回事。婚姻是两个人决定共同生活在一起，而且要做长远的打算，并不是喜欢了就在一起，不喜欢了随时分开。既然是共同生活，就免不了有各种各样的冲突，而日常生活中的冲突，不是简单的互相喜欢就能解决的，它需要双方都具备理解、宽容和解决问题的能力。德国婚姻专家通过对实际案例的大量调查和研究，得出这样的结论：对婚姻满意度影响最大的不是婚前相爱的程度，而是夫妻双方在家庭背景、价值观、个性、生活习性、兴趣爱好等诸多方面的相似程度；相似性越高，婚姻幸福长久的可能性越大。这也可以部分解释为什么有的人恋爱时难分难舍，结婚之后却争吵不断，无法和谐地生活在一起是问题的关键。

（3）爱情是个人关系，婚姻是社会关系：爱一个人，也许不需要考虑他/她的父母是否宽厚开明，他/她的兄弟姐妹、亲戚朋友是否容易相处，情人的眼睛里只看得见一个人。等到成立家庭，这些社会关系的影响就会逐渐显现出来。因为人不能只活在两人世界里，爱情只是一个人完整生活中的一部分，如果一个人除了爱情，什么都没有了,那将是非常可悲的处境。在这个意义上说,婚姻不只是两个人自己的事,它必然会牵扯到双方家庭和社会关系的方方面面。夫妻之间的矛盾,有不少都是由于不能妥善处理好彼此的社会关系而造成的。比如丈夫喜欢结交各路朋友,经常邀请他们到家里来玩,但妻子却不喜欢丈夫的朋友,嫌他们粗鲁、没教养,坚决反对他们的来往,这样,冲突就会经常发生。妻子不喜欢丈夫的朋友,尤其是对这些朋友持否定的评价,在部分程度上等于否定了丈夫的人际关系标准和原则,难免引起丈夫心里的不愉快,无形中损害了彼此亲密无间的感情。如果这种感情伤害不断发生并累积起来,婚姻的基础就逐渐动摇,直至无法挽回的地步。

婚姻不是爱情的必然结果。爱一个人,也不一定就承诺一生的共同生活和美好关系。无论两个人相爱的程度深浅,婚姻对于任何一对新人来说都是一种全新生活的开端。这种新的生活将沿着一条怎样的道路前行,谁也无法完全预测,要建立幸福的婚姻生活,仅有爱是不够的。

28 感情要经营,婚姻别攀比

在夫妻之间,我们常常会听到这样的抱怨:"你与某某同时进那个公司的,人家某某已经升过两次了,你才升一次啊!""你看,人家某某的媳妇比你贤惠多了!"

上述之类的话,都是杀人不见血的刀子,刺向谁,谁都会受不了。平静的家庭由此不可避免地会掀起一场"腥风血雨"。攀比,似乎是人性中一种无法逃避的劣根性。人们常常忍不住把自己身边亲近的人拿来同别人做比较,将本来平静舒心的生活搅得频起波澜。既然成了夫妻,我们就要相互接受对方,共同携手创造美好的生活。而当你从心底里接受对方,觉得自己爱人好的时候,你是不会拿他与别人做比较的。但如果你本来就有不满的心态,你就会时不时拿爱人与别人做比较,而且肯定会比出爱人的不足之处来,因为此时你是拿爱人的缺点同别人的优点相比。这种比较当然是不合理的,因为你看到的是别人的表面现象,至于他(她)回家时究竟表现怎样,你是全然不知的。也许你的比较并非真想要挑剔对方,而只是希望让他(她)成为你所需要的样子。可这正是你的错误之处,因为你所需要的那种面面俱优的爱人现实中是难得的。在婚姻中最具破坏力的就是最亲近的人拿自己与别人相比。要知道"金无足赤,人无完人。"所以应该以宽容的心来对待自己的爱人,好好经营婚姻,细心呵护爱情。

29 让孩子快乐的秘方

对父母来说,使孩子拥有快乐性格的最佳方法就是在家庭中营造一种快乐和温馨的氛围。在这样的家庭氛围中成长起来的孩子,因为具有快乐的性格,成年后也能让自己的小家庭充满欢声笑语。下面有九种快乐秘方,你可以在孩子身上尝试一下。

(1)让孩子尽情享受快乐:在家里,人人都希望居室整洁,住着舒服,看着也舒心。但对孩子来说,家应该是一个能自由玩耍的好地方。一般来说,当孩子一开始喊叫、跳跃,父母便会想办法制止,孩子只好顺从父母,停止吵闹。表面上,是父母管教有方,但由此带来的后果是,孩子的热情和活力正在一点点丧失,孩子的心灵也备受压抑。所以,在这里要提醒父母:孩子毕竟是孩子,要想保住他们的快乐之源,就让他们尽情地玩耍吧,哪怕他们只是去公园看蜘蛛做网、蚂蚁搬家——这些在大人眼里很幼稚很可笑的活动,都能给他们带来真正的快乐。

(2)关心他人:孩子需要认同自己是家庭和社会中的一员,父母应尽量给孩子提供接触社会、关心和帮助他人的机会。如让他把家里的旧玩具收集起来,送给需要的小朋友;帮助照看比自己年纪小的小朋友;帮妈妈做力所能及的家务等。在家里,家庭成员之间要相互关心,让孩子从小就懂得关心父母,尊老爱幼,懂得分享。

儿童心理学家指出,儿童在很小的年纪就能享受到帮助别人的快乐。

（3）多参加体育活动:和孩子一起滑雪、一起骑车、一起打球……这些活动不但能增进孩子的健康,更能让孩子笑口常开,而且在活动中还能增进亲子关系。好的身体状况和运动技能,更有利于让儿童树立正确的自我形象观。

（4）笑出声来:笑出声来,对你和孩子的健康都有好处。有些父母喜欢在孩子面前保持严肃的形象,以为这样才有尊严。其实,笑出声来,并不会失去父母的尊严。让家中充满笑声,并经常给孩子一个拥抱,这是最好的爱的表达。有没有听说过这样的话:"一个人一天需要4次拥抱,才能存活;8次拥抱,才能维持;16次拥抱,才能成长。"感情不要放在心里,爱他就要表达出来。

（5）更具体的表扬:父母应特别表扬孩子令人满意的具体行为,表扬得越具体,孩子就越清楚哪些是好的行为,越能够根据父母的话对自己做出实事求是的评价。当孩子做好一件事或掌握了一种技能的时候,不要总是简单地说"做得不错",要指出他们具体细节的成功。比如:"你今天把那个摔倒的小妹妹扶起来,真让妈妈高兴。""我喜欢你画的这些树。"具体的表扬会让孩子产生更大的满足感,当然,也要注意不要表扬过度。从小要让孩子认识到,真正的表扬来自于他们战胜了挑战之后。

（6）艺术的魅力:音乐、舞蹈、文学等各种艺术形式会极大地丰富孩子的思想修养,培养他们的艺术情操。这些艺术形式将成为一个个感情的释放口,帮助他们表达自己对世界的情感,并从中获得生活的快乐。

（7）不要苛求完美:人非圣贤,每个人的身上都会存在这样或者那样的不足,孩子更是如此。父母不可太过于追求完美,如果总是对孩子表示不满和批评,会伤了孩子的自尊,失去自信。所以,当你要抱怨的时候,先想一下,这个过错是不是跟他们的年龄有关？10年后他们还会这样做吗？如果你的答案是否定的,就别再唠叨个没完。记住:你和孩子之间的感情总比他把袜子放在哪里重要得多。

(8)教会孩子解决问题的技巧:当孩子认为自己能解决一些问题时,可以让他们产生良好的自我感觉,能树立起信心,并且有下次自己解决难题的勇气。当他们遇到难题时,做父母的可以按下面的步骤教会他们解决问题的技巧:一是发现问题;二是让孩子描述出他想要的结果;三是帮他设计出要达到这个结果的步骤;四是让他自己想,哪一步他能够自己完成,哪一步需要别人的帮助;五是在他确实需要帮助的步骤上提供帮助。

(9)给孩子展示自己才能的机会:每一个孩子都有自己独特的天才和技能,展示这些能给他们带来极大的喜悦。"妈妈,我给你讲一个故事好不好?"这时,即使你在厨房做饭,也要满足他这个愿望,并适时地给予肯定:"你讲得真是太棒了!"要知道,能和妈妈分享自己喜欢的故事,对孩子来说是多么的快乐。孩子的热情能通过妈妈的分享和肯定转化成良好的自尊、自信,而这些品质对孩子一生的快乐都是最宝贵的。

30 如何准备早期性教育

虽然社会越来越开放,但性还是一个令人难以启齿的话题。尤其是父母对孩子有关性的发问,更是不知该如何回答。说深了,怕孩子不懂,更怕给孩子造成不好的影响;说浅了,孩子又会穷追不舍、总有那么多的为什么。所以,许多家长对此采取了回避的态度,不敢捅破那层窗户纸,以为这是个上上策。殊不知,家长越回避,孩子越发觉得神秘,越是要探个究竟。家长们的态度让孩子误认为性是肮脏、下流的东西,是不能启齿的,有的孩子还会因此造成性心理畸形发展。

其实,孩子对于性的好奇和提问并不是在探讨两性关系,而是一种天然的好奇心使然。就像他对"小鸟为什么会飞"的好奇一样,孩子对于未知世界总是感到新奇。心理学研究表明,孩子的好问通常从两岁半至三岁开始,四五岁达到巅峰,而绝大部分发育正常的孩子在三岁左右就会开始提一些与性有关的问题了。所以,我们不用过分紧张和担心,用什么语言你可以选择,只是不要以为回避孩子的提问就可以万事大吉。需要注意的是,在回答孩子的性提问时也应该讲究一些原则与技巧。

首先,我们要让孩子觉得性是美好的,如孩子问:"我是从哪儿来的?"有的父母这样回答:"爸爸给了妈妈一个种子,它会和妈妈肚子里的另外一个小种子结合在一起,那就是你。最早的时候,你还是小得看不见的细胞,然后,在妈妈的肚子里慢慢长大,慢慢能听到声音,感觉到光线。等到你快有小熊玩具那么大了,这时候,你就会觉得妈妈身体里太黑了,开始又踢腿又晃脑袋,想要出来。当大脑袋的你长得足够大时,妈妈就会到医院里,请医生阿姨帮忙让你出来。"这样温馨的描述,不仅能满足孩子的好奇心,还能给孩子一种美好的感受。

同时,我们在回答孩子的提问时,可以给孩子树立自信心:"爸爸给了妈妈很多叫精子的小生命,他们拼命向前冲,想到达妈妈身体里面一个叫子宫的地方。最先到那儿的精子就能钻进卵子,它是妈妈肚子里的另一个小生命。然后,一起变成最早的你。十个月以后,你才可以离开妈妈。"听到这儿,孩子也许会兴奋地说:"我在那场赛跑里面跑了第一!"

其次,回答孩子的问题时要直接。如果孩子大胆地问:"爸爸妈妈在一起干什么?"面对这个问题绝对不要矢口否认,因为这是他目睹的事实,简单的搪塞或否认,只会引起孩子更大的好奇心。如果父母不能给孩子一个适当的解释,孩子可能会与他的小伙伴探讨这件事,那样会更不利。

在这种时候你可以考虑怎样措辞,但是必须让孩子明白这几点:第一,这是爸爸妈妈相爱的结果,他们这样会幸福。第二,这是做了爸爸妈妈之后才会有的事情,小孩子太小,不能这么做。第三,看起来妈妈好像受欺负了,其实妈妈感到很高兴,因为爸爸爱她。

其实在孩子成长的道路上,父母会遇到各种各样的问题,如果我们从小就耐心、正面地解答孩子的疑问,孩子就一定会形成正常的性心理。

31 进入孩子的内心世界

据一次权威调查结果表明,10-18岁孩子的家长竟有四分之三曾未经允许翻阅过孩子的日记与信件。为防备来自父母的"袭击",许多孩子不得不在日记里也学着写起假话来。

其实,家长也有家长的难处,今天,家庭生活节奏越来越快,两代人之间谈谈家常说说心里话的机会越来越少。父母子女间交往日益减少,必然导致父母得不到孩子足够的信息。可父母的担心并不因沟通的减少而减少,特别是在孩子进入青春期或者进入毕业阶段时更是如此。父母非常想了解子女每一阶段的真实想法与内心的渴望,因此,当孩子神秘兮兮地写些什么时,更使他们满怀担心与焦虑。要知道,一个没有隐私权的孩子是很难形成自己独立人格的,况且,父母的"窥视"一旦被孩子发现,往往会产生信任危机。了解子女的思想状况与活动情况,还是要在平时营造好父母子女间沟通的渠道。为此,父母应注意如下几点。

(1)经常与孩子交流思想:父母子女间加强思想上的交流不仅可以让父母了解孩子的真实想法与真正动机,也可使孩子体谅父母的艰辛,逐步学会为父母分忧解难,学会承担一部分家庭责任。翻译家傅雷先生在教育子女中最深的感触是:"尽管我们隔得这么远,彼此的心却始终在一起,我从来不觉得有什么精神上的隔阂。"真诚地把自己交给子女,子女也会真诚地把自己交给父母。

（2）学会观察子女：俗话说，眼睛是心灵的窗户；言为心声……孩子的语态动作或多或少可以反映出孩子的思想；同时，子女的课本、作业本、听课笔记本上的涂涂画画也是他们心灵的独白，父母可以从中了解到不少信息；更重要的是，父母应该有意识地观察孩子经常交往的朋友。有一位家长偶尔在女儿的文具盒中发现多了几只新型圆珠笔，寻根追底及时制止了女儿及几位同学逛超市私买文具的行为。

（3）扩大信息来源：经常去学校，向老师了解孩子在学校的表现也十分重要。一天二十四个小时中，孩子在学校几乎有六七个小时，这些时间里他们的表现怎样，与同学相处怎样，能不能接受老师的教育，等等，这些信息通常可以比较全面地反映孩子的思想状况。

为了更加全面深入地纠正孩子的缺点错误，孩子的玩伴、同学都可以是了解的对象，必要时还可和孩子朋友的家长建立经常联系，这样就可以了解孩子的思想行为，当然也可以比较好地保护孩子的隐私权，让他的人格更健康地发展。

32 诚信培养在家长

看到高考题目——诚信，不禁击掌叫好。我们经常说要培养高素质人才。而"诚信"无疑是人的素质和品德中一个最基本的要素。"诚信"教育是社会、学校和家庭共同的责任，因为一个人从小长大的过程中，受其父母的影响最大。

笔者去年暑假与某市实验中学的教师一起去北戴河观光旅游。同去的有几个教师的孩子，年龄四五岁左右。下火车出站特别严格，孩子超过规定的高度要补票。当时，几位教师就告诉孩子们说，出站时别忘了弯一弯腿，这样就不用补票了。结果一个小男孩经过检票口时，由于紧张没弯腿，被检票员留下来补票。后来，男孩的父亲训斥他说："你真笨。"男孩被说得满面通红。同行的一女孩说:"我穿着裙子,所以我弯腿他们也瞧不见。"她妈妈说:"还是我们家青青聪明。"我发现那个补票的男孩一直为此闷闷不乐。更有甚者,在参观科技馆和海底世界时,有的家长为了省下几十元的门票,让孩子假装睡着背过去。或许他们没想到,这样做不经意间已在孩子纯洁的心灵上播下了不诚信的种子。当有一天家长发现孩子不诚实时,恐怕怎么也不会想到罪魁祸首恰恰是自己。

不知道有多少家长还记得"岳母刺字""孟母三迁"等故事。家长为了孩子倾注了全部的心血,为孩子请家教、买钢琴,攒钱让孩子有机会去旅游。在培养孩子成才的同时,是否也要注意培养其品德呢?曾在报纸上看到某著名学府一女生,竟盗取其同室女友联系的一美国大学的通知书而出国留学;另一堂堂博士生竟然杀害了自己的导师。在受过高等教育的学生身上发生这样的事情,究其原因,与他们的家庭有很大的关系,他们的父母是有责任的。

家长们,一定要当心啊!您的不经意间的言行会影响孩子的一生。一个孩子如果有诚实、守信用的高素养的父母,他的素质、价值观和人际关系也将明显不一般。所以,培养孩子的"诚信",家长的作用最关键。

33 帮助孩子克服"伙伴危机"

最近,一项在南京市 100 名小学生中进行的社会调查结果显示:几乎所有的孩子都喜欢有同伴与自己一起玩耍;有 46.7％的孩子缺乏玩伴,经常一个人玩;平时只有 9.7％的家长经常和孩子玩,节假日也只有 15.6％的家长能陪孩子玩。近 50％的孩子找不到玩伴,这种"伙伴危机"将会对孩子的健康成长造成不良影响。

目前,我国大部分家庭都是独生子女家庭,孩子成长过程中本来就缺少伙伴,而很多家长出于安全的考虑,控制甚至禁止孩子和外界接触。长此以往,孩子的人际交往能力必然低下,心理健康也不容乐观,这对他们的成长是极为不利的。

与他人交往,是每个人与生俱来的一种基本心理需求,交往对少年儿童的个性形成和发展具有特殊意义。一个人的个性总是在特定的环境下,通过与他人的交往逐步形成的。正是交往,才使我们有了更多的学习各种知识并获得社会经验的机会。同时,交往还有助于激发我们的兴趣。对孩子来说,兴趣越广泛,他的精神世界就越开阔,学习就越轻松。现在正面临知识经济时代,创造能力显得越来越重要。在学校里,孩子接受的知识大部分是维持性的,而在课外,孩子如果能多与他人交往,就能取长补短,容易产生思想的碰撞,有利于激发潜在的创造力。

针对孩子面临"伙伴危机"的情况,现代家长应适时对孩子的交友、择友进行正确引导,而不是片面地阻止孩子交友。

第一,要鼓励孩子多串门。串门是社会交往的一种形式,可以促使孩子性格变得更为开朗、合群。家长对孩子的串门时间和礼仪要给予指导,要引导孩子学会使用交往礼仪,包括文明礼貌的言语动作、谦虚恭敬的待人接物态度和优雅得体的举止等。

第二,家长应多鼓励孩子参与群体活动。根据孩子的性情,家长可以适当地让孩子"抛头露面",多与其他人特别是陌生人打交道。要帮助孩子克服害羞心理,增加交往的勇气。要知道,勇气就是在反复实践的锻炼过程中培养起来的。

第三,放手让孩子自己择友。家长应该避免以成人观念帮孩子选择朋友。因为孩子自己择友的过程,也就是他学习、成长的过程。家长可在一旁多加注意,并适时给予建议,教育孩子正确地选择交友的对象。

第四,要指导孩子正确地把握交往的尺度和分寸。一般来说,孩子的思想比较单纯,而不顾社会道德规范,做出越轨行为,乃至违法犯罪行为。加之他们精力充沛,好奇心强又缺乏自制力,所以,常会在交往的时间和程度上把握不好分寸,影响正常的学习。

家长平时做到给孩子一个宽松的家庭空间,培养孩子的独立性,同时多鼓励和支持孩子与他人交往,适当地给孩子提些建议,这就能有效地克服孩子的"伙伴危机"。

34 让孩子自信地成长

孩子自卑心理的形成,不排除先天因素,但更主要的是以后天形成为主,其主要原因有:①家庭过于溺爱。这样的孩子独立性差,做事没主见,依赖性强,遇到困难就退缩。②教育不当。有些家长对孩子严格要求,期望过高,孩子无法完成任务或达到要求,造成心理紧张而不自信;成人对孩子所做的一切持更多的否认、拒绝态度,也容易使孩子能力发展比别人差些,做什么都不如别人,经常失败,这些会使孩子最终失去信心,造成自卑。幼儿自卑心理在情感上表现为对人对事害怕,在行为上表现为退缩,在个性上表现为缺乏信心,这种心理对幼儿发展极其不利。

那么,父母应怎样帮孩子克服自卑,让孩子自信地成长呢?

(1)创立民主、宽松的家庭气氛:让孩子学习自己的事自己做,不包办代替;对胆小、性格内向的孩子要鼓励其多进行活动,锻炼其胆量;把孩子视为平等的家庭成员,与孩子、与家庭有关的事尽量让其参与,发表意见,适当地采纳孩子的意见,满足他们的要求;当孩子学习不自觉、活动不主动或有过失行为时,不打骂、责备或庇护,应帮助孩子分析原因,让孩子积极改正。在和谐、愉快、民主的家庭里成长的孩子,更容易形成自信的人格。

(2)改变对幼儿评价的态度:幼儿认识自我还停留在"他律"的状态,即以他人评价为主,自我评价能力差。因此,教师、家长对幼儿的评价要正确、恰当,既肯定优点,也指出不足,尤其对那些胆小、独立能力弱的孩子,更要注意表扬鼓励和耐心帮助,对孩子的弱点和错误,不能轻易地予以否定。成人要承认幼儿间的个体差异,充分认识幼儿的年龄特点和能力,不要将成人的期望强加于孩子身上。

(3)培养幼儿的成功感:当孩子学会独立做事、独立活动,独立思考,如整理自己的玩具、图书,学习穿衣、系鞋带时,家长要及时给予赞扬。从孩子开始独立活动起,家长就要给予适当的锻炼,使其得到成功,树立信心。孩子对成功的体验,是信心的源泉。如教孩子走五子棋,刚开始学时,成人可以故意先输,让孩子获得赢的愉悦,接着,双方有输有赢,让孩子在输与赢中进一步体验成功的快乐,同时分析输的原因,慢慢地引导孩子入门,保持学习的兴趣,这样由浅入深不断获得成功,可以逐渐增强孩子的自信心,锻炼意志力。对于容易失败的孩子,更要促其成功。要让孩子知道,每个人都有能干的地方,虽然与同伴相比,有些方面不如别人,这只说明你学得慢一些,只要努力,同样能行,以后会赶上。对孩子的每一次进步,哪怕是很小的进步,都要肯定。减少横向比较,让孩子在自身纵向比较中感受快乐,获得成功感。

帮助孩子克服自卑,最重要的是成人必须树立正确的教育观念,避免和预防孩子的自卑心理的产生,利用各种环境资源,创造教育机会,让幼儿体验生活和活动的乐趣,引导他们爱自己,相信自己"能行",从而增强孩子的自信心。

35 老年人也要不忘目标,老得优雅

我想在自己年老的时候,依旧能感受生命之美。老年人不仅要保重身体,还应注意理智与心灵的健康。因此,老年人也得不断学习,想拥有一个丰富的精神世界和果实累累的老年,现在就要开始努力。

中国的宣传科教片在电视上、报纸上、杂志里都在讲,常回家看看,多陪父母说话,甚至为不探望父母立法,这不是我要的老年。我不想让自己的儿女一想到出于理法道德不得不来看我就头痛,我也不想晚上的娱乐全被电视或广场舞所占据。

国外很多老年人精气神极好,打高尔夫球,办聚会,老得很有风骨和气质,状态极佳。其实,中国也有很多这样的老年人在退休

之后,上老年大学学习琴棋书画,写回忆录,还积极参加慈善事业。钓鱼养花,做点公益,老得优雅。人在老年的时候也许体力不及年轻人,但其经验是财富和宝藏;也许记忆力不及年轻人,但其智慧无可比拟——前提是从未放弃学习。

曾看到和听到海尔集团张瑞敏的报道和演讲,不少人钦佩并羡慕这位共和国同龄人的思维敏捷和博学多才。直到今天他都以每周阅读2本书,一年一百多本书的速度在学习。他讲演时,在座的学习提出的所有跨时代、跨技术、跨领域的问题,他都简单思考后便能提出独到的见解。

他一定来不及哀叹,年纪大了,没有用了。他更不会去乞求年轻人的陪伴——因为年轻人在争先向他学习、努力跟上他的步伐。

这样的老年人,社会上还有很多。比方说巴菲特的午餐;比方说梅丽尔·斯特里普去年再度捧得小金人;比方说褚时健在暮年新创的"褚橙"品牌。要知道老褚现年73岁了,曾是云南玉溪烟厂老总,曾坐过牢,但他在暮年时东山再起的艰难创业历程,无不给人留下深刻印象并为之称赞。

参 考 文 献

[1] 唐汶.善待自我珍爱自我.北京:中国商业出版社,2003

[2] 徐岫茹,王文雄.开心是一种能力.北京:新世界出版社,2005

[3] 刘津.成功有规律.北京:海潮出版社,2003

[4] [口]青木仁志.21世纪成功心理学.朱丽君,张琳译.北京:中央编译出版社,2004

[5] 刘美华.培养孩子的"规则意识".心理与健康杂志,2004(1)

[6] 导琪.进入孩子的内心世界.心理与健康杂志,2004(1)

[7] 刘冰寒.人往低处走.心理与健康杂志,2004(1)

[8] 任文硕.大学生如何搞好人际交往.心理与健康杂志,2000(3)

[9] 杨凤丽.诚信培养在家长.心理与健康杂志,2003(1)

[10] 谷桂远.别跟自己过不去.心理与健康杂志,2003(12)

[11] 姚文振.情贵淡,气贵和.心理与健康杂志,2003(12)

[12] 王曦平.人生不言放弃.心理与健康杂志,2003(12)

[13] 叶镇花,等.与不喜欢的人和谐相处.心理与健康杂志,2003(9)

[14] 黄喜珊.好心情是营造出来的.心理与健康杂志,2003(8)

[15] 陈丽娜.近邻还要近交.心理与健康杂志,2003(5)

[16] 童话.阻碍女性成功的五大因素.心理与健康杂志,2003(5)

[17] 龙元生,李德宝.高考心理调适.心理与健康杂志,2003(5)

[18] 胡建新.常怀感激.心理与健康杂志,2003(7)

[19] 王焱风.家私秘诀.心理与健康杂志,2003(7)

[20] 马国福.忍者无敌.心理与健康杂志,2004(8)

[21] 龙仕刚.善用自己的关怀.心理与健康杂志,2004(8)

[22] 赵化南.路在脚下.心理与健康杂志,2004(8)

[23] 龙际礼.突破就能成功.心理与健康杂志,2004(9)

[24] 刘小聪.高学历不等于高成功率.心理与健康杂志,2004(2)

[25] 星云大师.夫妻之道有三等.读者杂志,2009(3)